国家卫生健康委员会"十四五"规划教材

全国高等学校教材
供卫生管理及相关专业用

U0292522

卫生政策学

Hi-valued Health Policymaking

第3版

主　审 张朝阳

主　编 郝　模

副主编 王志锋　马安宁　罗　力

编　委（以姓氏笔画为序）

马安宁　山东第二医科大学　　　　　励晓红　复旦大学

王　颖　复旦大学　　　　　　　　　张　勇　上海市发展改革研究院

王志锋　北京大学　　　　　　　　　张光鹏　国家卫生健康委干部培训中心

王象斌　山东省潍坊市卫生健康委员会　　　　　（国家卫生健康委党校）

白常凯　辽宁省医疗保障局　　　　　张建华　济宁医学院

吕　军　复旦大学　　　　　　　　　邵晶晶　上海市浦东新区卫生健康委员会

孙　梅　复旦大学　　　　　　　　　林　海　上海市卫生和健康发展研究中心

苌凤水　复旦大学　　　　　　　　　罗　力　复旦大学

李程跃　复旦大学　　　　　　　　　郝　模　复旦大学

人民卫生出版社

·北京·

图书在版编目（CIP）数据

卫生政策学 / 郝模主编. -- 3 版. -- 北京：人民
卫生出版社，2024. 12. --（全国高等学校卫生管理专业
第三轮规划教材）. -- ISBN 978-7-117-37398-2

I. R-01

中国国家版本馆 CIP 数据核字第 2024A6P515 号

| 人卫智网 | www.ipmph.com | 医学教育、学术、考试、健康，购书智慧智能综合服务平台 |
| 人卫官网 | www.pmph.com | 人卫官方资讯发布平台 |

卫生政策学
Weisheng Zhengcexue
第 3 版

主　　编：郝　模
出版发行：人民卫生出版社（中继线 010-59780011）
地　　址：北京市朝阳区潘家园南里 19 号
邮　　编：100021
E - mail：pmph @ pmph.com
购书热线：010-59787592　010-59787584　010-65264830
印　　刷：人卫印务（北京）有限公司
经　　销：新华书店
开　　本：850×1168　1/16　　印张：14
字　　数：395 千字
版　　次：2007 年 12 月第 1 版　　2024 年 12 月第 3 版
印　　次：2025 年 2 月第 1 次印刷
标准书号：ISBN 978-7-117-37398-2
定　　价：59.00 元

打击盗版举报电话：010-59787491　E-mail：WQ @ pmph.com
质量问题联系电话：010-59787234　E-mail：zhiliang @ pmph.com
数字融合服务电话：4001118166　E-mail：zengzhi @ pmph.com

全国高等学校卫生管理专业
第三轮规划教材修订说明

我国卫生管理专业创办于 1985 年,第一本卫生管理专业教材出版于 1987 年,时至今日已有 36 年的时间。随着卫生管理事业的快速发展,卫生管理专业人才队伍逐步壮大,在教育部、国家卫生健康委员会的领导和支持下,教材从无到有、从少到多、从有到精。2002 年,人民卫生出版社成立了第一届卫生管理专业教材专家委员会。2005 年出版了第一轮卫生管理专业规划教材,其中单独编写教材 10 种,与其他专业共用教材 5 种。2011 年,人民卫生出版社成立了第二届卫生管理专业教材评审委员会。2015 年出版了第二轮卫生管理专业规划教材,共 30 种,其中管理基础课程教材 7 种,专业课程教材 17 种,选择性课程教材 6 种。这套教材出版以来,为我国卫生管理人才的培养,以及医疗卫生管理事业教育教学的科学化、规范化管理作出了重要贡献,受到广大师生和卫生专业人员的广泛认可。

为了推动我国卫生管理专业的发展和学科建设,更好地适应和满足我国卫生管理高素质复合型人才培养,以及贯彻 2020 年国务院办公厅发布《关于加快医学教育创新发展的指导意见》对加快高水平公共卫生人才培养体系建设,提高公共卫生教育在高等教育体系中的定位要求,认真贯彻执行《高等学校教材管理办法》,从 2016 年 7 月开始,人民卫生出版社决定组织全国高等学校卫生管理专业规划教材第三轮修订编写工作,成立了第三届卫生管理专业教材评审委员会,并进行了修订调研。2021 年 7 月,第三轮教材评审委员会和人民卫生出版社共同组织召开了全国高等学校卫生管理专业第三轮规划教材修订论证会和评审委员会,拟定了本轮规划教材品种 23 本的名称。2021 年 10 月,在武汉市召开了第三轮规划教材主编人会议,正式开启了整套教材的编写工作。

本套教材的编写,遵循"科学规范、继承发展、突出专业、培育精品"的基本要求,在修订编写过程中主要体现以下原则和特点。

1. 贯彻落实党的二十大精神,加强教材建设和管理 二十大报告明确指出,人才是第一资源,教育是国之大计、党之大计,要全面贯彻党的教育方针、建设高质量教育体系、办好人民满意的教育,落脚点就是教材建设。在健康中国战略背景下,卫生管理专业有了新要求、新使命,加强教材建设和管理,突出中国卫生事业改革的成就与特色,总结中国卫生改革的理念和实践经验,正当其时。

2. 凸显专业特色，体现创新性和实用性 本套教材紧扣本科卫生管理教育培养目标和专业认证标准；立足于为我国卫生管理实践服务，紧密结合工作实际；坚持辩证唯物主义，用评判性思维，构建凸显卫生管理专业特色的专业知识体系，渗透卫生管理专业精神。第三轮教材在对经典理论和内容进行传承的基础上进行创新，提炼中国卫生改革与实践中普遍性规律。同时，总结经典案例，通过案例进行教学，强调综合实践，通过卫生管理实验或卫生管理实训等，将卫生管理抽象的知识，通过卫生管理综合实训或实验模拟课程进行串联，提高卫生管理专业课程的实用性。以岗位胜任力为目标，培养卫生领域一线人才。

3. 课程思政融入教材思政 育人的根本在于立德，立德树人是教育的根本任务。专业课程和专业教材与思想政治理论教育相融合，践行教育为党育人、为国育才的责任担当。通过对我国卫生管理专业发展的介绍，总结展示我国近年来的卫生管理工作成功经验，引导学生坚定文化自信，激发学习动力，促进学生以德为先、知行合一、敢于实践、全面发展，培养担当民族复兴大任的时代新人。

4. 坚持教材编写原则 坚持贯彻落实人民卫生出版社在规划教材编写中通过实践传承的"三基、五性、三特定"的编写原则："三基"即基础理论、基本知识、基本技能；"五性"即思想性、科学性、先进性、启发性、适用性；"三特定"即特定的对象、特定的要求、特定的限制。在前两轮教材的基础上，为满足新形势发展和学科建设的需要，与实践紧密结合，本轮教材对教材品种、教材数量进行了整合优化，增加了《中国卫生发展史》《卫生管理实训教程》。

5. 打造立体化新形态的数字多媒体教材 为进一步推进教育数字化、适应新媒体教学改革与教材建设的新要求，本轮教材采用纸质教材与数字资源一体化设计的"融合教材"编写出版模式，增加了多元化数字资源，着力提升教材纸数内容深度结合、丰富教学互动资源，充分发挥融合教材的特色与优势，整体适于移动阅读与学习。

第三轮卫生管理专业规划教材系列将于 2023 年秋季陆续出版发行，配套数字内容也将同步上线，供全国院校教学选用。

希望广大院校师生在使用过程中多提宝贵意见，为不断提高教材质量，促进教材建设发展，为我国卫生管理及相关专业人才培养作出新贡献。

全国高等学校卫生管理专业
第三届教材评审委员会名单

主审简介

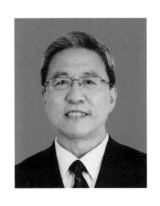

张朝阳

博士，研究员。现任中国农村卫生协会会长。曾受聘于北京大学、复旦大学、华中科技大学等高校任兼职教授。1975—1978年在河南省义马市千秋乡付村做赤脚医生，1995—1996年在四川省阿坝藏族羌族自治州壤塘县任副县长。历任卫生部医政司副司长、基层卫生与妇幼保健司副司长、农村卫生管理司副司长、国家卫生健康委员会项目资金监管服务中心主任。

专业领域包括基本卫生保健（PHC）理论与实践、卫生政策研制与分析、国际卫生项目管理与评价。

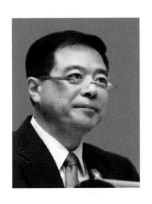

郝 模

　　二级教授，博士生导师。现任复旦大学卫生发展战略研究中心主任。公共管理和公共卫生领域首名国家杰出青年科学基金获得者，教育部长江学者特聘教授，中华预防医学会卫生事业管理分会主任委员，国家自然科学基金管理科学部第八届专家咨询委员会委员。历任第五届、六届国务院学位委员会学科评议组成员，社会医学与卫生事业管理国家重点学科带头人，第六届教育部科学技术委员会管理学部委员等。

　　从事教学科研工作 40 年来，潜心研究医疗卫生政策与管理，以解决国家的重大卫生问题为己任，致力于公共政策研究与制定方法论、卫生与社会可持续发展策略研究，创建了思路合逻辑、方法被公认、过程可操作、结果易考核的卫生政策研究方法学体系。2013 年获中华医学科技奖卫生政策奖，被誉为"在卫生政策学研究道路上砥砺前行，用方法学构筑研究基石的开拓者"。

　　先后承担国家和省部级科研项目 60 余项。发表各类学术文章 700 余篇。获各类科技成果奖 28 项，包括国家科学技术进步奖三等奖 1 项，省部级一等奖 5 项、二等奖 12 项。

　　因学术贡献和社会影响，先后入选中共中央组织部直接联系专家、享受国务院政府特殊津贴专家、"百千万人才工程"国家级人选等；获上海市劳动模范、上海十大杰出青年、复旦大学管理学杰出贡献奖等。

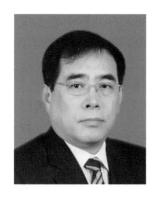

北京大学公共卫生学院教授、博士生导师。兼任中华预防医学会卫生事业管理分会副主任委员，中华预防医学会卫生应急分会副主任委员，中国应急管理学会公共卫生应急工作委员会副主任委员，中国医院协会健康医疗大数据应用管理专业委员会副主任委员，北京市公共卫生标准化技术委员会副主任委员。

主要研究领域为卫生政策与管理、公共卫生应急管理。主持过包括国家自然科学基金面上项目、国家科技支撑计划子课题、国家社科基金重大项目子课题等课题 40 余项；获得国家和省部级科技奖励 10 余项。共发表学术论文 210 余篇，其中第一作者或通信作者近 90 篇。

王志锋

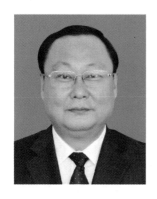

教授，博士生导师。现任山东第二医科大学公共卫生危机管理研究所所长，复旦大学健康相关重大社会风险预警协同创新中心首席专家、"健康山东"重大社会风险预测与治理协同创新中心首席专家。

历任潍坊市卫生局局长、潍坊市人民医院党委书记（兼）、潍坊医学院院长、济宁医学院党委书记、青岛滨海学院党委书记等。被评为"山东省改革开放三十年医院最具影响力人物"，获省级科学技术进步奖二等奖 1 项、三等奖 3 项。

马安宁

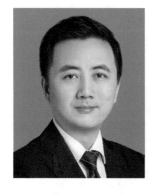

教授，博士生导师。现任复旦大学公共卫生学院党委书记、医院管理研究所副所长，复旦大学中国人保健康管理研究院院长，上海医学与公共卫生新兴技术治理研究中心主任。

从事健康管理与政策研究和教学 28 年，是国家重点研发计划项目首席专家、教育部哲学社会科学研究重大课题攻关项目首席专家，主持 6 项国家自然科学基金项目。国家卫生健康标准委员会卫生健康信息标准专业委员会委员，中国管理科学学会医疗健康管理专业委员会副主任委员，中华预防医学会卫生事业管理分会常委。发表学术论文 234 篇。以第一或第二完成人获中国高校科技进步奖一等奖、上海市决策咨询研究成果奖一等奖、上海市科技进步奖二等奖等省部级奖项 7 项。为上海市优秀学术带头人，上海市人民政府决策咨询研究基地领军人物，上海市人民政府重大行政事项决策咨询专家。

罗 力

前　言

政策优劣决定事业兴衰。

避免失败和追求成功是人之天性。对卫生政策制定者而言，最关心的是"怎么做才能制定出高价值政策"；政策研究者最感兴趣的莫过于"如何才能研究出高价值政策"。所以，高价值政策，是政策制定者和政策研究者共同追求的目标。

《卫生政策学》一书，旨在提供一套政策制定的科学程序，即"高价值政策制定程序"，包括逻辑思路、操作步骤、常用方法，以明晰回答卫生政策制定者"最关心"、政策研究者"最感兴趣"的问题。同时，明确双方如何才能够围绕着共同的目标，取长补短、优势互补。

只要政策制定者和政策研究者双方：①围绕共同的目标；②共同遵循高价值政策制定程序；③各司其职、良性互动和优势互补，高价值政策就会成为影响我们生活的常态。

高价值政策制定程序的基础是"思路符合逻辑、研究方法被公认、过程可操作、进展和结果可考核"，也就是在科学性和合理性基础上，强调政策制定过程的逻辑性和可操作性；其核心内容是"如何才能找准问题""如何找到问题的根源""如何研制治本策略""如何判断可行最优""如何严密执行""如何进行效果评价"，以及"如何科学确定政策的去向"等。书中第二~八章的内容解决了上述问题。

本书为专著，核心内容来源于四个途径：一是研究的积累。在国家杰出青年科学基金、国家自然科学基金重点项目等的资助下，百余项政策研究以及围绕高价值政策制定程序的专题研究的长期积累。二是实践的检验。百余项政策研究产出的政策建议被采纳，转化为政策，取得了预期的社会效益，同时获得28项省部级科技成果奖，第十、十一章是经典案例介绍。三是研究与实践结合的感悟。40余年"研究和决策结合、研究与国情结合、理论与实践结合、多学科交叉融合"的体验，构成了第九章关于"如何优势互补"的内容。四是20余年"卫生政策"的教学心得。

本次修订，侧重在对高价值政策制定程序，尤其是各环节思路的进一步明晰，并力求语言表达更通俗易懂，期望能够为我国的卫生政策理论和方法，在科学性、合理性、逻辑性和可操作性方面有所完善。

修订工作得到了国家卫生健康委员会张朝阳研究员、山东第二医科大学马安宁教授、潍坊市卫生健康委员会王象斌调研员的悉心指导与审校，也得到了复旦大学公共卫生学院卫生事业管理学教研室同仁及第1版和第2版教材著者的大力支持，在此一并表示感谢。

由于卫生政策教育在我国尚处在探索阶段，本书也只是此类教材的一方引玉之砖，其中可能存在某些缺陷，甚至错误。不妥之处，望广大读者不吝指正。

本书适用于卫生管理及相关专业的本科和硕士生等各类学生，也可以作为公共管理其他专业，尤其是政策制定者和研究者的参考书籍。

郝　模

2024 年 3 月

目　　录

第一章 概　述

　　不论是卫生系统整体,还是系统某一分支,均面临众多问题,需要明确什么是待解决的关键问题;分析特定问题的根源和作用机制;研制高价值的卫生政策方案;配置各类卫生资源确保卫生政策的顺利实施;确定政策的去向等。

　　围绕这些工作,一方面需要一套完整的程序,指导卫生政策的研究制定;另一方面,如何确定政策问题、如何分析问题根源、如何研制高价值政策方案等每项工作的有序开展,也是需要研究和解决的问题。

　　本章在介绍政策和卫生政策的基本概念、基本理论的基础上,导出"政策制定科学程序",即"高价值政策制定程序",应对和解决我国政策科学发展过程中面临的主要挑战,并着重介绍该程序的基本思路、步骤和方法。

第一节　政策的概念与特征

一、政策的概念

(一)政策

　　从政策研究的兴起至今,中外学者对政策给予了不同的诠释。

　　政策学主要的倡导者和创立者哈罗德·拉斯韦尔(Harold Lasswell)与亚伯拉罕·卡普兰(Abraham Kaplan)认为:"政策是'一种含有目标、价值与策略的大型计划。'"

　　公共政策的首创者之一,美国学者伍德罗·威尔逊(Woodrow Wilson)认为:"政策是由政治家即具有立法权者制定而由行政人员执行的法律和法规。"

　　美籍加拿大学者戴维伊·斯顿(David Easton)认为:"政策是对全社会的价值做权威性的分配"。换言之,"一项政策的实质在于通过那项政策不让一部分人享有某些东西而允许另一部分人占有它们。"

　　卡尔·弗里德里希(Carl J.Friendrich)认为:"政策是在某一特定的环境下,个人、团体或政府有计划的活动过程,提出政策的用意就是利用时机、克服障碍,以实现某个既定的目标,或达到某一既定的目的。"

　　孙光在其著作《政策科学》中认为:"政策是国家和政党为了实现一定的目标而确定的行动准则,它表现为对人们的利益进行分配和调节的政治措施和复杂过程"。

　　张金马在其著作《政策科学导论》中,把政策解释为:"党和政府用以规范、引导有关机构、团体或个人行为的准则或指南,其表现形式有法律、规章、行政命令、政府首脑的书面或口头声明以及行动计划与策略等。"

　　王福生主编的《政策学研究》定义政策为:"人们为实现某一目标而确定的行为准则和谋略,简言之,政策就是治党治国的规则和方略。"

　　综合国内外专家学者意见,我们认为:政策是为达到一定目的,各种组织(包括国际组织、国家、政党、部门、社会团体等)在特定时期用以规范或指导人们行动的一系列法律、法规、规章、规划、决定、意见等的总称。广义上的政策涵盖了各类法律法规和制度决定，狭义的政策则侧重于规划、方案、计划。

现实中，政策问题种类繁多、相互交织，解决办法各不相同。按照制定政策的出发点不同，政策可以分为问题导向型和未来导向型。问题导向型政策以解决社会存在的问题为切入点；未来导向型政策以适应社会发展、满足新需求为目标，而未来导向的设计和规划也是要以解决现实问题为基础的。根据问题的特性，可以将政策问题分成结构良好的问题、结构适中的问题、结构不良的问题三类；也可将政策问题划分为实质性问题和程序性问题两类，实质性问题涉及人类活动所产生的实际后果，程序性问题则与政府如何组织和如何采取行动有关。

（二）公共政策

公共政策（public policy）是指公共权力机关经由政治过程所选择和制定的，为解决公共问题、达成公共目标、实现公共利益的政策，是政府等公共组织管理社会公共事务的指导准则，其作用是规范和指导有关机构、团体或个人的行为。一般来讲，当主体为国家、政府、公共权力机关时，所制定的政策多指为公共政策。

公共政策是公共权力机关基本的活动方式或活动过程，它通过规范和引导公私部门、公民个人的社会行为，分配自然的和社会的各种资源。公共问题、公共目标和公共利益是公共政策的三大要素。

公共政策所要解决的公共问题主要包括四类：一是涉及国家的政权性质、政治体制、政府行政、政府机构、政府人事、公民权利和义务、民族、外交、军事等方面的政策问题；二是涉及生产、流通、分配、消费、市场等方面的政策问题；三是涉及环保、人口、治安、福利、保障等方面的政策问题；四是涉及科技、教育、文化、体育、卫生等方面的政策问题。

一般来说，这四类问题的界限是比较分明的，但在某些情况下，它们又是交叉的，甚至是重叠的。

（三）卫生政策

卫生政策（health policy）是政策制定者为解决特定的卫生问题、实现一定的卫生工作目标而制定的各种法令、法规、规章、规划、计划、制度等的总称，是各层次的决策组织，为引导卫生事业发展方向，调节卫生资源配置，协调各相关群体利益、矛盾等，最终实现改善健康状况、维护社会稳定、推动社会发展目标的手段或途径，是对健康相关领域的某种价值的调整和再分配。

卫生政策为卫生领域的活动提供指南，为相关群体的利益调节提供杠杆，实现执政者开办卫生事业、提高国民健康水平的内在使命。随着社会经济和各领域的发展，卫生工作面临着更加紧迫的形势和更加艰苦的任务。构建符合社会发展要求的卫生体系，研究符合社会发展规律和人民健康需求的卫生政策，关系到整个卫生事业的发展方向和人民群众的切身利益。

二、政策的特征

政策是一种特殊的社会现象和特定的政治措施，具有以下特征（policy characteristics）。

1. 应用性 政策既在实践中产生又在实践中得到应用与发展，政策的应用性是政策价值的体现，也是政策的意义所在。政策的应用性体现在：①应用决定了它的存在价值；②政策的制定需要理论和实践的共同支撑；③政策用于指导社会实践，反过来要接受社会实践的检验。

2. 周期性 任何一项政策都有其周期性。一项政策可能在规定的周期目标达成后自然终结；可能随政策环境的变化而调整；也可能经实践验证不合理、无价值甚至负效应而被终止；一项高价值的政策，可能由于改善或推动了社会发展，而被以法律的形式保留下来。

3. 潜在的价值取向性 政策的价值一般是政策制定者赋予，并通过政策功能的发挥来实现。赋予政策哪种价值主要取决于政策制定者的选择意愿。如公共政策的本质在于公共权力机关权衡对各利益群体的利益，在减少主观差距和减少客观差距之间做出选择，进而解决公共问题。公共政策既可能直接调整社会利益关系，减少客观差距，也可能仅仅减少公众的主观差距，降低或转移公众的期望值，缓和公众的不满情绪。

4. 跨学科性 政策要作用的是各种复杂的社会现象和各领域的公共事务，要保证政策的高价值性，在研究和制定过程中，多学科的吸收、交叉和融合是必需的。因此，政策除了遵循政策学本身的理论方法外，还必须吸收其他学科尤其是政治学、经济学、社会学、管理学、心理学、哲学、统计学和运筹学等的知识和方法。

三、政策的要素

政策的要素主要包括政策主体（policy subject）、政策客体（policy object）、政策内容（policy contents）、政策形式（policy form）、政策价值（policy value）。

（一）政策主体

政策主体是指参与或影响政策制定执行过程的人或者组织，它主要解决谁来制定、实施、监督和评估政策的问题，在政策运行过程中起主导作用。

根据政策主体的组成，可以划分成个人主体、集团主体和社会主体。根据政策主体在政策活动中的职能可分为制定主体、执行主体、评估主体和监督主体。

（二）政策客体

政策客体包括事和人两种类型。政策客体中的事是指社会问题，是一种客观的存在和被人们感知、察觉到的状况，这种状况是由于价值、规范和利益冲突引发并需要加以解决的。政策客体中的人是指政策的目标群体，即受到政策规范和制约的社会成员。

（三）政策内容

政策内容是指政策内部系统，包括政策目标、原则、适用范围、方法、措施、激励与控制和评价等。政策内容是执行实施政策的依据，应当具有明确性、综合性和具体性的特点。

（四）政策形式

政策形式是指政策内部各种要素的总和及不同表现方式的综合，是政策存在和发展的外部表现方式。常见的政策表现形式有法律、法规、规章、规划、计划、方案、决定、意见等。

（五）政策价值

政策价值主要是指政策的效果。政策价值分为正价值、零价值和负价值。其中，政策的正价值表现为符合政策主体愿望和要求的好的效益；政策的负价值是政策运行过程中带来的消极价值或意料不到的价值，表现为政策负效益；政策的零价值是指在政策实施后没有任何功能和效益。

政策的价值还可以划分为自身价值和创造价值。自身价值是政策自身的可行性、可靠性和有用性的内在价值或潜在价值；创造价值是政策运行过程中或者这个过程结束之后所带来的外在价值或再生价值，任何政策都是内在价值和外在价值的统一。

政策价值是政策要素的核心，追求较高的正价值是政策制定者、研究者的共同目标。

四、政策的规律

（一）政策损益补偿规律

人们在社会生产和生活中存在各种各样的关系，其中最为基本的是利益关系。社会成员及其形成的利益团体所处的地位不同，社会分工不同，产生了不同的利益要求。政策所要调整或规范的是人的行为以及人与人之间的关系,尤其是利益关系。

政策损益补偿规律,是指在特定的时空范围内,政策一旦付诸实施,必然是在满足一部分人利益的同时,抑制一部分人的利益。一项好的政策的利益取向,应是多数人普遍受益,获益最多和受损最大的是极少数。政策制定者和执行者的一个重要职责就是要解决和处理好人与人、人与团体、团体与团体之间的利益关系。在一项政策中受到损害的利益,应有其他政策予以相应补偿,以保持社会利益关系的平衡。这就要求在公共政策实践过程中要坚持公平和效率的辩证统一:一方面要坚持公平原则,保证多数人受益;另一方面,对利益被抑制的群体给予相应的补偿政策,以减少政策协调阻力,提高政策研制效率,保持社会稳定和可持续发展。

政策实践中,满足社会所有成员利益的政策问题解决方案往往很难找到,而经常是选择一些能够解决问题的可行方案,使尽可能多的社会成员受益。这使得政策不可避免地会有一些负效应,对某些利益团体造成损害,导致利益受损群体的抵触,形成特定政策执行的阻力而妨碍政策的顺利实施。如果长期只满足某种利益,会导致不正常的利益转化,进而引发社会发展的混乱、动荡或不协调。因此,在政策运行过程中必须把握政策损益补偿规律,对社会各种利益进行综合平衡。

社会各方存在着各种利益要求,有合理的也有不合理的要求。合理的要求是那些符合社会发展趋势,有利于社会发展的利益要求。政策在进行利益调整的过程中,不能以政策制定者的主观意志作为标准,而是应当以社会整体利益作为损益补偿的抉择标准。

(二)政策效力递减规律

政策效力是指一项政策付诸实施以后所产生的实际效力,是政策效果和价值的体现,通常可以将政策的效力分为正效力和负效力。所谓正效力是有利于社会发展,符合社会历史发展规律的政策效力;负效力是指不利于社会发展、不符合社会历史发展规律的政策效力。

政策效力不是一成不变的。政策效力递减规律是指从政策的周期来看,一项政策大多都会经历效力低效期、效力增长期和效力递减期三个阶段,遵循一个由低到高,再由高到低的波形运动曲线的政策效力规律。一项政策要取得好的效果,一般取决于政策思路、政策方案以及政策执行三个因素。

1. 效力低效期 实践中,在政策实施的最初阶段往往都有一个效力不明显的阶段,称为低效期。造成政策效力不明显的主要原因,一是来自政策体系方面的排斥力,由于原有的政策是一个相互协调的系统,新政策的出现打破了原来的结构,在这个调整过程中,原有的政策体系会对新政策产生一定的排斥力;二是由于政策执行方面的措施缺乏,政策执行需要将政策转化为具体措施,在这一转化过程中,政策的效力短时间内难以体现;三是由于政策主体或者政策客体思想观念的不适应。政策是对利益关系的重新调整,需要政策主体或者客体在思想观念上逐步接受,他们也需要一定的时间来调整自己的行为,在这个过程中,政策的效力也不会充分体现。政策的低效期是一种正常现象,不是政策本身的效力不高,是新政策与原有政策系统的"磨合"过程。

2. 效力增长期 是政策效力充分发挥的阶段。随着政策实施的深入推进以及配套措施的不断完善,政策内容被越来越多的利益团体所理解和接受,政策执行的动力越来越足,抑制政策效力的各种因素逐渐消退,政策的效力会逐步发挥出来。

3. 效力递减期 是指政策效力发展到顶点后开始逐步进入下降阶段。随着政策的实施,原有政策问题不断得到解决,政策问题的严重性逐步缓解,政策环境以及政策效力发挥的各种主客观条件发生了相应变化,所以政策的效力会逐渐下降。

经过效力低效期、效力增效期和效力递减期三个阶段,一项政策的效力就完成了一个完整的周期。因为存在政策效力递减规律,所以一项政策的终止是不可避免的。尤其随着政策问题的变化,政策主体应当及时取消失效过时的政策,防止政策正效力向负效力转化,及时开发新的政策取代旧的政策。

（三）政策循环发展规律

就政策本身而言,其循环发展规律主要表现在三个方面:一是政策过程是实践、认识、再实践、再认识不断反复的过程,而实践和认识每一循环的内容,都进入了高一级的程度。二是政策问题的解决往往不是一蹴而就,而是随着政策的不断实施和深化而逐步解决的。三是特定政策都是相对于解决特定政策问题而言的,具有一定的时限性,随着新的政策问题产生或政策环境的改变,旧政策必然终止、新政策相应产生。

就政策研制过程而言,其循环发展规律主要表现在:随着政策的实施和政策环境的改变,需要适时对政策进行评估。政策主体需要根据对评估结果进行判断以及对各方利益诉求和影响深化认识,根据原政策问题的解决程度、新的政策问题的严重程度以及政策资源状况,并结合时间、区域和环境的变化情况,及时对政策做出相应的改变和调整。也就是说,一项政策周期的结束并不意味着这项政策的终结,而是可能在此基础上,成为一项新政策研制的起始,进入新的周期,循环往复,发展提高。

第二节　卫生政策学的发展

政策和政策研究古已有之,但把政策过程作为科学研究的对象,探讨并揭示其规律,却为时不长。20 世纪 50 年代初,美国著名政治学家哈罗德·拉斯韦尔首次提出"政策科学"的概念,并对这一学科的内容进行了较为系统的阐述。20 世纪 80 年代,政策科学传入我国,结合中国改革开放的实践及经济体制的转变,各领域的学者开始关注对政策科学的研究,政策学在我国逐渐发展起来。

一、卫生政策学的兴起

卫生政策学是从公共政策学中分化并发展起来的相对独立的研究领域,它的学科性质和特点属于公共政策学范畴,其理论基础、学科基础和方法学基础也来源于公共政策学,具有公共政策学的一般规律和特点。

同时,卫生政策学针对的是卫生系统,具有自己的系统构成和运作规律,卫生事业本身的性质、特点和规律会使得卫生政策的研究在某些方面不同于其他公共领域。如卫生事业密切关联的是人类的生命和健康,在政策方案制定和选择、政策价值取向和评价、政策效果效率的测定等方面需要的不仅是技术问题,更需要重视伦理和价值观等。

卫生政策学(science of health policy)是在综合把握公共政策和卫生系统规律特点的基础上,研究卫生政策的制定、执行、评估、终结等卫生政策过程的一门科学。它以卫生政策为研究领域,以现实的卫生政策实践、卫生政策系统及卫生政策过程作为研究对象。基本目标是改善卫生政策决策系统,提高卫生政策制定质量。卫生政策学是一门应用性学科,与政策学的发展类似,产出高价值政策是学科的终极目的。

在吸收国内外政策理论的基础上,基于卫生事业发展的现实需要,本书认为卫生政策学的主要研究内容可以从以下方面来把握:在特定卫生领域内,如何从纷繁复杂的问题中抓住关键问题进行研究,即"如何才能找准问题";如何能够透过现象看本质,深入分析问题产生的来龙去脉,为制定卫生政策服务,即"如何找到问题的根源";如何能够有理有据地制定一个或若干个高价值的卫生政策方案,即"如何研制治本策略";如何从现实条件出发分析特定卫生政策方案实施的可行性，即"如何判断可行最优"；如何提高卫生政策的执行效果、如何识别并排除卫生政策执行中的障碍、如何发现和处理卫生政策执行中出现的新情况和新问题，即"如何严密执行"；如何科学地开展卫生政策评价活动，即"如何进行效果评价"；在建立评价反馈机制的过程中需注意什么，如何对特定卫生政策的未来归宿作出判断，即"如何科学确定政策的去向"；等等。

二、卫生政策学发展的标准

政策的应用性特征，决定了政策学与政策实践和政策效果紧密相连，如何产出高价值政策（hi-valued policy）是政策学的终极目的。要达到这一目的，既面临一系列困难，也存在相应的标准。

围绕政策学的应用性特征和终极目的，衡量政策学发展状况的基本标准有四项：一是现有的政策理论方法对政策制定者（policy maker）的指导性，即这些理论方法在多大程度上能够指导人们制定高价值政策；二是现有的政策理论方法对政策研究者（policy analyst）的指导性，遵循这些理论方法所展开的政策研究（policy analysis）对制定高价值政策能够产生多大的作用；三是遵循现有理论方法的指导，能否促使政策研究者和制定者优势互补、相互支撑；四是能否通过高价值的政策制定（policy making）、政策实践和政策效果评价，使政策学的理论方法在科学性、合理性、逻辑性和可操作性等各方面得到公认。

符合这四项标准，意味着我国的卫生政策学，在解决复杂社会问题时能够扮演举足轻重的角色；同时也标志着我国卫生政策学的发展进入良性循环，并在发展中奠定学科不可或缺的地位。反之，符合标准的方面越少，则表明学科发展中的困惑越多或越严重。下面围绕着四项标准简要介绍我国卫生政策学发展面临的挑战。

三、卫生政策学发展的挑战

（一）政策学如何为政策制定提供明晰的逻辑思路和方法

一般而言，政策制定者都期望能够制定出高价值的政策，在政策制定过程中，希望得到足够的理论支撑，借助政策理论，为政策制定提供明晰的指导思路、提供具体的操作步骤、提供可行的方法。遵循政策理论和方法所制定出的政策，能够在一定程度上保证其科学性、合理性、逻辑性、可操作性。

对于政策制定者来说，他们期望的政策理论和方法，是在科学性和合理性基础上，更具有逻辑性和可操作性。除了指明政策的自然过程和抽象原则，还要给予明晰的逻辑思路和合理框架，在操作上能够较好地回答怎么做、用什么方法做、做好的标准是什么等问题。

因此，政策学除了研究理论上应该做什么，还要研究实践中怎么去做。即政策学如何既为政策实践提供明晰的逻辑思路，又如何能够为政策实践提供具体的操作步骤，这是我国卫生政策学发展面临的第一个挑战。

例如，在实践中，政策制定者都知道在一个特定领域必然存在着众多问题，但是，如何科学地把握关键问题、如何使关键问题优先进入政策议程而成为政策问题，现有的政策学理论缺乏具体的思路、步骤和方法，政策制定者在把握工作重点和关键问题时，不同的人、不同的职责、不同的部门有不同的认识，增加了协调与共识的难度。再如，针对特定的政策问题，需要挖掘出问题的根本原因才能制定有效的政策方案，现有的政策学理论有清晰阐述，然而，如何结合卫生领域场景明确问题的根源和作用机制，依据怎样的操作步骤、采用什么样的分析方法才能确保根源分析科学合理，卫生政策学也应给予明确的回答。

（二）政策理论和方法如何指导政策研究

政策学具有自己的基本研究程式，在理论和方法上对特定政策研究进行指导。一是准确把握政策的科学研究过程；二是明确在政策过程的各环节中，需要研究的重点、目标、内容、方法和可考核的标准；三是明确在每个环节的研究中，存在什么难点、如何消除；四是制定者和研究者在一个共同目标下，政策研究者应该承担什么任务。

现有的政策过程理论往往重视传统政治学的政治过程而轻视研究规范，政策研究方法多是一般性的调查、统计和分析方法，没有给出制定高价值政策与政策研究过程各个环节之间的对应关系。因此，现有政策理论和方法如何有效实现对政策研究的指导，是卫生政策学发展面临的第二个挑战。

政策研究者崇尚和强调科学性与合理性，但在现实中，政策理论和方法往往与政策研究分离。多数政策研究者未能准确掌握政策的科学研究过程，只是按照自己对"抽象模糊"概念的理解，根据自己的教育背景或按自己的兴趣，选用相应的一些方法开展政策研究，至于研究结果与制定高价值政策的关系、能够产生什么政策影响，只能成为随机的伴生结果。

例如，政策研究应该是超前研究，如此才能对特定政策的形成发挥有价值的影响。然而，目前许多政策研究往往是在一个特定政策出台之后进行的，即现行政策诱导出来的研究，这种"诱导"的色彩和"跟风、抢抓热点"的特征使政策研究的价值大大缩水。再如，政策研究不排除经验和直觉的价值，但总体应该建立在以定性定量论证为手段的循证基础之上。然而，目前不少的"政策研究"为经验型泛论或属于现状描述和推论可能存在的问题，并据此提出"对策建议"。缺少深入的分析，找出问题和对策之间直接的逻辑关系不明确，对策建议也并非根据根源和作用机制提出治本之策。

（三）政策研究和制定之间如何有机协作、优势互补

一般而言，政策制定者和研究者的总体受教育水平较高，均具有崇尚理性、强调科学的基本特征。但由于彼此专业背景的差异、工作环境的不同，这两类人群的基本行为倾向受各自的角色规范影响，并按各自的理解和经验来制定和研究政策。如何在政策理论和方法的指导下促进政策研究和制定之间有机协作、优势互补，是卫生政策学发展面临的第三个挑战。

首先，政策制定者和研究者双方感受的责任和压力不同。政策制定者是政策的主导方与责任人，往往遵循既定的行政、决策程序，行为上不应有过于鲜明的个人特征。他们承担着政策制定的责任、压力和风险，任何能够减少政策风险、分担责任的研究，都是他们所期盼的。然而，在政策制定过程中，研究者没有被赋予明确的责任，所遵循的游戏规则是所谓的科研程序，常常拥有个人或团体的鲜明特征，研究以提供"参考"为目的，至于是否有参考作用，则取决于政策制定者的选择，因而没有直接的压力。因此，政策理论和方法需要指导政策研究者与政策制定者如何形成共同目标，如何围绕共同目标产生同舟共济的内在动力。

其次，不同的角色，使政策制定者和研究者对待政策的态度、视角和行为特征各异。政策制定者重在怎么做和做的后果，责任和风险使他们担心失误。与此相反，政策研究者重在强调应该做什么。由于没有明确的责任，使之较易指责政策制定者的失误。政策制定者认为政策研究理想化、脱离现实、只会谈论问题、政策方案不可操作等；政策研究者认为政策制定者凭经验直觉制定政策、不注重科学。因此，政策理论和方法需要指导双方如何增进相互理解，如何有效弥补相互之间的差异。

第三，政策研究游离在政策制定过程之外。由于双方遵从各自的游戏规则，政策研究遵从一般科学研究范式，选题凸显研究者个人的兴趣，是个体或团体行为。研究是为了公认知识的积累，是为了填补"空白"和"创新"，重心过多地放在"明确问题和探索未知"上，表达的是爱好者的产出，或者是为了抢抓热点、为已有政策做解释，而忽视了政策研究是为了预测和明确社会发展不同阶段存在的重大问题，将政策自然演变的过程转化成为科学探索的进程。因此，政策理论和方法需要指导政策研究如何不游离于政策制定过程之外，如何增强研究价值而发挥出应有的作用。

（四）政策学的学科地位如何得到公认

自然科学的研究程式简单明了，研究主题单纯、空白清晰、思路符合逻辑、方法公认、过程可操作、进展和结果可考核。

反观政策科学中，政策理论工作者常被抱怨只是提供一些泛泛的理论，逻辑上矛盾，实践中不可操作，经不起科学考核。

政策制定者则被指责是依据经验和直觉制定政策，仅按应急、兴趣和不得不做的顺序处理现实中的问题，主次关系不明、先后次序颠倒、治本治标混杂，缺乏理论指导，科学性和合理性欠缺。

而政策研究者所做的研究，要么被认为与政策现实离题太远和不可操作，要么被认为只会泛泛谈论问题和问题的严重性，对如何解决问题则显得空泛和不可操作。

因此，政策理论和方法如何形成一套科学的程序，如何按照程序指导制定高价值政策，从而让政策学的学科地位得到公认，是卫生政策学发展的挑战之四。

政策学强调，政策制定和政策研究需要理论、研究、实践相互支撑，相互依存，需要有"系统的理论、规范的程序、严谨的方法"，等等。如果学科的存在不能解决前面所说的三个挑战，不能使高价值政策的制定和研究成为自觉，不能使特定政策制定和政策研究，在"科学性、逻辑性、合理性和可操作性"方面经得起推敲，自然科学界存在疑虑在所难免，要获得自然科学各学科的尊重，并逐步确立政策学应有的学科地位，可以说是"路漫漫其修远兮"。

需要强调的是，上述四大挑战不仅存在于卫生政策领域，也存在于其他公共政策。

四、卫生政策学发展的突破

总结卫生政策学发展所面临的四大挑战，归结起来，强调制定高价值政策是需要建立在科学、合理的基础上，符合逻辑和可操作程序的思路、步骤和方法。

所以，我国的政策学如果期望能够快速走出困境，奠定学科应有的科学地位，基本的突破口是围绕制定高价值政策这一共同的目标，以逻辑性、科学性、可操作性和合理性为基础，研制政策研究和政策制定优势互补、互为支撑的政策制定科学程序（scientific procedure of policy making），即"高价值政策制定程序"（procedure of hi-valued policy making）。首先，程序的基本思路需要符合逻辑、研究方法被公认、过程可操作、进展和结果可考核。其次，需要明确程序中各步骤的目标和指标，基本操作思路，各步骤中常用方法，以及明确各步骤操作的主要难点和表现形式。再次，需要明确为了消除这些难点，研究者和决策者各方职责、需协调之处和协调思路、合作机制等。

1. 借助于这样一套程序，可以为政策制定者提供制定高价值政策的思路、步骤和方法，增强对政策制定的指导性，使政策制定过程中，能够明确工作重点、主次关系、先后次序，以及治本和治标思路，使制定的政策符合高价值政策的标准，并取得预期的政策效果。

2. 借助于这样一套程序，可以为政策研究者提供如何设定研究重点、目标和研究内容，如何选用常用方法和如何确定研究技术路线等的方法学依据，增加对政策研究的指导性，减少政策研究脱离现实、不可操作等问题，使政策研究结果成为高价值政策的有机组成部分。

3. 借助于这样一套程序，为政策制定者和研究者明确共同的目标——制定高价值政策。围绕着共同的目标，使"有系统的知识、有结构的理性、有组织的创造性"具备可操作性，促使双方取长补短、优势互补并形成合力。

4. 借助于这样一套程序，使高价值政策的制定和研究逐步增多，并在"科学性、逻辑性、合理性和可操作性"方面经得起推敲，通过高价值政策的制定、政策实践和政策效果，使政策科学的理论、方法和范式等得到公认，逐步确立政策学应有的学科地位。

　　制定一项高价值的卫生政策，需要政策理论工作者、政策研究者、政策制定者、政策执行者等各方的共同努力。同样，政策也总是在各利益团体的博弈中制定和执行，各方利益团体的利益诉求通过对政策制定者和研究者这两类角色的影响和干预来实现。所以，本书重点从政策研究和政策制定两个角度，来论述如何制定高价值政策，以及在此过程中，分析政策研究者和制定者的角色与职责。

第三节　高价值政策制定程序

　　对卫生政策制定者而言，最关心的是"怎么做才能制定出高价值政策"，政策研究者最感兴趣的也莫过于"如何才能开展有效的政策研究"。高价值政策制定程序，能够回答卫生政策制定者"最关心"和政策研究者的"最感兴趣"的问题。若双方能够遵循高价值政策制定程序，形成政策制定和研究的互补机制，对我国卫生政策的学科发展将起到突破性的促进作用，实现双方共同发展。

　　本书将政策过程主要局限在政策制定者、政策研究者两个角色，主要是考虑与政策相关的其他角色和利益团体，基本上都是通过影响政策制定者和研究者实现的。如果政策制定者、政策研究者两个角色能够共同遵循"高价值政策制定程序"，则高价值政策将能够成为常态。

一、高价值政策制定程序的定义和基本框架

（一）定义

　　高价值政策制定程序，是指制定高价值政策的一整套思路、步骤和方法。高价值政策制定程序具有五个基本特征：一是制定高价值政策是该程序的基本目的；二是这个程序是一个过程——一个始终围绕如何达成基本目的而展开的过程；三是这个过程可以分解为若干个逻辑相联的步骤，每个步骤有着各自的目标、操作思路和常用方法，制定高价值政策有赖于各步骤目标的实现；四是高价值政策源于科学制定，政策制定过程是一个以科学研究为基础的思考和回答问题的过程；五是高价值政策需要制定者和研究者共同努力、各司其职，政策制定者的职责是科学地制定政策，研究者是为科学制定政策提供科学、逻辑、合理、可操作的依据。

（二）基本框架

　　高价值政策制定程序试图提供的，是政策制定者和研究者双方优势互补、互为支撑的思路、过程、步骤和方法，其逻辑关系示意见图 1-1。从图中可见，高价值政策制定程序的主体是 7 个逻辑相联的步骤。政策环境分析，是用以确认政策环境对每个步骤的约束，贯穿于 7 个步骤中。

　　在高价值政策制定程序中，7 个逻辑相联的步骤分别为：①政策问题确认。政策问题确认是高价值政策制定程序的起点，通过这个步骤旨在明确在一个特定领域内究竟存在哪些问题，这些问题的优先顺序，众多问题中何谓关键问题，以及关键问题进入政策议程的可能性等。②政策问题根源分析。针对已确定的特定政策问题，明确其影响因素、根源和作用机制。③政策方案研制。依据特定问题的根源、影响因素和作用机制，研制相应的治本、治标和标本兼治的政策思路和方案，明确政策目标、指标，以及实现目标的措施方法。④政策方案可行性论证。对研制的政策方案，从政治、经济、技术、文化等方面作出可行与否的判断，并对可行方案进行比较择优。⑤政策执行。明确政策方案实施的动力阻力，将现实中最优的政策方案付诸实践。⑥政策评价。明确政策的实践效果，分析影响目标达成的问题和因素，判断政策价值、检验政策思路。⑦确定政策去向。依据政策评价结果，确定政策的归宿。

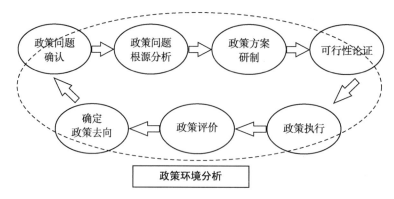

图 1-1 高价值政策制定程序示意图

上述 7 个步骤中,每个步骤均包括不同的具体任务,可以细化为以下 21 项,即"特定领域 - 众多问题 - 问题界定 - 优先顺序 - 关键问题 - 政策问题 - 问题危害 - 影响因素 - 问题根源 - 作用机制 - 政策思路 - 政策目标 - 目标指标 - 措施方法 - 可行论证 - 最优选择 - 动阻力分析 - 执行实施 - 效果问题 - 归因分析 - 确定去向"。

7 个步骤和 21 项主要任务依次承接,前者是后者的基础,后者是前者的发展,任何跳跃或颠倒将影响下一步骤任务的完成和质量。政策实践中,需要政策制定者和研究者共同努力、相互协调和优势互补,对上述步骤和任务予以定性、定量分析论证,形成基于具体任务的动态逻辑关系,称为高价值政策制定程序的动态任务链。

高价值政策制定程序,既是高价值政策制定的基本思路和方法,也可以视为政策研究的指导性研究方法(principal research method),因为这一程序中,揭示了围绕制定高价值政策这一目的,完整的政策研究所包含的主要研究目标和研究内容。同时,7 个逻辑相联的步骤构成了完整政策研究的纵向技术路线;程序中的每一步骤,均有各自所希望解决的重点问题,有相应的技术要求和特定的被研究问题,既可以是完整政策研究的一个组成部分,也可以是某个单项研究的主题,如何找准特定领域的政策问题、如何分析特定问题的根源和作用机制、如何根据根源和作用机制研制相应的政策方案等;为明确每一步骤的重点问题,依据相应的技术要求和特定的被研究问题,可灵活选用相应的研究方法、论证方法、资料收集方法和分析方法。

二、高价值政策制定程序的逻辑思路和操作步骤

从高价值政策制定程序的基本框架中,可以大致了解程序中 7 个步骤之间的逻辑关系,以及每一个步骤中的基本任务。这里将概要介绍高价值政策制定程序的基本运作思路、7 个步骤之间的逻辑关系、具体步骤及常用的方法,以及政策制定者和研究者各自的侧重和协作要点。

(一)政策问题确认

1. 为何要进行政策问题确认 政策问题确认(confirmation of policy issues)是政策制定和政策研究的逻辑起始阶段,是指运用公认的科学方法和遵循合理的逻辑步骤,确认特定领域或范围内的焦点问题和关键问题,同时,促使关键问题能够优先进入政策议程成为政策问题。卫生问题众多,不同的发展阶段,人们关注的热点不同,受认识和社会经济发展的影响,优先解决的问题也不同,因此,首先要确定影响特定领域的主要问题和优先要解决且能解决的问题。政策问题确认的关键目的是怎么"找准问题"。

众所周知,社会系统的构成非常复杂,依据系统的观念,社会由众多的相互依赖又相对独

立的子系统构成。卫生系统作为社会的子系统之一，也同样秉承了系统构成的复杂性。例如，从职能划分，卫生系统可以包含宏观全局、特定领域，如医疗、预防、保健、康复、药品、医保、人事和特定人群与特定疾病等，特定领域还可以用具体职能来进一步细分；从管理层次划分，包括国家、省（自治区、直辖市等）、市（地、区）、县（市、区）、乡（镇、街道）、村（里委）等至少六个层次。

对于特定政策的制定者来说，管辖范围可能是上述复杂构成中的某个领域，对于特定政策研究者来说，其研究的领域可能也是上述复杂构成中的某个领域。也就是说，特定领域的概念决定着政策制定者和研究者各自的工作范围，也决定着双方能否在同一个工作范围内共同努力。所以，如何界定"特定领域"，在一定程度上决定着特定政策的制定者和研究者能否相互协作。

在每一个界定清楚的"特定领域"内，存在着众多的问题是人们的共识，在现实中，人们也或多或少地能够道出自己所感受到的问题。然而，对特定领域中究竟存在多少问题，往往因为很少予以系统研究而难以达成共识。人们都能够理解那么多的问题不可能在短期内解决，但是这些问题的优先顺序如何，亦即在这众多问题中，何谓第一关键问题、第二关键问题、第三关键问题、第四关键问题……也往往因为很少予以系统研究而难以达成共识。由此引出了政策问题确认的概念。

政策问题确认的基本任务是：①明确特定领域的政策制定者和研究者双方的工作范畴，并进行背景分析，包括该领域的历史沿革、现状和潜在发展趋势，认识该领域的运作规律；②确定在该领域内究竟存在哪些社会问题，并精确界定各特定问题；③将问题归类，梳理问题之间的关系，形成问题系统；④定性、定量确认这些社会问题的优先顺序，明确问题的轻重缓急、主次关系，明确关键问题和焦点问题；⑤定性、定量地明确并论证关键问题，尤其是焦点问题的表现形式、涉及范围、严重程度和主要危害；⑥分析关键问题尤其是焦点问题进入政策议程的必要性、可能性、可行途径和需要努力之处，以促使关键问题优先成为政策问题。

政策问题确认的六个基本任务，往往是特定领域的政策研究空白，是政策研究者能够充分体现研究价值的重点，也是政策制定者迫切期望掌握的信息，掌握了就能抓住工作重点，做到主次有序。所以，完成政策问题确认的六个基本任务，应该成为政策制定者和研究者共同努力的目标。

首先，特定领域的确定决定着政策制定者和研究者各自的工作范围，也决定着双方能否在同一个工作范围内共同努力。如何界定"特定领域"，一定程度上决定了政策制定者和研究者能否相互协作。

其次，对"特定领域"内问题的总结归纳、问题的优先顺序具有不同的认识和感知，需要双方定性定量予以论证确定。对政策研究者来说，认识到这是政策研究与高价值政策制定建立密切关系的起点，所以自觉予以深入研究，尤其要关注"明确数量、理性界定、定量论证"；对政策制定者来说，在理解五个基本任务的重要性和迫切性基础上，有必要组织和引导政策研究者围绕其开展超前研究。

类似的探索可以使政策制定者和研究者双方逐步具备统领全局的战略眼光，能够把握政策问题确认的动态任务链，如果能够定期进行政策问题确认的工作的话，就能够形成预测和把握重大问题的能力。

2. 步骤与方法 在政策问题确认中需要完成个6阶段的工作，包括特定领域界定、界定存在问题、形成问题系统、明确问题优先顺序、多重论证关键问题、关键问题优先进入议程等，这个阶段的步骤、子步骤、子步骤的目标和常用方法，见表1-1。

表1-1 政策问题确认的步骤及常用方法

步骤	子步骤	目标和具体内容	常用方法
特定领域界定	1. 初步定位	大致确定问题确认的领域	管理结构分析
	2. 精确界定	(1) 政策制定者职能； (2) 部门间职能交叉； (3) 需协作协调部门； (4) 领域层次和地域； (5) 文献范围及年限； (6) 论证范围和方法	系统分析方法、文献归纳总结、焦点小组访谈
	3. 背景分析	(1) 认识特定领域运作规律； (2) 回顾领域的历史沿革、现状和发展趋势，明确能够继承的信息	卫生系统宏观模型、文献归纳总结
界定存在问题	1. 系统收集	确定领域中问题数量（利益集团和文献）	名义团体法、焦点小组访谈；Meta分析、文献计量法、层次分析法、边界分析方法
	2. 精确界定和表述	明确每个问题的定义、内涵	文献归纳总结、一致性检验
	3. 各方多重论证	验证各方接受程度、完善界定	名义团体法、焦点小组访谈、意向调查
形成问题系统	1. 问题归类	按照子模将问题归类	卫生系统宏观模型、结构 - 过程 - 结果原理、层次分析法
	2. 对问题间的关系进行梳理	按照子模间的关系梳理问题关系	
	3. 形成特定领域内的问题系统	形成问题系统	
明确问题优先顺序	1. 严重性排序	明确问题的广度和深度	文献计量法、关键知情人访谈、专家咨询、焦点小组访谈、德尔菲法、头脑风暴法、名义团体法、情境分析、主观概率预测、定量预测方法、各类综合排序的分析方法
	2. 重要性排序	(1) 判断和描述特定社会问题的重要性； (2) 确定和描述领域的基本目标； (3) 判断特定问题对领域目标的影响力	
	3. 可解决性排序	明确解决问题所需要的客观条件	
	4. 问题综合排序	确定众多问题的优先顺序	各类综合排序的分析方法、专家咨询、权重法
	5. 确认关键问题	明确关键问题尤其是焦点问题	定性逻辑分类、聚类等分析方法
多重论证关键问题	意向调查和论证	明确问题的表现形式、涉及范围和严重程度	多维度组合评价法、利益相关者分析、各类意向收集方法、有利于实现目标的各类定性定量方法
关键问题优先进入议程	1. 明确最终决定者	(1) 明确利益集团利益驱动； (2) 利益集团损益分析； (3) 确定相关关键部门； (4) 明确最终决定者； (5) 影响开发决定者	利益相关者分析、情景分析、焦点组访谈等
	2. 针对性总结论证结论	回答：(1) 为什么应该？ (2) 是否有条件解决？ (3) 怎么解决这个问题？ (4) 解决问题的程度？ (5) 社会影响是积极还是消极	依据问题界定的结果总结归纳
	3. 推荐进入政策议程的应对策略	换取最终决定者的"主动介入"	专家咨询、焦点小组访谈法、情景分析

（二）政策问题根源分析

1. 为何要进行政策问题根源分析　政策问题根源分析（root analysis of policy issue）是指针对特定的政策问题，运用公认的科学方法和逻辑步骤，定性定量明确其根源和影响因素，并明确"政策问题 - 问题危害 - 影响因素 - 问题根源"间关系，即形成所谓的作用机制。

明确问题并不意味着问题的解决。医学上，病因不明和发病机制不清的疾病往往疗效欠佳，因为病因不明意味着缺乏治本的治疗方法，只能"头痛医头、脚痛医脚"。同理，在实践中，如果一个政策问题的根源和作用机制不清，就无法形成治本的策略而导致政策效果不佳。这时，如果政策制定者也同样"头痛医头、脚痛医脚"，其政策将失去前瞻性，其政策效果也不可能达到治本的愿望。因此，如何针对特定的政策问题，明确其根源、影响因素和作用机制，是政策制定者和研究者需要共同努力的第二步，称之为"政策问题根源分析"。

政策问题根源分析的具体目标为：①定性定量明确特定政策问题的根源、直接影响因素、间接影响因素，包括其数量、优先顺序和对政策问题的影响程度；②定性定量明确在根源的作用下和各类影响因素的促发下，特定政策问题的发生、发展过程，即"特定政策问题与根源、影响因素"之间的关系，研制特定政策问题的作用机制。

依据政策问题根源分析的具体目标，该环节需完成以下几方面的基本任务：①如何运用卫生系统运作规律，定性推论特定政策问题的影响因素；②运用卫生系统运作规律中这些因素的关系，总结、推论和归类问题的根源、直接影响因素和间接影响因素；③总结在根源的作用下和影响因素的促发下，特定问题的发生、发展和演变过程，以及潜在危害，即问题的作用机制；④如何定量模拟和论证政策问题的作用机制。

对于政策制定者而言，依据根源能够研制出消除政策问题的"治本"策略；针对影响因素，能够推导缓解政策问题的"治标"策略；针对作用机制，能够研制"标本兼治"的策略。也就是说，"政策问题根源分析"是连接"政策问题确认"和"政策方案研制"两个环节的桥梁。因此，"政策问题根源分析"的重要性毋庸置疑，是制定高价值政策的必由之路。

但是，对于复杂的重大社会问题而言，政策根源分析过程是一个费时费力、偏重技术的科学研究过程，所以，往往这项工作主要由政策研究者承担。对于政策研究者来说，正如医学上通过探索"病因和发病机制"造就了无数的科学大师一样，特定政策问题的根源分析也是政策研究中极富挑战性的工作。

政策制定者需要在理解"政策问题根源分析"的重大意义基础上，有组织、有目的地引导和鼓励政策研究者针对领域内的重大问题，尤其是关键问题，展开超前的根源分析研究，开展类似的研究是避免"头痛医头、脚痛医脚"，凭经验直觉进行重大决策的基本途径，因为事到临头不可能有充裕的时间展开相应的研究。根源分析使政策制定者和研究者能够把握政策问题确认和根源分析两个步骤的动态任务链。

2. 步骤和方法　优先要解决的问题确定之后，要分析问题产生的原因，造成问题的原因可能很多，要抓住主要矛盾，确定主要成因。明确了主要问题的主要成因后，还要进一步分析原因背后的深层次矛盾。具体的步骤、子步骤、目标以及常用的方法见表 1-2。

表 1-2　政策问题根源分析环节的步骤及常用方法

步骤	子步骤	目标	常用方法
1. 明确特定问题和信息基础	明确特定问题 检查信息完备程度	明确进行根源分析的特定问题和政策问题确认阶段所提供信息	归纳、演绎

步骤	子步骤		目标	常用方法
2. 系统搜寻影响因素	（1）确定特定政策问题坐落的范围	确定特定问题在卫生系统的坐落范围	明确政策问题在卫生系统宏观模型中所处子模	卫生系统宏观模型、层次分析、逻辑推理
		确定问题和该子模中其他概念的关系		
	（2）系统搜寻政策问题影响因素	在政策问题所属子模中搜寻	搜寻并罗列政策问题的影响因素，这些因素与政策问题逻辑关联、运用运作规律能够透彻解释	卫生系统宏观模型、层次分析、逻辑推理
		在与所属子模直接相关的子模中搜寻		
		进一步搜寻影响因素		
		对各影响因素进行总结归纳		
3. 确定政策问题根源	确定影响因素与政策问题关系		建立政策问题与各种影响因素的关系链	卫生系统宏观模型、层次分析、逻辑推理
	确认根源、直接和间接影响因素		影响因素归类，确定政策问题根源、直接影响因素、间接影响因素	
4. 明确问题作用机制	归纳根源与直接影响因素之间的关系		系统表达政策问题与根源、直接影响因素、间接影响因素之间关系，建立作用机制	归纳和演绎，模型工具
	明确间接影响因素与根源、直接影响因素之间的关系			
	总结形成完善的作用机制			
5. 定量论证问题根源与作用机制	定量表述政策问题的作用机制		确定根源、直接和间接影响因素对政策问题影响程度和优先顺序	层次分析法、多因素分析等统计分析方法及数学建模
	多重论证各方的接受程度		各方论证政策问题根源、影响因素及作用机制，明确其接受程度	专题论证和研究、意向论证、专家咨询、文献论证

（三）政策方案研制

1. 如何研制政策方案　政策方案研制（alternative formulation）是在明确了政策问题的根源、影响因素及其作用机制的基础上，分析推导解决政策问题的政策思路、明确政策目标，并就如何实现政策目标而研制出一系列政策方案的过程。所谓研制，是本教材将这一过程看作是研究和制定优势互补的概括。

根据政策问题的根源、影响因素和作用机制，政策制定者和研究者应该能够获得治本、治标和标本兼治的政策思路。然后依据治本、治标和标本兼治的政策思路，研制政策目标或目标体系、指标和指标值、具体配套措施和实施方法、资源的配套和文字上的说明等内容，从而形成解决政策问题的一系列政策方案。

政策方案研制的基本任务包括：①政策思路的推导：即如何根据政策问题的根源、影响因素和作用机制，定性推导"治本、治标、标本兼治"的三类政策思路。②政策目标的明确：即如何依据政策思路，视时间、精力和资源等条件，结合政策利益相关者的政策期望，按三类政策思路的重要性顺序——"标本兼治、治本、治标"，依次将定性尤其是定量研制结果，转化为特定政策方案的目标体系，并选用适宜的指标加以量化表达。③政策措施手段的选择：即为实现政策目标，如何寻求实现目标的具体措施和手段。④特定政策方案的研制：即在明确措施的基础上，如何结合现实条件设计和形成特定的政策方案。

相对而言,政策方案研制阶段的工作,政策制定者拥有实践经验丰富的优势,事实上也是政策制定者的职责范畴,所以,政策制定者应该承担统揽大局的责任。这时,政策研究者的工作重点,可以放在建立动态任务链上,尤其是建立定量的动态关系,也就是确保政策方案的科学性、逻辑性、合理性。

事实上,如果政策研究者和制定者之间的相互支撑能够延续到这一阶段,那么对于研究者来说,将成为一个转折点,因为它标志着研究者逐步摆脱了以发表论文为目的的研究模式,真正进入"政策研究者"的角色。

2. 步骤和方法 要提供各种可能的科学、客观、可行的政策方案,在政策方案研制的过程中,具体的步骤以及常用的方法见表 1-3。

表 1-3 政策方案研制过程的步骤及常用方法

步骤	子步骤	常用方法
政策思路推导	前期信息继承	规范分析法、补缺调研
	政策思路推导	逻辑演绎、理论和模型方法
	优先顺位推论	逻辑演绎、文献论证、各方论证
政策目标明确	明确政策预期	名义团体分析、焦点组访谈;文献归纳;利益相关者分析
	确立目标体系	逻辑演绎,德尔菲法、意向论证等论证方法
	政策目标量化	逻辑演绎、直觉与头脑风暴、德尔菲法、专家咨询,数学、统计学等方法
方案轮廓构建	搜寻方法措施	"界定存在问题"的方法
	明确作用程度	因果分析法、名义团体法、焦点组访谈、意向调查,利益相关者论证等
	形成方案轮廓	类比法、枚举法、专家咨询等
方案细节设计	方案轮廓筛选	比较分析、系统分析、逻辑演绎、专家咨询、多方论证等
	论证资源条件	逻辑演绎、各种论证方法、现实数据模拟等
	明确政策障碍	类比法、枚举法、专家咨询等
	总结归纳前期成果	—
	形式完善	—

(四)政策方案可行性论证

1. 为何要进行政策方案可行性论证 政策方案可行性论证(feasibility study),是政策制定科学程序中,政策方案制定之后与政策方案实施之前的一个必要环节,用公认的科学方法,遵循逻辑上合理的操作步骤,在政策付诸实践之前,论证和评价特定方案的政治、经济、技术以及社会文化的可行性,同时,比较分析方案的潜在效果、必要性和合理性等,择优选择和推荐现实中的最优方案。

政策方案研制过程形成了一系列的政策方案,这些方案可以统称为备选方案。依据政策思路的差异,这些备选方案可以分为标本兼治、治本、治标三类。按照解决问题的路径,又可由不同的方案构成。在深刻理解前三个步骤的动态任务链基础上,形成的备选方案,理应具有较高的合理性。然而,合理的方案不一定是可行的,合理且可行的方案可能会有多个,这些方案解决问题的能力又往往各不相同,所以需要进行可行性论证并进行择优。

政策方案可行性论证的基本目标有四个:一是明确备选方案是否可行,达成这一目的,需要判断政策方案在政治、经济、技术、社会文化等方面的约束条件；二是明确可行的备选方案中"何者为优"，寻找"最优"的可行方案，能够提高政策价值；三是通过对动态任务链的再次把握，修正和完善"最优"的可行方案，并把这种关系链推进到"可行 - 最优"环节；四是通过可行性论证，进一步促进政策制定者和研究者之间优势互补。

一项特定的政策方案是否可行，不同的利益群体、不同的角色有着不同的认识，采用不同的指标体系进行论证，可能会得出不同的论证结果。因此，可行性论证指标的构建需要政策研究者和制定者遵循客观、科学的原则予以确定。通过可行性论证，也可进一步促进政策制定者和研究者之间优势互补，只有双方共同研制的政策方案，往往最容易符合"最优"的可行方案标准。从这个角度而言，这个阶段是政策制定者和研究者优势互补结晶的阶段。

2. 步骤和方法　政策方案可行性论证具体的步骤以及常用的方法见表1-4。

表1-4　政策方案可行性论证程式具体步骤及常用方法一览表

步骤	子步骤	常用方法
1. 明确论证对象、范围及所需资源	（1）明确前期信息	—
	（2）明确备选方案的属性	逻辑方法、专家咨询
	（3）确定论证对象和范围	逻辑方法、层次分析、意向调查、文献论证、专家咨询
	（4）明确所需资源	预算方法、定编方法、线性规划、专家咨询
2. 构建可行性的判断标准及指标体系	（1）构建可行性论证的一般标准与指标体系："政治、经济、技术和社会文化"标准和指标体系等	专家咨询、文献论证、意向调查、焦点组访谈、系统分析法
	（2）结合待论证方案，构建特定标准与指标体系	系统分析法、多因素分析法、差距分析法、文献评阅、意向调查、焦点组访谈、德尔菲法、名义团体法
3. 判断特定方案的可行性	（1）运用指标体系判断单一指标是否可行	文献评阅、预测分析法、意向调查、规范差距分析法
	（2）综合判断特定备选方案是否可行	系统分析法、比较分析法、预测分析法、归纳演绎法
4. 可行方案的现实择优	（1）明确政策方案的基本优先顺序	逻辑方法、专家咨询
	（2）分析建立方案择优的标准和指标值	逻辑方法、比较分析、层次分析、意向调查
	（3）方案择优	辩证思维、比较分析、综合归并法、情境分析、专家咨询
	（4）撰写方案可行性论证报告，并提交以供决策	报告范式、逻辑分析、焦点组访谈法、个人深入访谈、专家咨询

（五）政策执行

1. 为什么要关注政策执行　政策执行（policy implementation）是指在政策可行性评价的基础上，将观念形态的政策方案转化为现实形态政策的过程，目的是实现政策目标。换言之，政策执行即运用公认科学的方法，遵循合理的逻辑步骤，按照政策方案所规定的程度和范围实现政策目标。

如果不带决策者个人偏好，一个方案如果遵循和符合前四个步骤的动态任务链的话，付诸实施应该是情理之中的事，至少在执行前该政策方案与高价值政策的标准相符合了。

政策执行事关能否实现政策目标，也是检验是否为高价值政策的关键。有人曾经说过，政策价值 90% 建立在有效的执行上，也就是说，高价值的政策方案不等于高价值的政策。执行力取决于政治强度、部门同一性、社会认同度、管理能力等。主要领导重视，政治强度大；各政府部门认识一致，形成合力；社会共同拥护，积极参与；各级管理部门具有较高的管理能力和管理手段；政策目标的实现才能成为现实。

我国是一个幅员辽阔、人口众多的大国，政策执行过程非常复杂，一方面，政策执行应当遵循分类指导、分层负责、试点先行的原则。没有也不可能期望用一个统一的具体要求，在一个统一的时段，去实现一个统一的工作目标。另一方面，政策执行需要政策制定者和研究者运用公认、科学的方法，明确并遵循合理的逻辑步骤，以使政策方案按照既定的程度和范围实施。

政策执行也是相关利益集团利益重新分配的过程，各类矛盾和冲突都随之浮出水面，所以需要政策制定者和研究者运用科学的方法，明确动力、阻力，包括其来源、性质和大小，明确增加（保持）动力、减弱（消除）阻力的策略和措施，明确实现政策目标所需要的资源是否落实到位，明确政策实施过程中的偏差行为及所采取的纠正措施等。这是政策执行过程中解释（宣传）、组织和实施工作的真谛，也是政策执行过程需要明确并完成的重要任务。

政策执行需要明确以下几个关键任务：①明确政策内涵，即"政策究竟是什么"；②明确在特定政策执行过程中，究竟存在哪些影响动力和阻力的因素；③如何将政策转化为政策执行方案，如何明确增加（保持）动力、减弱（消除）阻力的策略和措施，进而制定政策实施计划；④如何为政策执行配备所需要的资源；⑤如何发现政策实施过程中的偏差，如何采取必要的纠正措施。

政策执行的过程是将观念形态的政策转化为现实形态政策的过程，也是将政策付诸实施的各项活动，其中以解释、组织和实施为主。这个过程有两大常见问题：一是将政策执行简单化，现实中常见的现象是用一纸公文替代执行；二是把政策执行理解为政策制定者和执行者的职责，政策研究者极少参与其中。

这两大问题暴露出的基本症结，是在政策的执行过程中缺乏科学基础，而政策研究者如果能够把政策执行过程也视作是一个研究的过程，则其观念上是一大飞跃，因为这个阶段的政策研究活动一直是政策领域的薄弱环节，也是政策制定者最需要支撑的部分。尤其对于动阻力大小的判断，如果政策研究者能够按照科学的技术方法准确表达，这将是政策制定者配置资源和政策方案顺利、有效执行的保障和基础。

2. 步骤和方法　政策执行的具体步骤以及常用的方法见表 1-5。

表 1-5　政策执行步骤及常用方法

步骤	子步骤	常用方法
明确政策内涵	信息继承	培训、学习
分析动力阻力	确认利益相关者	系统搜索、关系链搜索
	确定动阻力源及动阻力的强度	专家咨询、意向调查、逻辑推理、环境分析
制订执行计划	执行策略设计	逻辑推理、专家咨询
	执行工作设计	目标管理和项目管理方法
	工作流程设计	计划评审、甘特图、逻辑推理
配置执行资源	资源确认与配置	预算方法、定编方法、线性规划
管控政策实施	协调	任务、时间和会议协调法
	控制	矩阵控制、例外控制法、预算和财务控制

（六）政策评价

1. 是否需要政策评价 政策评价（policy evaluation），是指按照一定的价值标准，以具备专业资质的评价者为主体，运用社会科学和自然科学等公认的科学研究方法，在排除政策执行过程中环境等非政策因素的干扰后，对政策进行价值判断的过程，并以此作为确定政策去向的依据。

政策评价是检验政策实践效果的过程。政策是否按既定计划实施，政策是否达到预期目标，政策多大程度上解决了问题，政策的社会影响、政策效果和问题怎样等，这些关注只有通过系统的政策评价来回答。

政策评价研究与实践可能存在随意性的情况，主要是因为缺乏对政策评价目的的清晰认识，或者是思路不明、重点不清。从政策评价的目的来看，政策评价的重点在于效果评价及效果归因分析。如何具体评价政策效果、判断效果归因，需要完成的主要任务包括：①构建评价指标。明确政策效果可用哪些维度表达，可使用什么概念及指标表达，效果如何归因；②制定评价实施计划。明确保障评价工作顺利开展的规范和开展评价的必要条件以及评价工作的技术规范；③收集评价资料。明晰需要收集哪些信息，如何收集这些信息，如何保证信息完整地反映政策实际效果；④分析评价资料和撰写报告。明确如何将评价资料信息表达为效果描述，如何依据效果描述做出评价结论。

政策评价的重要性毋庸置疑，客观公正的评价能够明确政策效果，检验政策思路、判断政策价值，以及为确定政策的去向提供依据。事实上，客观公正的政策评价，是致力于形成六个步骤的动态任务链。所以，政策评价具体能够解答下列一系列疑问：①解决问题的程度。回答解决问题的程度，需要明确政策目标（体系）实现的程度，目标实现能够多大程度消除政策问题和危害，政策问题解决是治标、治本还是标本兼治，政策实施是否带来目标外效果，目标外效果是正面效应还是负面效应，是否引发新的政策问题等；②措施合理的程度。包括：措施是否得以不折不扣地贯彻执行，哪些阻力导致政策措施不能贯彻执行，特定措施是否在执行中进行调整以使其顺利执行，特定措施对政策目标实现有何贡献等；③社会影响和震荡。包含积极和消极两方面的含义，具体体现在不同利益团体或政策客体对特定政策的回应情况；④政策问题未解决的归因。这主要是确认政策问题之所以没有得到解决，或者引来新的严重问题的原因，究竟是因为政策本身的问题，还是政策执行的问题，抑或是环境变化的问题。归因判断可以从检验政策制定过程的科学性入手，比如问题界定是否有误（重要、严重、可解决），问题的根源、因素、机制是否明确，政策思路是否合理（三类思路的哪类），政策目标设定是否合理，目标 - 子目标关系是否理顺，政策方案制定是否有违逻辑思路，政策方法措施是否合理，政策资源是否充足、分配是否合理，政策执行的逻辑思路是否清晰并被接受，政策执行和决策者对政策理解和接受差异，政策执行是否按计划进行，以及环境是否出现了相对于政策方案拟定时的重大变化等。

不同角色对政策评价的态度、评价结果的看法各不相同。政策制定者对评价的态度往往倾向于内部评价，政策研究者则存在着如何解决个人偏好和资料收集的局限。但无论如何，上述需要深入分析的四个问题是政策制定者和研究者所共同关注的关键。

2. 步骤和方法 政策评价具体的步骤以及常用的方法见表 1-6。

表1-6　政策评价程式各子步骤常用方法提示

步骤	子步骤	推荐方法
构建评价指标	系统收集信息	围绕"根源 - 影响因素 - 作用机制 - 危害 - 政策思路 - 政策目标 - 目标指标 - 措施方法 - 预期效果"等信息展开，系统分析法、层次分析法、规范差距分析法与焦点小组访谈等
	明确评价维度	
	构建评价指标	

步骤	子步骤	推荐方法
制订评价计划	明确数据收集范围及方法	比照计划框架及要求，归纳与演绎
	完成评价实施计划	
	落实评价所需资源	
收集评价资料	收集所需资料	实验法、常规资料提取法、社会调查方法、意向论证法
	资料质量控制	调查质量控制措施、数据质量与代表性检验方法
综合分析和完成评价报告	数据库的建立与资料录入	不同软件要求、条理
	数据库整理与描述性统计	常规统计方法
	综合分析、定量表达	对比分析、单因素统计分析、多因素统计分析
	推导评价结论	逻辑推导、因果分析法、报告格式
	撰写评价报告	

（七）确定政策去向

1. 为何要确定政策去向 政策去向（policy direction）即政策的可能归宿。确定政策去向关键要回答以下几个问题：首要的是，明确政策评价的信息反馈思路和过程；其次明确基本去向；最后就是确定有关具体内容，即回答如何调整、如何终结，如何法律化。

政策评价，实际上是用实践效果来检验政策制定和研究过程形成的动态任务链，进而对政策价值作出科学合理的判断，为确定政策去向提供依据。

如果政策价值被肯定，即效果非常明显，则意味着原有问题在相当程度上被解决或缓解，这时，领域内的问题优先顺序会出现新的变化，新的问题可能替代老的问题成为关键或焦点问题，这时政策制定者和研究者的侧重或工作重点也必然会随之转移，而该政策方案面临着是延续、法律化还是终结的选择；如果政策有效但是效果并不是非常明显，这时面临的将是调整（加大执行力度或调整方案）；如果在政策实施后并没有预期的价值体现，甚至还有极大的社会震荡或负反应等，该政策方案面临着是终结还是寻找新的方案替代的选择。所以，确定政策去向，在理论上是一个特定政策科学制定过程的结束，在现实中又可以是酝酿新一轮特定政策科学制定过程的开始。

2. 步骤和方法 政策去向具体的步骤以及常用的方法见表1-7。

表1-7 确定政策去向的步骤及常用方法

步骤	子步骤	常用方法
信息准备	熟悉政策背景	学习、研讨会
	明确效果和影响指标的应有状态或取值	逻辑推理
	明确有关指标的实际值	抽样调查和典型调查等
明确基本去向	实际和应有状况的比较	本步骤中所使用的基本方法是比较的方法，其他常用的方法有推理和分析论证的方法，如归纳、演绎的方法、模型方法、意向调查和专家咨询等
	分析指标的达标情况	
	判断基本去向	
确定具体内容	明确政策效果决定因素有关指标的现状	主要是逻辑演绎的方法，还可用到前述步骤中使用的方法和其他环节，如方案研制、政策执行有关的理论和方法
	以指标现状为线索依托，确定具体内容	
	政策法律化	

三、高价值政策制定程序的构建基础和运用原则

（一）构建基础

构建高价值政策制定程序的基础包括：一是研究的积累，在国家杰出青年科学基金项目、国家自然科学基金重点项目等的资助下，百余项政策研究，以及围绕高价值政策制定程序的专题研究，长期积累形成了本书的核心内容，高价值政策制定程序的 7 个步骤。二是实践的检验，百余项政策研究产出的政策建议被采纳，转化为政策，取得了预期的社会效益，同时获得 23 项省部级科技成果奖。三是研究与实践结合的感悟，20 余年"研究和决策结合、研究与国情结合、理论与实践结合、多学科交叉融合"的体念，构成了"如何优势互补"的内容；四是 20 余年"卫生政策"的教学心得。专题研究包括 6 个方面或阶段。

1. 构建逻辑性、科学性、可操作性和合理性标准　高价值政策制定程序是建立在"逻辑性、科学性、可操作性和合理性"（简称"四性"）基础上的，即基本思路符合逻辑、研究方法公认、过程可操作、进展和结果可考核。高价值政策制定程序也是运用"四性"指标体系，明确现有政策过程理论的不足并逐步弥补后形成的。

"四性"指标体系的确认，遵循了"确认概念 - 概念指标化 - 指标量化 - 信度效度检验 - 公认可接受指标"的研究步骤。其中，依据学界对"四性"的公认标准提取评价指标，是评价指标本身具备科学合理性的基础。

这里举例介绍一下指标提取的思路。对应用型理论，被学界公认的逻辑性（logicality）概念，是指在思路展开过程中，能否围绕目的表现出清晰的内（外）在联系及其递进关系。据此可提取六类逻辑性评价指标：①以"政策问题根源分析"这一步骤为例，理论中是否表述了"政策问题根源分析"的目的（有的话，其表述的明确程度如何，下同）；②是否有实现目的的思路或方法；③是否有实现目的的操作步骤；④是否有局部和总体（"政策问题根源分析"与制定高价值政策这一总体目的）之间关系的表述；⑤是否有与前继环节"政策问题确认"间关系表述；⑥是否有与后继环节"政策方案研制"间关系的表述等。前三类指标用于表达内部联系，而后三类指标则用于表达外部联系和递进关系。

关于科学性（scientific），有两类概念是学界公认的：可考核性和科学方法。比如，"政策问题根源分析"的目的达成与否是否有可考核的科学指标；达成目的是否有公认的科学原理、理论和方法等。与前面六类逻辑性指标交叉组合，可推导出十二类科学性评价指标。

关于可操作性（maneuverability），其公认的概念，表现为面对一个特定目的或目标时，有清晰完整的实现思路，懂得如何才能一步步把事情做好。据此可提取评价"政策问题根源分析"可操作性的指标如下：是否有实现目的的框架思路表述；是否有实现目的的内在操作步骤；是否有实现目的的具体操作或研究方法；是否有实现目的的基本原则表述。

而应用型理论公认的合理性（rationality）概念，为"是否符合常理，因而能够被各方接受"。鉴于"政策问题根源分析"理论的主要读者为政策制定者和研究者，从公认的概念出发，可以提取三类评价指标：政策制定者、研究者以及双方共同，能否获得符合常理的知识因而接受（能的话，接受的程度）。

如能满足这些公认指标，已有或构建的"政策问题根源分析"理论，逻辑上应"能明确问题的根源"，操作上应"知道怎么做和用什么方法做"，应可以科学考核，读者应能获得符合常理的知识。

对构建"四性"指标进一步细化、标准化和量化，量化拟以 0，1~9 分制进行，以增加评价过程的客观性。在效度、信度可接受基础上，本书的 5 位作者分别对搜集到的国内全部 40 本政策学著作，按照"逻辑性、科学性、可操作性和合理性"指标及评分标准，逐本逐项予以定量评分。分

别计算每本著作中特定指标的算数均数，作为某指标的"得分均值"，并以得分最高者与理想值 9 比较，得"需完善程度"。即：

$$某指标需完善程度（\%）=\frac{（9-最大值）}{9}\times100\%$$

2. 评价指标的信度和效度分析 信度检验：重点测量指标体系的复测信度和内部一致性（克朗巴哈 α 信度系数）。基本思路如下：首先，进行对国内政策学理论的分析和评价，以搜集到的全部 40 本著作为对象，在 40 本著作中随机抽取 20 本，由项目组主要成员（至少 5 人），分别在通读的基础上，对政策问题根源分析环节的相关内容进行分析，按照"逻辑性、科学性、可操作性和合理性"指标及评分标准，逐本逐项予以定量评分。其次，对定量评分结果进行比较分析，分析相应的复测信度（应用最广泛）和离差，针对离差较大的指标，逐项进一步明确和统一评分标准。第三，进行二次、三次……通读、评分和分析，直至每次之间有可接受的信度，复测信度系数达到 0.70 即可。第四，测量克朗巴哈 α 信度系数（Cronbach's α coefficient）以反映指标体系中指标项与指标间的一致性，力求 α 接近 0.8（α 表示调查表总变异中由不同被试者导致的比例占多少），以追求极好的内部一致性。"四性"指标体系，其复测信度为 0.855 6，内部一致性在 0.75~0.85，两指标均达理想状况。

效度检验：重点测量指标体系的内在、外在和表面效度。内在效度重在检验不同成员评价同一批著作有可接受的效度。外在效度，则在信度检验基础上，对另外一批著作，用同样的方法评价，直至不同成员之间有可接受的效度。表面效度，则需要在指标体系显示满意的信度和效度基础上，组织政策理论工作者、特定政策制定者和研究者专题论证，直至被三方公认、接受。

3. 确认政策学领域中"政策过程理论"的现况和不足 全面收集国内（针对性收集国外）政策学领域的著作，以及相关的理论和应用性研究文献。运用文献荟萃分析和规范差距分析方法，以构建的"逻辑性、科学性、合理性和可操作性"评价指标体系，逐项逐本分析、比较"政策过程理论"（Process Theory of Policy）的"现实（40 本著作）"与"理想（四性指标标准）"状况，判断其差距，定性定量明确现有"政策问题根源分析"理论在"四性"角度表现的不足、缺陷或空白，以明确需要完善之处（即潜在的理论创新之处）。

4. 针对性弥补不足，形成高价值政策制定程序的框架思路 针对政策过程现有理论的不足，依据"四性"标准，一是有针对性地收集和借鉴其他学科的相关理论和方法（多学科交叉融合），如流行病学、统计学、管理学、经济学、系统工程、医学、社会学和心理学等；二是从政策制定者和研究者不同的视野，在循证原则上演绎、归纳，逐项予以弥补和完善。在逐项弥补的基础上，总结和形成高价值政策制定程序的框架思路，并依据框架思路推导形成操作步骤。

组织政策理论工作者、特定政策制定者和研究者，专题论证框架思路和初步操作步骤的"四性"，再依据论证结果予以完善修正。这个过程遵循"总结 - 论证 - 完善 - 论证 - 完善"定性定量多重论证程序，直至框架思路和初步的操作步骤，被各方公认可接受。

5. 构建并完善高价值政策制定程序的步骤和方法 依据"四性"标准，对初步的操作步骤进一步细化和完善，明确每一具体操作步骤的目的、理论依据和基本原则，尤其是明确为达成各步骤目的所常用的研究、设计、资料收集方法、分析方法等，包括适用条件（循证和定性定量结合）。

与特定政策的制定者结合，利用焦点问题深入访谈法，共同研制和明确每一步骤中的操作难点和障碍（研究者与制定者结合），以及研究者和决策者各自职责、需协调之处和协调思路等。同理，组织政策理论工作者、特定政策制定者和研究者定性定量多重论证和完善，直至推荐的步骤和方法被各方公认、可接受。

6. 对构建的高价值政策制定程序模拟和论证 依据所研制程序的 7 个步骤和方法，选择卫生系统面临的重大问题,逐步模拟分析,模拟过程以"卫生系统宏观模型"作为把握卫生事业内部运作规律的系统思路。根据对卫生服务组织、提供、支付和消费四方意向调查的结果,论证模拟结果的可接受程度。在精选研究数据基础上,检验、评价、分析、模拟、完善和预测模型思路,重点测量重大问题的严重程度、社会影响和责任归因等。

依据模拟应用结果,检验构建的高价值政策制定程序和方法的科学性、合理性、可行性和可操作性,根据检验结果进一步予以完善。组织政策理论工作者、特定政策的制定者和研究者三方专题研讨和论证所总结的高价值政策制定程序和方法。

(二)运用原则

在运用高价值政策制定程序制定政策和进行政策研究的时候,为了确保科学性、逻辑性、合理性、实用性、可操作性,需遵循和体现如下四个结合的原则。

首先,是科研与国情结合原则。不同国家和地区即使在同一时期内面临问题也是不同的,也就是说在不同国家和地区的政策制定者和研究者,所关注的焦点问题各不相同。在一定时期历史条件和国情条件下推行的政策,会随着认识的变化、时代的发展而调整。因此,卫生政策研究除了应当具备一定的理论基础外,还需要了解国情和国际发展情况,政策制定者和研究者必须和国情结合并体现实情。比如,合作医疗是中国特有的农村医疗保障制度,能否稳定运作影响国内社会稳定。

其次,是多学科交叉融合原则。政策科学的终极目的是制定高价值政策,只要有利于达成这个目的,任何学科的理论、原理和方法都是最好的,也是可以借鉴的。比如,研究消除"因病致贫及其担忧"的技术缺陷,以及合作医疗稳定运作的技术支撑,至少应该借鉴流行病学、统计学的数据检验方法、人口学的人群分类方法、社会学的社会结构理论、经济学的模型研制程式、保险学费率和风险理论、政策学的利益团体理论、多目标决策理论、系统工程的系统分析方法和约束理论等方法或理论。

再次,是定量与定性研究结合原则。定性、定量研究各有利弊,如果针对政策制定过程中的一些重要观念、思路、策略和结论等,从不同角度、用定性定量不同方法予以论证,将增加政策的科学性、合理性和接受程度。比如,研究消除"因病致贫及其担忧"的技术缺陷,以及合作医疗稳定运作的技术支撑,可遵循下列定性定量结合的多重研究过程:"理论完善、组织者提供者消费者三方的意向论证、建立模型、城镇和农村实际数据分别定量模拟检验、形成关键技术操作程序、样本地区再次验证思路、结合当地实情协助研制可操作方案、定量预评价方案效果、采纳实施并根据实施状况评价"。

最后,是研究者与决策者结合原则。双方应明确定位,优势互补、有机协作,密切配合。在政策研究和制定中,研究者要针对决策者迫切需要解决的问题,提供科学、逻辑、合理、可操作的思路与方法;决策者则要在政策的合理和可操作性方面发挥更大作用。将方案制定和实践过程视作研究的过程,将研究过程视作方案制定和实践过程,研究和实践合二为一。总之,研究者和决策者既不能相互排斥,因隔阂导致目标差异,也不能角色定位模糊,相互取代。应避免政策制定者泛学术化和政策研究者泛政治化的倾向。

第四节　卫生政策研究的指导性方法

政策研究过程往往需要一些提供整体研究思路的方法,这些方法可以称之为指导性研究方法。高价值政策制定程序本身就是政策研究的指导性研究方法,可系统地指导研究者完成对某一特定政策的分析工作。系统论和系统分析的思想也常常被用于指导政策研究工作,本节将在此基础上,结合卫生系统的特点,进一步陈述卫生政策研究中经常应用的指导性研究方法。此外,高价值政策制定程序中,每一个步骤都有各自的目的、目标、操作步骤和特定的研究方法,将在每一章节予以具体阐述。

一、系统论和系统分析

按照系统论的观点,任何系统都是由子系统构成的,而构成系统的子系统、单元和要素之间及其与环境之间是相互作用又相互联系的,这就是系统的相关性。其含义有三:其一,系统内部子系统之间、单元之间、要素之间存在着密切的联系;其二,系统要素与系统整体之间存在着密切的联系,包括两方面内容,一方面,系统整体的性质、规律对系统要素有着规定和制约作用,另一方面,系统要素的变化也会引起系统整体的变化;其三,系统与环境之间存在着相互制约、相互依赖的关系。因此,一般可以将系统界定为是由若干处于相互联系之中并与环境发生相互作用的要素或部分所构成的整体。

任何复杂的系统都具有一定的结构层次。系统的层次性是稳定性和连续性的重要保证,也是系统发挥最佳功能的前提条件。系统结构的层次性既指等级性,又指侧面性。前者是指任何一个复杂系统,都可以从纵向把它划分为若干等级,即存在着不同等级的系统层次关系,其中低一级的结构是高一级结构的有机组成部分。后者是指任何同一级的复杂系统,可以从横向上分为若干相互联系、相互制约、各自独立的平行部分。由于系统内部不同层次的划分是以层次与层次之间性质的差异为依据的,这就要求在进行政策研究时,首先要把握事物的层次性,在此基础上认识事物的特点和运动规律。

系统分析是一种立足整体、统筹全局,使整体与部分统一起来的科学方法。它将分析与综合有机地结合,并努力运用最新的科学技术,定量、精确地描述对象的运动状态与规律,为解决如政策系统这一类复杂系统问题,提供研究的新途径。在政策分析中,恰当地运用系统分析方法,将会改善所制定政策的质量;若完全缺乏系统分析,则往往由于复杂系统的影响降低所制定政策的质量。

毫无疑问,理解复杂的社会和社会环境,首先必须借用系统分析的思路,将社会看作是一个系统,一个趋向于"价值一致"的系统,社会系统由各类功能子系统组成,彼此相互依存、作用,社会的均衡和发展要求子系统行动上协调和功能上互补。

二、结构 - 过程 - 结果研究方法

结构 - 过程 - 结果研究方法是在近几十年中逐渐形成和完善的卫生管理研究方法。该法最鲜明的特点包括:将医疗卫生服务看成是一个系统,该系统由结构、过程和结果三部分构成;卫生服务研究除了要考虑服务能力和服务结果外,还必须要重视对能力发挥程度的研究,使研究体现管理色彩。

1. 卫生服务的结构特征　结构反映了卫生系统提供服务的能力,意指系统中相对稳定的特性。主要包括卫生服务提供者的技术配备和资源分布结构和组织结构等。结构特征的变化,对服务的数量和质量、服务的结果可能会产生影响。因此,一定条件下,寻求适宜的结构,是维持和提高卫生服务效果的重要手段之一。

结构特征对服务结果的影响是间接而缓慢的,研究中不易找到直接的联系。所以,以结构特征反映健康水平,或者是作为评价、预测卫生事业发展的指标,其敏感度和准确性较差,其优点是易于测量。比如说,十多年来,反映农村卫生组织的结构指标出现了较大幅度的增加,借此就不容易解释为什么有些已被基本控制的传染病发病率又有所回升的现象。再比如,资源预测研究中,强调结构特征的成分颇重,因此如把具稳定特性的指标作为卫生系统的发展方向,实践意

义将不大。

2. 卫生服务的过程特征 过程意味着卫生服务潜在能力的实际发挥程度，是指卫生服务的活动顺序和协调水平，反映着系统内复杂多变的特性，包括服务提供者如何提供服务和消费者怎样获得服务两大方面，是供需双方交互作用的过程。

过程特征的变化，直接影响着服务的量和质、服务的长远效果。研究中也很容易发现过程指标与结果的联系。它作为服务结构和结果之间的中间环节，是联系两者的桥梁。结构特征结合过程特征，可以敏感而准确地反映服务结果——健康水平的变化，同时也反映系统内的管理水平。

过程指标测量灵活，不依赖资源的完整性，其难度介于结构和结果指标获取难度之间。探索合理的服务过程，是提高现有资源利用率，从而改善服务结果的有效途径。例如，近年来传染病发病有所回升的原因，根源在于重视程度与操作过程出了问题。

3. 卫生服务结果特征 结果是指人群健康状况因卫生服务而出现的净变化。它包括两大类指标，一类为客观状态的指标，如发病率、病死率、伤残率、期望寿命等；另一类是主观状态的指标，如供需双方的满意度等。结果特征直观、有效、广受重视，是衡量卫生事业发展的重要标志，但测量困难，费时、费力、花费较大。

在卫生政策研究中，要获得有效的结果指标，可遵循下列原则：①重视结果特征中的主观状态指标的收集；②重视过程指标的收集；③重点调查 1~2 个敏感的结果指标；④通过快速流行病学调查，获取二级资料数据的误差估计参数；⑤迂回调查，如传染病发病率指标极为敏感，有关人员在提供这类指标时常持慎重态度，研究者不易获得可信的二级资料。处理这类问题，有效的办法是对村级卫生人员的工作范围进行调查，比如可以问除了医疗工作外，传染病传报工作你是否承担？一年中传报过几次，是否有登记？以此获得较可靠的资料。

三、卫生系统宏观模型

"卫生系统宏观模型"（macro model of health system）是运用系统分析思想描述卫生系统运作规律的具体体现，其示意图见图 1-2，表 1-8 则进一步勾勒了具体细节。

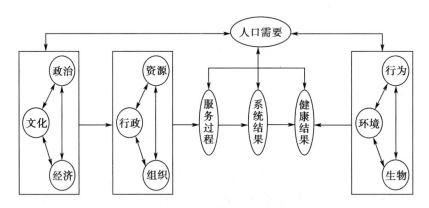

图1-2　卫生系统宏观模型示意图

众所周知，卫生系统的构成和运作非常复杂，这种复杂性表现在：①卫生系统提供的服务种类繁多，一是疾病危害种类多，二是诊断和治疗方法相对更多；②卫生系统所服务的对象广泛，包括特定区域内的所有人群；③卫生系统的社会责任重大，因为所提供服务涉及人们的生老病死等大事，重要和敏感；④卫生系统所提供的服务具有"技术或知识密集"和"劳动力密集"两类特征，必须对种类繁多的服务提供完善的技术规范，又必须针对每个个体的具体情况个性化施治；

⑤卫生系统又是一个开放的系统，与社会大系统和其他子系统有着千丝万缕的联系并受其制约。

卫生系统宏观模型原理提示，卫生系统的构成虽然繁杂，但却依据一定规律运作，可用一系列子模表达并按相应的逻辑关系排列。这些子模可以分成内部子模和外部子模两类，每一个子模都有特定的内涵和范围，可以用相关的概念加以解释。其中，内部子模反映的是卫生系统行为的内部动力，内部子模的排列关系遵循上述"结构 - 过程 - 结果"的思路，子模之间的相互影响和制约形成动态平衡过程，投入的卫生"资源"通过特定的服务"过程"产出相应的"结果"。而外部子模体现的是系统行为的外在动力，对内部子模起着决定性作用。内外部子模相互之间的关系表达，反映了卫生系统的内部运作与社会大系统的关系。

同时，卫生系统子模之间，具有严密的逻辑关系和顺序。所谓"子模间逻辑关系和顺序"，可以用模型中子模之间的箭头表示，箭头又有单向和双向之分，所以一个子模并非受所有其他子模的直接影响，而只是那些箭头直接指向自己的子模。如，"系统结果"子模只受"服务过程"和"人口需要"两个子模的直接影响和制约；而"人口需要"和"结构（其中又包括资源、组织和行政三个子模）"子模直接对"服务过程"子模发生影响。另外，内部子模和外部子模对卫生系统政策问题的影响程度也不同。

卫生系统宏观模型在卫生政策制定和研究过程中，最主要的作用是提供卫生系统的运作规律，也就是说把握住卫生系统宏观模型的原理和思路，意味着对卫生系统的运作规律有了深刻的理解，而掌握系统的运作规律，是该系统的政策制定者和研究者制定高价值政策的基础；其次，直接为政策问题确认、政策问题根源分析、政策环境分析提供方法学思路，为政策方案可行性论证、政策评价提供系统思路。例如，在分析与卫生系统有关的社会问题时，只要澄清、界定问题的性质和内涵后，就能进行逻辑归类，将分析的问题归纳于某个特定卫生系统子模，并坐落于相应的子模概念中，形成问题系统；借助卫生系统子模之间的逻辑关系和顺序，运用层次分析法，可逐步确认问题产生的影响因素，从而由浅入深，挖掘和逼近问题产生的根源。

表1-8　卫生系统宏观模型的子模、子模的常见概念和指标

		子模名称	概念或维度	常用指标
内部子模：系统行为的内部动力，包括结构、过程、系统结果和健康结果，子模间相互影响制约形成动态平衡过程，遵循一定的程序，投入的卫生资源通过特定的服务过程产出相应的结果	结构	（1）资源	人力之量	单位人口卫生人力数
			人力之一般特征	年龄、性别、家庭状况、抚养人口、社会化状况、文化背景
			人力质量和质保	教育程度、资历、两者受承认程度和控制程度
			物力之量	单位人口物化资源配备量
			物力之质	物化资源可供程度的判断（Rand 曲线）
			物力之质保	物化资源的质量层次、层次被承认和控制程度、投资控制
		（2）组织	组织分类	医防保教研管、层次、级别等
			布局和数量	密度、服务半径等
			管理与监控机制	管理目标、模式、层次和人员、监控体系、方式和内容
			计划与评价机制	资源配置类型、自主权、方法，规划类型、权威和实施内容，评价制度、方法、内容和评价者
			财务与补偿机制	过程、途径、类型和内容（对机构、人员和服务）
			协调与持续机制	纵向、横向、团体间协调，信息系统完善和利用程度

子模名称		概念或维度	常用指标
		职业队伍特征	医生非医生比例、医生量质和分布，雇佣状况、认可
		公平性特征	组织、资源、服务等描述性和分析性指标（Gini 系数）
		适宜性特征	覆盖程度、可接受性，职能间平衡
		可计性特征	结构性、行动性（调研）、消费者可计
	（3）行政	自主权	中央性或地方性
		管理层次	统筹政策和计划或事务性
		政策工具使用	范围、内容和方法，质量（适宜、公平、可及、效率）
	过程	利用	门诊：人次、未就诊人口、常规检查项目数、药品消费
			住院：出入院率、平均住院日、人均住院天数、使用率、周转次数
		可及性	物化可及：人口资源比、吸引率、可续性、时间基础指标
			经济可及：服务覆盖、层次、费用负担
			社会可及：年龄分布、女性比例、教育水平、服务可续和非急性服务利用
			组织可及：与物化可及类似
		伦理问题	资源分配利用障碍、常规机制
		机制问题	机制和机制操作有关的问题
		质量保证	利用状况的测评、监控和反馈
		社会损失	冲突频率和范畴、工作日损失等
	结果	效果	目标和成就标准、目前服务水平、类型、程度、对象差距，现况与目标比较、修正与实施范围（成本效果）
		效率	分配、布局、管理和动态效率
		质量	质量调整生命年（QALYs）、医学可避免死亡
		公平性	同上
		可及性	同上
		适宜性	同上
外部子模：系统行为的外在动力，包括经济发展水平、政治结构、社会文化、人口需要、生物、环境和行为习惯等。对内部子模起着决定性作用	人口需要	人口需要	健康状况、一般社会指标、人类发展指标、社会经济状况
	社会经济	直接影响	卫生总费用、人均卫生费用、费用构成、卫技人员收入
		间接影响	人均GDP、收入和收入差异、教育失业和职业分布
			公共支出中卫生比例、经济政策、体制变化和结果
	政治	直接影响	卫生事业的地位、性质，政府部门职能和权限
		间接影响	政治体制、指导思想

子模名称	概念或维度	常用指标
社会文化	技术和知识	技术进步和知识传播
	社会价值观	社会共同价值观念
	文化习俗	
环境	环境	
	生物	
	生活	

四、多维度组合评价法

结构 - 过程 - 结果研究方法，把研究者带入了卫生服务系统内，但如何将该系统有条理地反映出来是难点。卫生系统是可以由一些纵横交错但又相互依赖的维度来表达的，每一维度又由一些相依的层次组成，层次则可以由一系列指标反映。只要维度、层次和指标可确定，就可以将复杂的系统有条理地反映出来。

在结构 - 过程 - 结果研究方法的基础上，多维度组合评价法示例如下：①国家、省、市、县、乡和村等各级卫生组织及卫生网总体多个层次；②卫生服务组织者、提供者、支付者和消费者四方；③各类卫生组织承担的医疗、预防、保健、医教、科研、管理等六大职能；④卫生服务人力、财力和物力的三力依存；⑤宏观社会、中观系统和微观机构三重制约；⑥经济学、管理学、政策学、行为学（社会、心理、文化）和医学多种学科特征；⑦历史回顾、横断面研究和前瞻研究三类要求；⑧卫生服务的历史、现状、问题、原因和对策（可行性）等管理研究程序；⑨卫生服务的结构、过程和结果的动态变化。

鉴于卫生系统的复杂性，卫生政策研究中常常遇到这样的矛盾，一方面，为了避免重要信息的遗漏，总是希望尽己所能收集信息；另一方面，在分析中，面对繁杂的指标，又希望越简单越好。借助于多维度组合评价法，各维度及层次往往就是研究内容的雏形；按维度及各自的相依层次，选出能代表各层次的具体指标；将各维度中相依层次相互交叉组合，可以得出丰富指标体系的思路。

多维度组合评价法在保留结构 - 过程 - 结果研究方法科学性的同时，使系统性得到延伸，增加了实用性、针对性和可操作性，为卫生政策研究提供系统的思路和操作依据。

本章小结

1. 卫生政策是政策制定者为解决特定的卫生问题、实现一定的卫生工作目标而制定的各种法令、法规、规章、规划、计划、制度等的总称，具有应用性、周期性、潜在的价值取向性以及跨学科性等特性，遵循损益补偿、效力递减、循环发展等政策规律。

2. 卫生政策学发展面临如何为政策制定提供明晰的逻辑思路和方法、如何指导政策研究、政策研究和制定之间如何优势互补以及学科地位如何得到公认等挑战，需要一套逻辑、科学、可操作和合理的高价值政策制定程序。

3. 高价值政策制定程序包括政策问题确认、政策问题根源分析、政策方案研制、政策方案可行性论证、政策执行、政策评价、政策去向7个逻辑相联的步骤，细化为"特定领域 - 众多问题 - 问题界定 - 优先顺序 - 关键问题 - 政策问题 - 问题危害 - 影响因素 - 问题根源 - 作用机制 - 政策思

路 - 政策目标 - 目标指标 - 措施方法 - 可行论证 - 最优选择 - 动阻力分析 - 执行实施 - 效果问题 - 归因分析 - 确定去向"21 项动态任务链。

4. 追求高价值政策是政策制定者和研究者的终极目标。高价值政策制定程序试图提供的，是政策制定者和研究者双方优势互补、互为支撑的思路、过程、步骤和方法。如果政策研究者和政策制定者能够依据高价值政策制定程序的思路，在政策制定全过程中携手努力、优势互补，则可促进我国卫生政策的学科发展。

5. 卫生政策研究常用的指导性方法包括系统论和系统分析、结构 - 过程 - 结果分析、卫生系统宏观模型以及多维度组合评价法等。

（罗　力　张光鹏　郝　模）

思考题

1. 围绕制定高价值政策，请简述政策制定者和研究者各自的职责。
2. 请谈谈四个结合的意义。
3. 简述高价值政策制定程序的总体思路、7 个步骤、21 项动态任务链。
4. 如何从高价值政策制定程序的特征理解该程序的作用？
5. 试述科学性、合理性、逻辑性和可操作性与高价值政策制定程序的关系。

第二章　政策问题确认

政策问题确认是政策制定的逻辑起点，期望通过这一环节，系统梳理特定领域内存在的问题，科学明确众多问题中的关键问题，实现 21 项动态关系链的起始部分："特定领域 - 众多问题 - 问题界定 - 优先顺序 - 关键问题 - 政策问题……"本章将重点介绍政策问题确认的目的与逻辑思路、操作步骤及相关方法。

第一节　政策问题确认的目的与逻辑思路

一、政策问题确认的基本目的与任务

（一）政策问题确认的目的和意义

政策问题确认（confirmation of policy issues）是政策制定和政策研究的起点，指运用科学的方法、遵循合理的步骤，确认特定领域内的关键问题和焦点问题，并促使关键问题优先进入政策议程，成为政策问题。

政策问题确认主要取决于三方面：①能否找准问题。找准了问题，意味着在特定领域和诸多问题中，政策制定者把握住了工作重点、明确了潜在突破口，政策研究者把握住了需要研究和发展的重点、难点和潜在热点。②能否科学确认问题。遵循科学的程序，是准确确认问题的重要保证。政策科学虽然不排斥"经验直觉"的作用，但是经验直觉往往不可复制，尤其是对那些经验不足的政策制定者和研究者，仅凭经验直觉确认问题将增加误判的可能性。③能否对问题确认的方法、过程和结果达成共识。只有政策制定者和研究者达成共识，双方才有交流和合作的基础，才能够优势互补。

良好的开始是成功的一半，若这三方面均能有所建树，政策问题确认就能够为制定高价值政策奠定基础。正如美国学者 J.S. 利文斯顿 1971 年在《哈佛商业纵览》杂志中所言："问题的挖掘和确认比问题的解决更为重要，对一个决策者来说，用一个完整而优雅的方案去解决一个错误的问题对其机构产生的不良影响比用较不完整的方案去解决一个正确的问题大得多"。

（二）政策问题确认的基本任务

政策问题确认的逻辑起点是政策制定者和政策研究者要结合各自的管辖范畴和研究领域，共同确定"特定领域"范畴，并达成共识。在此基础上，厘清领域内存在哪些问题，借助卫生系统宏观模型等框架分析问题与问题之间的关系，形成问题系统。由于在有限时间、资源条件下不可能解决或研究所有问题，因此需要分清问题系统中各个问题的轻重缓急和主次关系，从而明确问题的优先顺序，确定关键问题。进一步对关键问题进行多重论证，确保理论分析结果与现实相符。在条件允许的情况下，促使关键问题优先进入政策议程。

政策问题确认需要做好六方面的工作：①明确特定领域的研究和工作范畴，即对特定领域进行界定，分析该领域的历史、现状和发展趋势；②确定在该领域内存在哪些社会问题，并对这些问题进行精确界定和描述；③将问题归类，梳理问题间关系，形成问题系统，进一步深化认识该特定领域的运作规律；④分析问题的轻重缓急、主次关系，明确关键问题和焦点问题；⑤分析关

键问题,尤其是焦点问题的表现形式、涉及范围、严重程度和主要危害;⑥分析关键问题尤其是焦点问题进入政策议程的必要性、可能性、可行途径和需要努力之处,促使关键问题优先成为政策问题。

上述六项基本任务,也可以作为政策问题确认的定性目标。将这些定性目标化解为可考核的指标(表 2-1),是确保政策问题确认过程科学性的关键。

现实中,政策研究者可围绕这些定性目标及可考核指标,在特定领域独立开展专题研究,也可与政策制定者共同研究;政策制定者应该围绕这些目标,有目的地组织或鼓励研究者开展前瞻研究,推动双方达成对政策问题确认的共识。

表 2-1 政策问题确认的定性及可考核目标

定性目标	可考核目标和指标
1. 明确界定"特定领域"	(1) 依据政策制定者影响力的地域、职能和时限制约,准确界定特定领域,包括其理论和现实范围 (2) 对特定领域进行背景分析,包括该领域的历史沿革、现状和潜在发展趋势
2. 回答特定领域内存在哪些社会问题	(1) 系统收集甚至穷尽特定领域内存在的问题,确认问题的数量 (2) 收集记录每一问题的不同定义、概念、内涵描述,综合精确界定和表述问题 (3) 各方论证确认界定和表述的问题
3. 形成问题系统	(1) 将问题按照卫生系统宏观模型的子模进行归类 (2) 对问题间的关系进行梳理,形成特定领域内的问题系统 (3) 认识该领域的运作规律
4. 定性定量确认问题的优先顺序,明确关键问题和焦点问题	(1) 明确问题的重要性,确定主次(理论推导、专家论证)——排序的主要指标 (2) 明确问题的严重性,确定广度深度(文献论证和专家论证)——排序的主要指标 (3) 明确问题的可解决性,确定制约和条件(文献论证、理论推导和各方论证)——排序的参考指标 (4) 综合评价和各方论证结果,建立问题优先顺序 (5) 依据优先顺序明确特定领域的关键问题和焦点问题
5. 定性定量明确关键问题尤其是焦点问题的表现形式、涉及范围、严重程度和主要危害	(1) 系统总结问题的表现形式、涉及范围、严重程度和主要危害 (2) 现实数据模拟论证问题的表现形式、涉及范围、严重程度和主要危害 (3) 各方论证确认建立问题的表现形式、涉及范围、严重程度和主要危害
6. 促使关键问题优先进入政策议程	(1) 分析关键问题尤其是焦点问题进入政策议程的必要性、可能性、途径和需要努力之处 (2) 围绕关键问题尤其是焦点问题,展开根源分析,以拟定治本和标本兼治策略 (3) 论证关键问题优先成为政策问题的政治、经济、技术、文化可行性

(三)政策问题确认的关键侧重点

国内外政策学领域对"私人问题→社会问题→公共问题→政策问题"的问题演化过程没有异议,公认存在一个选择问题的过程。西方政治学强调社会问题进入政策议程是由利益集团,也就是利益相关者(stakeholder)发起,通过一定的政治程序完成对社会问题的选择,最终由政府或者公共权威认定为政策问题。我国的情况有所不同,一方面由于中国政策过程研究起步较晚,未能建立本土化的理论体系;另一方面,在中国行政体系下,各级政策制定者对政策过程的主观影响较为显著。

因此,在我国,问题选择过程科学与否显得格外重要。如何运用公认的科学程序和方法,确定哪些社会问题应该优先进入政策议程,从而动用政策资源加以干预,即科学确认关键问题尤其是焦点问题,是政策制定者和研究者应该关注的侧重点。

（四）政策问题确认与高价值政策制定程序的逻辑关系

政策问题确认是制定高价值政策的基础。

1. 政策问题确认阶段信息的继承 首先，政策问题确认是政策制定和研究的第一步，在对特定领域存在问题缺乏系统了解的情况下，科学确认政策问题的基本思路、步骤和方法，是开展政策制定和研究工作的前提。其次，政策制定过程是一个循环往复的过程，在对前一项政策进行评价并确定政策去向后，需对政策问题重新确认，重新分析原政策问题的优先顺序，界定新的关键问题、焦点问题，确认新的政策问题。第三，在第一章中曾经提及的"问题导向型"和"未来导向型"政策制定，在政策问题确认阶段其基本思路、步骤和方法上存在一定差异。在政策问题确认时，需尽可能多地收集该领域的已有信息，包括研究结果、现行政策和社会环境等。

2. 政策问题确认阶段与政策问题根源分析阶段的关系 政策问题确认促使政策制定者和研究者视线聚焦，在特定领域中明确问题系统，并在众多问题中进一步关注"关键问题"尤其是"焦点问题"，促使关键问题优先进入政策议程；政策问题根源分析，则是针对特定的问题，分析其根源、影响因素和作用机制。政策问题根源分析的顺序，理论上是政策问题、焦点问题、按优先顺序排列的其他关键问题。

二、政策问题确认的逻辑思路

本节致力于构建一套逻辑思路，在"政策问题确认"的基本目标和具体任务之间建立桥梁（图2-1）。

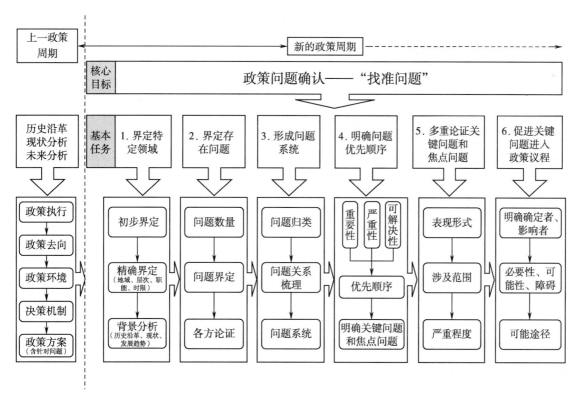

图2-1 政策问题确认的目标任务和逻辑思路示意图

（一）界定特定领域的意义与思路

1. 界定特定领域的意义 要"找准问题"，首先应明确要找准"哪里"的问题。"哪里"就是所谓的特定领域,是政策制定者的管辖范畴,也是政策研究者的研究领域。特定领域界定,是制定者和研究者双方达成默契的起始点,决定着双方能否在同一个范围内共同努力。

因为认识和行为特征的差异,政策制定者或政策研究者单独界定"特定领域",往往会存在一些片面性。由政策制定者单独界定"特定领域",有三种现象值得注意。一是政策制定者的影响力有着明显的时空制约。"位置决定想法",超越所辖区域、职能范围和任职期限的问题,政策制定者往往不愿涉及。二是会受到权力布局的制约。政策制定者往往只是行政体系中的一个节点,是各利益相关者诉求的汇聚点,其影响力范围有时难以界定。三是政策制定者的职能范围有明确、不明确和模糊交叉之分,在界定特定领域时,更愿意探讨明确而现实的职能范围。一般而言,明确而现实的职能范围往往小于理论上的职能范围,这种倾向留下了许多决策盲点。常见的政府职能"缺位",与此不无关系。

同样,由政策研究者单独界定"特定领域",也存在一些需要避免的问题。一是研究者容易按自身兴趣和泛泛理解来界定"特定领域"。二是仅从理论而非从现实出发探讨职能范围,界定结果往往大于政策制定者的职能范围,难以获得认同,研究成果也难以被接受,最终只能沦为"纸上谈兵"。三是完全照搬和认同政策制定者的现实职能范围,导致界定的特定领域偏于狭隘,甚至出现政策制定者"画圈"、研究者"填数"的现象。

由于政策制定者和研究者均存在天然的局限性,要做到找准问题,一方面需要双方分别明确各自心目中的领域及其差异所在。通过有效沟通,达成共识,共同界定领域。另一方面,关键问题能否进入政策议程,很大程度上取决于该问题是否属于政策制定者的管辖范围。因此,双方在界定特定领域时,既要准确把握政策制定者理论上的职能范围,又不回避其现实的管辖范围。在双方充分沟通的前提下,可以针对理论职能范畴和现实管辖范围同时展开研究,但是要清楚两者的差异。这种差异应该是双方,尤其是研究者重点关注的地方,"无人问津的决策盲点"往往是社会重大问题的滋生地。

2. 界定特定领域的理论与思路　界定"特定领域",首先需要明确政策制定者和研究者各自心目中的"领域"是什么。

对政策制定者而言,"领域"对应的是其职责范围。戴维·伊斯顿(1999)的《政治生活的系统分析》认为,"政策是政府权威性的利益分配"。权威性更多表现为政策制定者的岗位和职责,岗位和职责必然局限在一定的范围。明确政策制定者的职责范围,也就是明确其岗位的固有影响力,包括地域、层次、职能和时限四个方面。例如,某个特定省(市)的卫生政策制定者,其岗位的固有影响力难以涉及其他省(市);地方的卫生政策制定者,其岗位的固有影响力也不足以对中央宏观政策产生全面影响;卫生政策制定者也难以替代其他领域的政策制定者的职能等。这是行政管理机构纵向横向分工和合作的现实所决定的。

对政策研究者而言,"领域"对应的是其研究范围,也就是潜在的政策问题所在的范围。对卫生政策研究者来说,潜在领域大致包括医疗、预防、保健、康复、药品、医保、人事,或者特定人群与疾病等,可以是宏观全局的问题,也可以是这些领域进一步细分的具体职能。

明确了政策制定者和研究者各自心目中的"领域"后,需要进一步明确二者的交集及可以共同拓展的范围。在对制定者的职能范围和研究者的研究范围进行初步定位的基础上,再进行精确界定,明确政策制定者理论和现实两方面的基本职能,与横向部门的交叉和重叠,以及履行基本职能的可能需要协作、协调的部门等,并与研究者所界定的领域进行比较,分析二者的差异。

经过上述过程,最终达成共识的"领域"可以大于政策制定者的职能范围,但是在此基础上的后续环节(包括问题界定等),政策研究者需将政策制定者现实职能范围内的问题研究清楚,以利于指导制定者在实践中理顺其所辖范围内的问题;理论上的职能范围,尤其是现实职能范围外的模糊之处也需要研究清楚,以利于指导政策制定者从更高的层面把握全局,同时便于研究者把握潜在问题、开展前瞻性的研究。

政策制定者和研究者对特定领域界定获得共识后，需要对该领域进行背景分析，包括领域的历史沿革、现状和潜在发展趋势，并把握其运作规律。熟悉并把握领域的运作规律，是对政策制定者尤其是政策研究者的基本要求。一般而言，对领域运作规律的把握越深刻，制定高价值政策的可能性越大。如果政策制定者和研究者均不熟悉领域运作规律，难以想象能够产出高价值政策；如果其中一方非常熟悉，则要求不熟悉的一方尊重熟悉一方的建议；如果双方都非常熟悉领域运作规律，产出高价值政策就有了基础，这时要注意的是双方如何优势互补。

（二）界定存在问题的意义与思路

1. 界定存在问题的意义　矛盾的普遍性原理提示，矛盾无处不在。现实中，人们或多或少均能感知到特定领域内存在的问题，只是由于信息来源不同，利益主体及其认识水平的差异，问题的反映和表达形式不一样，对特定领域内的问题往往"仁者见仁，智者见智"。

明确特定领域内究竟存在多少问题，是政策制定者和研究者把握领域全貌的基本要求，是实现"找准问题"的关键。只有全面把握领域内存在的所有问题，才能真正做到有的放矢。否则，会出现以偏概全、一叶障目等现象，导致决策过程的偏差。对政策制定者而言，这是把握工作重点的基础；对政策研究者而言，这是知晓研究主题的重要途径。这也是双方进一步达成共识、逐步形成优势互补的重要基础。

2. 界定存在问题的思路　要"穷尽"领域内的问题，需要解决以下四个"如何"，即如何系统收集问题，如何判断问题是否穷尽，如何精确界定和表述问题，如何使界定的问题被各方接受。

"穷尽"问题应遵循全面性、客观性、简明性的原则。全面性，指问题的收集应该全面并尽可能穷尽。客观性，指问题的收集尤其是界定，是对客观现实的收集和描述，不应按自身或利益集团的主观偏好取舍。简明性，指表述要简明扼要，直指现实与期望间的差距导致的不满和行为。

问题的收集范围，可以结合"问题"的定义与表达途径来确定。"问题"是"期望与现实的差距"，"（公共）社会问题"会通过各种渠道表达"公意性诉求"。根据诉求表达的渠道，收集特定领域中存在的问题，有两种途径：一是针对特定领域内的利益集团，广泛收集目前所存在的问题；二是分析报道、消息、内参、统计资料、专业文献、书籍、文件等多源资料，总结收集社会问题。

系统收集问题有两种操作思路：一是快速简便的思路；二是较为复杂的系统思路。快速简便的思路，以"牺牲"准确性为代价获得快捷性，政策制定者和研究者既可独立操作，也可共同操作。针对特定领域内不同的利益集团，广泛收集目前所存在的问题。这一思路的理论基础是政治学和系统分析的观点，认为社会问题皆可归因于现实和期望的脱节，以及在此基础上产生的解决问题的要求。把这种脱节总结出来，即可大致了解特定领域中所存在的问题。要将"大致"转变为"明确"，还需进一步对问题进行准确界定，并经过多轮完善，避免发生偏性。

在时间和资料等条件允许的情况下，应选择"较为复杂的系统思路"。这一思路将系统分析与政策分析有机结合。政策制定者可以委托政策研究者运作，也可以双方共同运作。本书中提到的政策问题确认的思路和方法，如未经指明都是指"系统的政策问题确认"。

（三）形成问题系统的意义与思路

1. 形成问题系统的意义　问题界定清晰后，需要对问题进行归类，并梳理问题之间的关系。如果仅给出一份问题清单，看似列出了领域内的所有问题，其实就像一盘散沙，无法为制定者或研究者提供一个可把握的思路和抓手，也就无法为后续的环节奠定基础。

2. 形成问题系统的思路　在精确界定并论证问题后，需要将问题梳理、归类，并厘清问题间的相互关系。卫生系统都是依据一定规律运作，系统外部影响系统内部；系统内部，结构影响过程，过程影响结果，结果、过程反过来也会对结构产生影响。这些规律提示我们，问题与问题之间的关系并非是零乱无序的。遵循规律，形成问题系统，可以更好地把握领域内问题间的关系，进而对问题的全貌有更深刻的认识。

（四）明确问题优先顺序的意义与思路

1. 明确问题优先顺序的意义　矛盾发展不平衡性原理要求我们坚持重点论和两点论的统一，善于抓住主要矛盾和矛盾的主要方面，又不忽视非主要矛盾和非主要方面对事物发展的影响。对政策制定者而言，在一定的时间、资源条件下，不可能解决所有的问题；对政策研究者而言，在有限的时间、精力下，也不可能深入研究领域内的每一个问题。因此，需要明确问题系统中，何者为先？哪些问题更重要？哪些问题更严重？哪些问题具备解决条件？也就是说，需要分清问题系统中各个问题的轻重缓急和主次关系，以把握工作重点和潜在研究主题。明确问题的优先顺序，即在问题系统中明确什么是第一位的问题，什么是第二位的问题。

如果不能抓住关键问题，对政策制定者而言，往往会造成偏向；对政策研究者而言，往往人云亦云地开展"跟风式"研究，缺乏前瞻性和系统性。明确问题的优先顺序，是政策研究者大显身手之处，政策制定者主要关心的是问题的优先顺序结果以及依据。

2. 明确问题优先顺序的思路　明确问题的优先顺序，需要有公认的科学方法和指标作支撑，做到有据可考，避免流于形式而不能让人信服。原则上应综合考虑重要性、严重性和可解决性三类指标。

重要性，指某个社会问题对领域目标的影响力和作用大小，主要用以明确问题的主次关系。根据问题类型是否同质、是否可定量表述等选择定量、半定量或定性的方法，对问题的重要性进行分析。对于同质可量化的问题，可选用定量的方法。比如，世界卫生组织通过伤残调整生命年（disability-adjusted life years，DALYs）作为疾病负担的排序指标，就是定量表达的过程。定量表述问题的重要性，需注意三方面的量化问题和技术：一是领域目标的量化；二是特定问题的同质量化；三是问题对目标影响的量化。对于不同质或定量表述存在困难的问题，可以借助定性工具或半定量方法，运用诸如德尔菲法等方法，依据专家和管理者的实际经验，判断问题对领域目标的影响。这种情况由图 2-2 中见到，归纳总结的卫生监督体系功能落实面临的 32 类问题，绝大部分不同质，大多选用的是定性或是半定量的指标来表达。

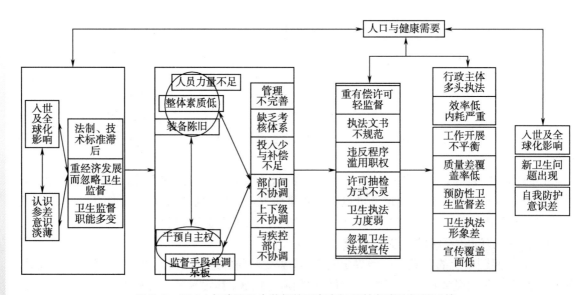

图 2-2　2004 年我国卫生监督体系存在问题的归类和问题系统

严重性，指某个社会问题受社会关注的程度（广度和深度），同时，也在一定程度上表明该问题对社会造成的危害程度。问题的广度可用问题涉及的个体数量或比例来界定，也可间接地用特定人群提及或意识到这一问题的频率来界定。特定时期内，文献提及该问题的频率，或者特定人群反应存在该问题的比例等，可以运用文献计量分析和专题调查获得。问题的深度包括主观和客观两个方面：主观指标是指心理层面感觉的"强烈"程度，这种强烈程度，会通过各种渠道的利益诉求表达出来，也可以运用文献分析和专题调查获得；客观指标，可通过收集文献中的问题客观论证结果获得，也可通过组织专题的问题论证收集、分析获得。问题的严重性不是一成不变的，具有演化和变迁的特征。应用文献计量分析法，分析问题严重性的广度和深度指标的演变过程，有助于把握这种变化。另外，预测方法也是观察这种变化的有效手段。

可解决性，是关注问题在现有环境和条件下能获得解决的可能性。这种可能性是相对的，往往与制定者的能级范围有关。明确问题的可解决性，需要明确解决问题需要什么条件，以及什么层级或部门具备解决的条件。如果领域内的制定者自身不能解决，则要将问题提交到可解决的层级或部门。例如，"看病贵"不是卫生部门自身即可以解决的问题，至少还需要财政和物价部门的支持与配合。上海市在 20 世纪 90 年代初推行医疗费用"总量控制、结构调整"政策，是因为当时的市政府、财政等均感受到问题所在，也明了问题的解决条件不在卫生部门，所以才具备了政策出台的条件，最终成功地将医疗费用的增幅控制在低于全国平均水平上。

问题的优先顺序理论上依次为重要且严重的问题、重要而不严重的问题、严重而不重要的问题、既不严重也不重要的问题。在此基础上，结合可解决性指标综合考虑。重要且严重的问题，基本已成为社会的共识，亟须明确其解决条件。重要而不严重的问题，很可能演变为非常严重且重要的社会问题，成为下一阶段关注的焦点问题，需要防患于未然，关注其演变、潜在的危害以及呼吁各方达成共识加以重视。严重而不重要的问题，往往不一定是重大的，但可能是某个环节的缺陷，对政策制定者来说，更容易关注其严重性，往往会与"形象工程""政绩"挂钩。

当然，当把重要性、严重性、可解决性各自理论上的顺序定量表述出来，特定领域中众多问题的优先顺序就能确定。多指标的综合排序可以利用聚类分析、主成分分析等统计分析方法和工具，也可以利用其他快速、便捷的方法，在定性的基础上形成半定量的有说服力的结果。其中，综合次序排列在前面的，必然是关键问题，应该引起政策制定者和研究者的重点关注。而焦点问题，往往是重要且严重的问题，尤其是严重的问题，如果不及时解决，可能会引起社会的普遍关注。在这一环节中，制定者往往关注更多的是严重的问题；研究者相对理性，更多关注的是重要性。因此，制定者要避免应急、不得不干等心态，至少对问题的重要性、严重性等具有清晰的判断和理性的认识，才能在管理上不出现应急成为常态的现象。

（五）多重论证关键问题的意义与思路

1. 多重论证关键问题的意义　通过上述方法所得的社会问题优先顺序，只是理论上的排序，易受到研究者追求理性但是往往是有限理性的制约。这一理论上的结果是否与实际相符，多大程度上能够得到现实中各利益相关者的认同，对问题的解决至关重要。

特定领域内的利益相关者组成复杂，不同的利益相关者对特定问题的感知也有差别。各类人群的认可程度、哪些人群不认同、不认同的原因等情况需要逐一明确，并且将直接影响政策方案的研制、如何明确特定方案的动力和阻力、提示如何增强动力、消除阻力的思路。

因此，理论上的排序需要通过各方多重论证，明确与现实存在的偏差、发生偏差的原因等，以完善问题的优先顺序。各方多重论证的过程，也是各利益团体逐步聚焦、达成共识的过程，是增强结论的科学性、合理性的重要方式。用不同的方法论证出同样的结果，往往比用同一方法论证的结果更有说服力；多方论证的结果也比一方论证的结果更容易被接受。通过这一过程，可以使确定的问题和问题的优先顺序"理论上满意""现实中最优"。

2. 多重论证关键问题的思路　多重论证关键问题，是指针对已经被确认的关键问题，通过运用不同的方法、组织多个机构或利益相关方展开定性定量论证,以明确关键问题尤其是焦点问题的表现形式、涉及范围、严重程度和主要危害。如果资源、精力和时间允许,理想的思路是对关键问题展开全方位论证;如果条件不具备,则按问题的优先顺序逐一展开。

前述的特定领域界定、确认存在问题、建立优先顺序等步骤,指导思想是系统、全面;从多重论证起,要在这一基础上,聚焦到特定问题展开论证。应该说,针对特定问题的论证,目标更单纯,操作也相对容易。对关键问题多重论证的目标,就是针对一个或多个关键问题尤其是焦点问题,通过系统总结、现实数据模拟论证、各方意向确认等方法,定性定量明确问题的表现形式、涉及范围、严重程度和主要危害,为关键问题进入政策议程(成为政策问题)提供直接的依据。同时,通过论证可以再次验证关键问题确认的合理性。

问题的表现形式,与疾病的症状、体征和检验指标的概念类似,即一个特定问题的存在总会显示一系列的征兆。问题的涉及范围,除了地域、时间和层次等概念外,还有不同利益集团、职能、资源、服务流程和结果,以及社会、心理、经济、文化等范畴。问题的严重程度遵循广度和深度两方面衡量指标,而问题的危害,则是在有序总结这些严重程度指标的基础上得出的。这些内容在问题的精确界定和严重性判断过程中均已有所涉及。

多重论证应遵循科学、客观的原则,不能先入为主;应兼顾各方,收集与政策有关的所有群体,尤其是利益表达不畅的弱势群体的观点。同时,要围绕关键论点,从不同学科的视角、运用不同方法展开。

(六)促使关键问题优先进入政策议程

1. 促使关键问题优先进入政策议程的意义 确认关键问题尤其是焦点问题的根本目的,是为了使其成为政策制定者工作的重点,即按问题的优先顺序确定工作的轻重缓急,使得关键问题尤其是焦点问题优先进入政策议程成为政策问题。理论上的优先并不一定是现实中的优先,其中最为关键的是在政策制定者职权范围的可解决性。

社会问题大多为结构不良的问题。结构不良的问题,往往涉及的利益集团众多,具有"各方共识性差、风险大,可有多种解决方案"等特征。可依据"问题的结构理论",使特定领域的关键问题成为被众多领域共同接受的关键问题。关键问题不等同于政策问题,两者最主要的差异在于是否"经由政府或社会公共权威认定,可以而且应该通过制定公共政策加以解决"。

2. 促使关键问题优先进入政策议程的思路 促使关键问题优先进入政策议程,这是一个理性的结果与既定的行政程序交叉的过程。正如本书前言所述,"避免失败、追求成功"是人之天性,只要条件允许,政策制定者均期望制定出高价值的政策。

要促使关键问题优先进入政策议程,需要完成以下内容:①明确特定领域中,哪些人群是问题进入政策议程的确定者和影响者;②按照社会问题进入政策议程的条件,分析关键问题成为政策问题的必要性、可能性和需要努力之处;③使关键问题顺利通过政策议程。

从本质上说,政府选择问题进入政策议程,是一个复杂的政治博弈过程,受多方因素制约。政府必须依据其职能范畴和政策资源的有限性对社会问题加以取舍,主要依据两个方面:一是合理性,运用经济学判断公共产品和准公共产品的方法进行理论上的判断;二是合法性,从法律法规、政策文件上,判断政府职能范畴。

关键问题尤其是焦点问题优先进入政策议程的"最终认定者",往往是更高一级的政策制定者。因此,在问题确认、根源和作用机制分析、策略研制和方案可行性论证过程中,利用政策制定者和研究者优势互补机制,开发更高一级的政策制定者非常重要。

美国学者罗杰·W·科布根据问题提出者与政策议程的关系,把问题进入政策议程划分为三种类型:外在提出型、内在提出型和动员型(罗杰·W·科布 1976),并分析了三种类型影响力的范围、方向和程序,见表2-2。这三种典型模型,在实际政策议程建立过程中,往往很难截然分开。

表2-2　问题提出并进入政策议程的三种模型

问题提出模型	问题提出主体	行为过程	结果
外在提出模型	执政党和政府系统外的个人和团体	使问题扩散到社会其他团体,以形成政治压力,迫使问题进入议程	需时长,政府选择后提出要求会被修改或否定
内在提出模型	执政党和政府内部或与之接近的团体	问题提出多附带政策建议,在政府或相关团体内部扩散,很少经公众传递,政治压力源自更高一级制定者	实际上是将正式议程提前于公众议程;问题确认、方案制定已基本成形,直接进入政策执行的宣传阶段
动员模型	政治领袖	提出问题将其列入议程,直至提出方案,政策议程的作用是通过讨论获取公众的支持	

西方政策学领域也总结了一套自发的、俗成的标准,但现实中这个标准"头痛医头、脚痛医脚"的应急特征非常明显。对政策制定者而言,最好能够建立一个防患于未然的政策制定机制,与政策研究者有机协作,定期界定、预测领域内的问题,把握重点;针对特定问题前瞻性地研制治本策略,科学决策。

三、"未来导向型"与"问题导向型"政策问题确认

第一章曾经提及政策制定有两种类型,一种是"问题导向型",另一种是"未来导向型"。上述逻辑思路主要围绕"问题导向型"政策问题确认展开,"未来导向型"在政策问题确认阶段,基本逻辑思路、操作步骤和方法存在一定的差异。这种差异主要表现在"界定存在问题"步骤中。

对于"未来导向型"的政策问题确认,同样需要首先界定特定领域,在政策制定者与研究者"画好一个共同的圈"之后,明确这一领域未来发展的战略定位,演化出总体目标及其指标体系,分析现实状况与目标指标体系之间的差距,找出要实现这一系列目标、弥补差距存在的问题清单。在明确总体目标与指标时,对领域内的利益相关者需要进行系统梳理。

当明确了问题清单之后,后续的逻辑思路、操作步骤与方法基本与"问题导向型"政策问题确认相同。

第二节　政策问题确认的操作步骤

本节将在前述逻辑思路的基础上,重点介绍政策问题确认的步骤,以及各步骤的常用方法等。

一、界定特定领域的操作步骤

特定领域界定包括初步定位、精确界定和背景分析三个步骤。

1. 初步定位　初步定位对政策制定者来说意义不大,不知道自身初步定位的政策制定者一般不存在。初步定位一般是对下列两种情况而言:①政策研究者的自主研究,涉及究竟选择哪一方面主题的问题;②双方合作的政策制定和研究,对研究者而言存在着潜在的初步定位。初步定位主要是大致确定潜在政策问题的领域。

2. 精确界定　精确界定特定领域,要明确下列几个问题:①政策制定者的基本职能,包括理论和现实职能两方面;②基本职能与横向部门的交叉和重叠;③履行基本职能可能需要协作、

协调的部门；④政策制定者的层级和管辖地域；⑤确定所界定问题所需收集和总结的文献范围；⑥确定各方论证的对象、范围和方法。

前四项工作将能够精确界定特定领域，可由政策研究者在收集和总结的基础上，形成特定领域的基本框架；政策制定者和研究者围绕基本框架，采用焦点问题访谈、研讨等方式，逐步修改完善，形成对特定领域的共识，同时梳理特定领域的纵向和横向关系；在此基础上，进一步了解、分析该领域的运作规律。第五项工作主要包括两方面的内容：一是确定能够反映特定领域问题的文献类型和范畴。这同样需要双方形成共识，否则将导致收集的问题数量和侧重点偏移；二是确定文献收集的时间范围。社会问题的动态性特征表明，不同时间段的社会问题不尽相同。一般而言，问题导向型政策制定和研究，应该重视近期文献；未来导向型政策制定和研究，或期望了解社会问题的变迁，则时间周期越长越好。第六项工作，是确定最熟悉特定领域以及潜在问题的人群及其范围，以作为结果接受程度的评估论证对象。

3. 背景分析　背景分析的重点，首先是了解、熟悉所研究领域的运作规律。卫生领域的基本运作规律，可通过第一章中的"卫生系统宏观模型"大致了解。其次是回顾特定领域发展的历史沿革、现状和趋势。主要是通过文献归纳，总结和继承前人研究成果，把握该领域沿革，为更深刻地认识问题打下基础。

历史沿革分析的目的，需要从既往资料中继承5类信息：①政策方案。以前的政策方案及其针对的政策问题、根源、影响因素和作用机制是什么，政策方案的性质属于治标、治本抑或是标本兼治的政策；②政策执行。这一政策方案在执行中是否实现了既定的政策目标，执行的过程是否存在不当或发生偏差；③政策去向。特定领域内的社会问题是否已经发生了，或者将要在什么程度、范围和性质上发生变化，现有政策方案是否必须终结、修改、延续、法律化；④政策环境。资源配置的方式——习惯、命令和市场的组合（即社会情境）是否发生了改变，是否存在经济、政治、文化环境的显著变化，重大事件和突发事件是否影响到政策的制定；⑤决策系统和决策过程。既往的决策系统在组织结构上是否合理，决策过程是否体现了科学化和民主化原则，决策系统和过程是否有待优化。

对政策制定者和研究者来说，一定要熟知这一过程，通过系统阅读相关文献和政府文件了解领域背景。如何有效地总结和归纳这些资料以准确了解背景，有赖于个人的经验和对该领域运作规律的把握，也有赖于对系统思路和政策制定过程框架的理解。

历史沿革分析的基本步骤为：划分阶段、总结各个阶段的特点、描述现状、指出未来的趋势，这个过程遵从系统性、动态性、阶段性原则。通过对特定领域内历史的回顾性分析，过渡到现状分析，以及对未来的前瞻性把握，才能对特定领域的背景有较为清晰的理解。

二、界定存在问题的操作步骤

界定特定领域中存在问题的操作步骤包括：①选用彼此认为适宜的途径和方法，系统收集直至穷尽特定领域内存在的问题，确认问题的数量；②收集记录每一问题的不同定义、概念、内涵描述，综合精确界定和表述问题；③各方论证确认界定和表述的问题。

1. 系统收集、确定问题数量　如本章第一节所述，要完成这一任务，有两种途径，一是快速简便的思路，二是较为复杂的系统思路，这两种各有特点。

（1）快速简便的思路是针对特定领域内不同的利益集团，广泛收集目前所存在的"问题"。焦点组访谈（focus group discussion）或名义团体法（nominal group technique）等方法均可选用，可以"大致"了解特定领域中所存在的问题和问题的数量。

如何把"大致"转变为"明确"，还需要进一步做好三方面的工作。一是对收集获得的众多问题逐一进行严格而准确的理论界定，剔除那些不属于"社会问题"的个人问题和组织内部的问题，并注明理由。二是明确社会问题是否已经被"穷尽",解决的办法是在准确界定的问题目录基础上,经历"收集 - 界定 - 再收集 - 再界定(修正)"的多轮完善。三是注意避免"偏性",需要借助政策研究者的力量,站在社会整体的立场上,沿用上述思路和方法,确认社会问题,同时明确不同利益集团反映的问题。

这一快速简便的路径所提供的信息能够完成"系统收集""穷尽"任务,也能够部分解决"各方接受程度"的问题,但要实现问题的"精确界定和表述"与"问题归类",通过这种方法还不足以完成。

(2)在时间和资料等条件许可的情况下,应选择更为客观但较为复杂的系统思路。其基本过程是,尽可能系统地查阅和收集有关"特定领域"的文献,应用文献计量法的原理,对相关文献进行定性和半定量专题研究,以系统分析和总结归纳究竟面临哪些问题,进一步指出政府最应该干预的问题,这是快速思路很难完成的。

在系统思路下,可选用的资料包括国内外专业文献、专题书籍、研究报告和媒体报道等多种类型的资料。专业文献,是研究者对领域内存在问题的较为客观的思考和研究,是归纳和总结特定领域内存在问题的主要资料来源。一定比例的文献具有现实数据和统计方法的支持,问题的提出较为系统化。问题搜索可以从国内文献出发并以此为主,国外文献作为参照。随着改革开放和对外交流的日益活跃,国外情况也愈加值得借鉴。传统的专业文献搜集依赖于图书馆,现代图书情报技术提供了更为快捷、方便的网络数据库和光盘检索工具,如中国学术期刊全文数据库、中文科技期刊数据库,以及医药卫生领域 MEDLINE、CBMdisc,社会科学领域的中国人民大学书报资料中心、人民日报等光盘数据库。专题书籍,有很多都提出和论证了特定领域内存在的问题,其篇幅一般较长,相比较于专业文献,往往具有数据翔实或理论方法充分的优势。一些具有政治敏感性的社会问题会以研究报告、内参等形式出现,往往不会公开发表,这部分资料也是发现社会问题的重要信息渠道。另外,媒体报道也应作为发现和界定社会问题的参考。

由于社会问题都是处在不断发展演变之中的,具有动态性的特点,因此有必要确定问题存在的时间,即资料收集的时间范围。一般而言,资料不宜过于陈旧,特定领域每一阶段新出现的问题,其周期大约是三至五年。研究省、市、县内存在的问题以一到三年为宜,如果研究全国范围的问题,可延长至五年。当然,如果熟知领域的起始点,则应尽可能拓展资料收集的时间范围,以知晓其演变过程。例如,我国医疗卫生领域的"看病贵"问题,从 20 世纪 90 年代初即初现端倪,如果要进行该方面的政策制定或研究,至少应从 90 年代初开始收集资料。具体的时间范围可视需要而定。对特定领域重大影响事件的发生时间应予以考虑,这些事件往往会引起社会问题性质和程度的变化。如重大政策的出台会伴随专业文献发表的种类和数量的变化,有"政策诱导研究"效应的干扰,在划分搜集时间范围时应对此加以考虑。

在充分系统收集问题的基础上,判别是否"穷尽"可以选用边界分析方法(威廉·N·邓恩,2002)。该方法的内涵是,当所查阅文献数量或增加询问利益相关者数量而问题数量不增加时,问题边界界定(穷尽)即告结束。

当然,除了文献资料等二手数据之外,系统收集问题的来源还可以有多种途径,例如现场调查的信息、定量分析的数据,或其他来自真实世界的信息等。随着信息技术的发展,信息产生、获取的途径越来越多,通过多元数据源来进行问题的系统收集,可能会使得问题系统的全面性、时效性等更好。

2. 精确界定和表述问题 准确的问题界定意义重大,但工作量非常大,由于信息来源、场合、利益主体和认识水平的不同,问题的反映和表达形式也不同。因此,客观、全面收集和记录众说纷纭的问题表述,在此基础上总结归纳,形成系统的定义和内涵非常必要。对资料进行提炼,有时必须通过多个资料分析人员完成,为排除不同人员对资料的处理和问题归纳的差异,应通过培训提高提炼问题的信度。可选择十余篇文献,针对问题的提炼设计文献评阅表,针对各人的分析结果进行反复讨论,直至结论趋向一致并获得较为满意的一致性。

收集和分析相应的报道、消息、内参、统计资料、专业文献、书籍、文件等多源资料,能够得到社会问题、问题数量和问题界定的信息,这些信息不仅包括具体事件的事实和数据,还包括这些问题的历史沿革、现状、涉及范围、危害程度、社会影响和潜在趋势等。

在"精确界定"特定问题时,政策制定者和研究者都能独自操作。对政策制定者而言,可能对某些问题的认识更深刻、但不一定更全面;对研究者而言,可能对某些问题缺少感性认识,但全面性、系统性是其优势。因此,双方要优势互补。研究者要注意的是,系统收集和总结对一个特定问题的各种描述,包括定义、概念、内涵,以及制定者的观点和描述等,方能达到"精确界定"的目的。精确界定,在这里指更系统、全面、准确。如果研究者仅根据某些散在的信息"随意"界定问题,难以体现科学性。

3. 多重论证,明确接受程度 在经过系统收集和精确界定两个环节后,面对一个精确界定的问题目录,可以组织各方进行多重论证,以验证各方对所获得问题全貌的认可程度,完善和修改其中的界定。所以,文献收集和各方论证并不是截然分开的两种不同方法,交替使用、互为补充能够使得界定过程更科学、合理和可接受。

三、形成问题系统的操作步骤

在精确界定并论证问题后,需要将问题梳理、归类,并厘清问题间的相互关系,形成问题系统。卫生系统宏观模型子模及子模间的相互关系,能够为问题系统的形成提供方法学基础。

1. 问题归类 按照卫生系统宏观模型将卫生系统分为内部子模和外部子模两类,每个子模都有特定的内涵和范围,并可用相关的概念加以解释。例如,结构子模中的"资源"子模,从概念维度可以分为"人力""物力",而"人力"又可用"人力之量""人力之一般特征""人力质量和质保"等表达。根据各子模与其概念维度之间的关系,可以将前述精确界定并论证的问题进行逐一归类,纳入各自的子模中去。以卫生监督领域的人力资源相关问题为例,"卫生监督执法人员学历与职称偏低,专业比例不合理,队伍整体素质不高"这一问题所表达的是"人力质量和质保"的问题,因此可将其归入"资源"子模。

2. 问题间关系梳理 卫生系统宏观模型中各子模之间的箭头及其方向,表达的是各子模间的关系。将归类好的问题纳入各子模后,按照箭头及其方向所提示的关系,可明确问题间的关系。

3. 形成问题系统 遵循"卫生系统宏观模型"的系统思路和操作方法,将精确界定并被广泛认可的问题,逐个纳入相应的子系统(子模),即形成相应的问题系统。

复旦大学卫生发展战略研究中心于 2004 年对我国卫生监督体系问题界定的结果见图 2-2。图中可见,我国卫生监督体系的功能落实,受到 32 类问题的影响和制约,将这些问题纳入"卫生系统宏观模型",就形成了我国卫生监督体系的问题系统。

四、明确问题优先顺序的操作步骤

确定社会问题的优先顺序是明确特定领域关键问题尤其是焦点问题的基础。社会问题的重要性和严重性指标,代表着不同含义,两类指标排序后获得的优先顺序内涵也不一样。依据这一观点,建立社会问题优先顺序的操作路径可以分成两种。

一种路径是对重要性和严重性两类指标分别进行排序,根据两类指标的排序结果,组合得出"重要且严重的问题、重要而不严重的问题、严重而不重要的问题、既不严重也不重要的问题",再依据可解决性指标判断和推荐关键问题。

另一种路径也是首先对重要性和严重性两类指标分别进行排序，然后对两类指标向量进行标化后综合排序，得出所有问题的总体序位，再依据可解决性指标，对每一个问题进行判断。

最佳的路径是综合两类操作路径，既有所有问题的总体序位，又有根据两类指标的排序结果所作的组合结论。无论采用何种选择，其基本的操作步骤如下：

1. 按"严重性"排序 事实上，按重要性和严重性两类指标分别进行排序，是一个不分先后的并行过程。排序的第一步是确定指标。

如前所述，严重性指标包括广度和深度两类。

广度指标，即某个特定问题涉及或者意识到的人数占总体的百分比，容易确定和测量，可以通过文献分析和专题论证两种途径获得。文献分析时，特定范围的文献中提及某个问题的比例，可以作为简单的广度指标，提及的比例越高说明问题被认识的范围越广。专题论证时，在问题界定阶段，已经明确"究竟存在多少问题"，并且这些问题已经"精确界定"，所以，过程比较简单，只要设置相应的问题，针对特定人群询问调查问题是否存在即可。

深度指标，主要是测量对某个特定问题，涉及或者意识到的人数中认为严重的百分比，较广度指标来说，较难确定和测量。也可以通过文献分析和专题论证两种途径获得。例如，在特定范围提及某个问题的文献中，明确强调该问题严重和非常严重的比例。但是研究者思考的程度不同，应该对简单地提及百分比加上权重指标，对问题的广度进行定量把握。如将讨论该问题的篇幅为权数，大致分为"泛泛提及、简单定义、略有思考、思考、论证性思考、专题论证"等层级并赋予不同权数。然后，将文献分析中所得的广度指标，用多元统计分析中常用的聚类等方法，形成文献所得的问题严重性序位。专题论证只是在广度调查表的基础上，加上该问题严重程度的指标（百分制或序位）均可，可以形成各方专题论证所得的问题严重性序位。

表2-3所示的是运用该思路和步骤，对2000年左右我国农村卫生服务提供方面临的主要问题进行排序后的序位。从表中可见，文献和意向作为不同的"公意性诉求"渠道，所得的序位侧重点略有差异，但无论是文献论证还是意向论证结果，均表明：从严重性角度，"防保工作难以落实"是最严重的问题。

表2-3 从供方角度论证农村卫生服务提供方存在问题的序位

问题	各方意向论证序位						文献论证序位
	政府部门	卫生行政	县医院	县疾控	乡卫生院	合计序位	
协调关系名存实亡	7	4	3	6	4	6	3
双向转诊关系丧失	3	6	2	2	3	3	2
医防保功能定位混乱	2	3	7	3	7	4	5
体制并存缺乏规范	5	7	6	7	6	7	4
防保工作被忽视	1	1	1	1	2	1	1
网底破裂网中不稳	6	4	4	5	5	5	6
竞争中乡级处于劣势	4	2	5	4	1	2	7

2. 按"重要性"排序 是基于该领域的基本目标，判断和描述特定问题的重要性，并与领域内其他问题比较，判断特定问题对领域基本目标的影响力。可以用定量、半定量或定性方法确定。

例如，我国卫生监督体系建立的根本目标是更好地落实卫生监督职能。图2-2所示的我国卫生监督体系存在的问题，危及这一目标的实现。进一步分析，由于我国卫生监督领域问题都是并列存在的，而非递阶层次，因此，问题重要性的排序是单一准则下的排序（层次单排序），计算层次单排序,可归结为计算判断矩阵的最大特征根及其特征向量。根据问题之间的逻辑关系模型,对我国卫生监督领域存在的诸多问题,可按 9 标度法(文献和理论)对其重要性进行两两比较,从而构造相应的判断矩阵。同时,利用和积法求得最大特征根相应的特征向量,得到了如表 2-4 所示的问题重要性排序。

表 2-4　依据特征向量确认我国卫生监督体系所存在问题的重要性序位

问题描述	权向量	排序
领导重视程度不够,偏重发展经济	9.940 9	1
政府对卫生监督的职能设定多变	9.757 7	2
法治建设滞后,技术标准可操作性差	9.062 8	3
投入不足,经费来源不合理	6.848 7	4
质监环保等部门各自为政	6.524 1	5
执法主体仍未解决,机构设置不到位	6.322 0	6
管理体制和制度不完善	6.232 0	7
学历职称专业水平整体不高	6.011 3	8
人员不足力量薄弱	4.209 3	9
装备差设备陈旧	3.986 9	10
监督执法力度弱,秀才执法	2.803 5	11
各行政执法主体多头执法	2.688 8	12
卫生综合执法流于形式	2.578 1	13
重有偿轻无偿,重许可轻监督	2.526 3	14
违反程序滥用职权,现场冲突	2.526 3	14
缺乏考评指标和体系	2.338 6	16
工作自主性受到行政干预	1.883 2	17
监督与疾控协调困难	1.689 1	18
行政监督管理手段单调呆板	1.666 7	19
分级管理上下级职责不清	1.611 1	20
深度和广度不够,覆盖率低	1.235 7	21
监督工作开展不平衡	1.220 4	22
监督执法社会形象不佳	1.162 3	23
监督执法手段方式需要转变	0.807 5	24
忽视对法律法规的宣传	0.757 3	25
行政监督管理效率低下,内耗严重	0.738 2	26
预防性卫生监督没有很好开展	0.497 0	27
认识参差,法治观念自我防护意识淡薄	0.478 4	28
尚未适应环境变化和新卫生问题要求	0.478 4	29
法律法规宣传和覆盖力度低	0.477 1	30
执法文书不规范	0.471 0	31
传统体制多头执法,监督与检测、与有偿服务不分	0.469 1	32

定性和半定量方法确定问题的重要性,可以运用关键知情人访谈、焦点组访谈法,最后运用德尔菲法、名义团体法等,综合专家和熟悉该领域人士的观点,形成相应的优先顺序;也可以对定量方法形成的排序进行论证和修正。

3. 问题可解决性的判断　问题的解决需要客观条件,条件是否具备大致有三种情况:已经具备条件、经过努力可以创造条件和不具备条件。方法有两类,一是关键知情人访谈、焦点组访谈以及最后运用德尔菲法、名义团体法等;二是使用文献归纳法和科学计量分析法等。

问题的可解决性最终会作为"全或无"的决定性指标,制定者和研究者应该反复沟通、研讨和论证。应该注意的是,问题的可解决性是处于动态变化中的。有条件可以量化时也可进行排序,如在确定重点干预的疾病时,若要判断"控制措施的有效性",可按照疾病控制措施有效与否进行赋值,这一赋值最后计入疾病控制的"基本优先评估值"(basic priority rating, BPR)中。

4. 综合排序　在重要性、严重性和可解决性三类指标或排序均已完成的基础上,可运用聚类分析、主成分分析等综合排序的方法或工具,对三类指标分别赋值,得出综合的优先顺序。

由于研究者和制定者的兴趣和注意力不同,对不同社会问题的重要性、严重性和可解决性的判断也不一样。在建立优先顺序时,在思路、步骤、方法和对结果的解释与表述等方面,政策制定者和研究者双方达成共识是关键。否则,研究者的研究会被理解为"简单问题复杂化""阳春白雪"。各方利益集团的多重论证可以有效化解这一问题,通过论证不仅能够得出更为完善和现实的优先顺序,还能够明确各类利益集团关注的焦点所在。

5. 确认关键问题尤其是焦点问题　获得了双方达成共识的社会问题优先顺序,就很容易确定关键问题。重要且严重的问题,必然是关键问题,其中序位处于优先位次的可以称之为焦点问题;重要但目前不严重的问题,是需要预测和随时关注的问题,其中不乏中远期潜在的关键和焦点问题;严重但重要性程度不高的问题,视社会影响(广度和深度)确定是否属于关键或焦点问题。政策制定和研究双方达成共识仍然是关键,通过上述操作步骤,可以拿出令人信服的依据,但要注意表述形式。政策制定者主要关心的是"优先顺序""关键问题尤其是焦点问题"等结果,对得到这些结论的测算细节和方法一般并不会过多关注,但是很注意是否有足够的证据表明整个过程的科学性、逻辑性和合理性。

五、多重论证关键问题的操作步骤

多重论证关键问题是针对已经被确认的关键问题,通过系统总结、现实数据模拟论证、各方意向确认等方法,定性定量明确问题的表现形式、涉及范围、严重程度和主要危害,为关键问题进入政策议程提供直接的依据。

多重论证的基本步骤类似于"问题论证"的研究过程,要围绕关键论点,从不同学科的视角、运用不同方法、针对不同对象展开多重论证。只要有利于达成论证目的目标,任何公认的科学方法都是合理的。流行病学、统计学、卫生经济、卫生政策和管理等不同学科,都提供了一些完成多重论证的原理和方法;多维度组合评价法和卫生系统宏观模型,可用来作为论证的逻辑和系统思路。此外,在收集和分析各方观点时,政策学中的利益相关者分析(stakeholders analysis)思路也可以借鉴和应用。

六、促使关键问题优先进入政策议程的操作步骤

要促使关键问题优先进入政策议程,需要特定领域的政策制定者和研究者共同做好下列工作。

1. 明确关键问题优先进入政策议程的关键和最终决定者　首先,明确关键问题涉及的政策

制定部门,分析不同部门对特定问题的观点差异和协调策略,确定关键部门;其次,分析与特定问题相关部门的隶属,确定关键问题优先进入政策议程的最终决定者;第三,分析和协调关键部门,尤其是如何开发和影响最终决定者,应该贯穿在政策问题确认和政策制定的全过程,也需要政策制定者和研究者的反复沟通。

2. 有针对性地总结问题界定的结论 围绕社会问题转变为政策问题的几个条件,依据关键问题确认、根源分析、方案研制、可行性论证等结果,针对关键部门尤其是最终决定者,政策制定者和研究者要共同回答好"为什么应该解决这个问题""这个问题是否目前有条件解决""怎么解决这个问题""能够多大程度解决问题"以及"是否具有积极的社会影响而不会引发过多的社会震荡"等问题。

3. 择优选择提出问题的方法 围绕关键问题的特征和情景,分析"外在、内在和领导"三类问题提出模型,包括问题提出主体、行为过程和潜在结果,综合选择最佳的提出方式。以问题提出者的积极主动换取最终决定者的"主动介入"。

第三节　政策问题确认的相关概念及方法

为了便于更好地理解第一、二节的内容,本节重点介绍本章中涉及的相关概念及常用方法。

一、相关概念

在了解和把握政策问题确认的逻辑思路与操作步骤的过程中,有必要对众多概念准确理解,以下逐一予以解释。

(一)问题相关的基本概念

"(私人)问题 - 社会问题 -(公共)政策问题"的问题演变链条,被政策学界普遍认同。这几类"问题"形成的递进关系见图 2-3。

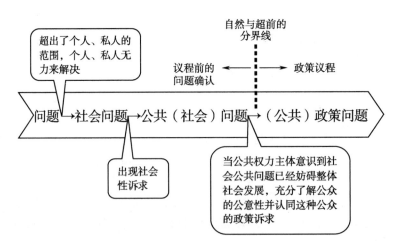

图 2-3　公共政策问题的转化链条

问题(issue)是指在现实与期望之间客观存在的差距,以及对这种差距的主观认定。问题的存在会使相关人群产生心理紧张感,引发解决问题的期望和行动。

按照问题涉及的人群范围,可以将问题分为私人问题、个别组织问题和社会问题。私人问题(individual issue)是指只涉及一个或几个人,主要应由个人来自行解决的问题。个别组织问题

(issue of individual organization)则由"私人问题"的概念引申,指只涉及个别组织机构,主要应由机构自身来解决的问题,如个别企业自身管理不力引发的经营不善问题。

社会问题(social issue),指已超出一定的范围,以个人或者组织个体的能力无力解决的问题,类似的提法还有公共问题、公共社会问题。有学者认为社会问题和公共社会问题并不完全画等号,只有当出现公意性诉求的时候,社会问题才成为公共社会问题,也就是说公共社会问题是社会问题的高级形态。高价值政策制定程序将明确特定领域的社会问题,列为该程序的起始点。

政策问题(policy issue)是政策学中最基本的概念,特指经过政府或其他公共权威机构认定,应该而且可以通过特定的公共政策加以解决的问题。因为政策问题的公共性质,有时也被称为公共政策问题(public policy issue)。卫生政策问题(health policy issue)属于公共政策问题,是特定领域——卫生领域的公共政策问题。

政策问题的成立需要六个条件:①一种客观存在(社会现实);②为大多数人察觉(广度);③有利益、价值或规范冲突;④一种不满足感,要求采取行动(社会期望和严重程度);⑤集体轰动过程(深度);⑥政府认为属于管辖范围并有必要采取行动加以解决的问题。

(二)问题系统和焦点问题

社会问题之间常存在千丝万缕的联系,在同一个领域或不同领域之间的公共政策问题,很可能相互影响、纵横交织,因此,引出了问题系统(issue system)这一概念。

理解问题系统的概念具有两方面的重要意义。一是提醒政策制定者和研究者,应当将政策问题看成是相互依赖、不可分割的整体。"运用整体研究方法(holistic approach)来解决问题;而不要把某一具体的政策问题视为孤立的现象,然后将问题分解成若干独立性的成分,再针对每一个成分运用分析的方法(analytical approach)加以解决,这不可能最终真正解决问题。"二是将社会问题视为一个系统,既然是系统,就需要尊重系统自身所具有的整体性、结构性、层次性特征。这有助于建立一套完整的思路和方法,分清问题主次,抓住主要问题和问题的主要方面,区分问题的轻重缓急,提出针对诸多问题整体性的、标本兼治的解决方案,这是系统方法(system approach)在政策问题确认中的运用。

关键问题(key issue)指在特定领域的问题系统中,对该领域乃至社会最具有影响力(最重要),也存在相当严重性的一类社会问题,是在优先顺序中名列前位的社会问题。关键问题的发生、发展和演化,会对系统乃至社会产生较大的损失。关键问题往往是应由政府提供或促进提供的公共产品、准公共产品职能缺位引起的,包括物质形式的人财物、非物质形态的服务和制度的缺失。

焦点问题(socio-concerned issue)是关键问题中的一个或数个。关键问题当中为人们所最为关注的若干问题,称之为焦点问题。医疗费用负担是位列第一的关键问题,也是焦点问题。严重程度可从社会问题的广度和深度两个方面来界定。广度可用问题涉及或意识到其存在的人数占总体的百分比来表示,深度可用问题引发公众心理不满和行为的剧烈程度来描述。广度和深度具有一定的相关性。

关键问题的发现有赖于较强的洞察力、科学的方法以及对问题确认的各方共识。往往最先被少数的专家学者或者制定者发现和提出,若无对问题确认的各方共识,可能由于此时关键问题尚不严重,不足以引起社会普遍关注,而难以进入政策议程。"上工,不治已病治未病",关键问题如能及早地通过研究和决策程序进入政策议程,及时获得干预,其成本效益较优。

二、相 关 方 法

围绕如何找准问题,在确认政策问题时可供选用的方法众多,本节将重点介绍其中的几种。

（一）边界分析法

构建问题的一个重要任务是，估计对由个别问题构成的系统（称之为元问题）的阐述是否相对完善。政策分析人员很少面对简单的、定义很清楚的问题，常常面对的是复杂的多重问题。这些问题分布在政策制定过程之中，由观点和行动都相互依赖的利益相关者以不同的方式来定义。在这样的情形之下，分析人员在无法控制的领域内工作，总是发现问题层出不穷。因此，需要进行问题的边界分析，包括三个步骤。

1. 饱和抽样　通过一个多阶段的过程取得利益相关人的饱和（或扩展）样本。这一过程始于一组与政策问题密切相关的人和集团。通过面谈或电话方式与最初选出的这一组人接洽，完成访谈后，要求他们说出另外几位对所讨论问题最支持和最不支持的人士的姓名，直到所有的相关人都加入为止。假设这一组人士不是一个更大的抽样总体的次抽样，那么就不会产生抽样误差。因为在某一具体范围内（如一项关于医疗费用控制的政策或一项区域卫生规划中医院床位的设置标准），所有利益相关人都被涉及了。

2. 引出问题陈述　第二步是要引出对问题的各种不同陈述。陈述问题可通过面对面访谈来取得。因政策分析人员的时间有限，也可进行电话交谈，或者利用饱和抽样中取得的资料。

3. 边界分析　第三步是估计元问题的边界。分析人员绘制一个累积的频率分布图，在这个分布图中，利益相关人排列在水平轴上。而新的问题要素的数量如想法、概念、变量、假设、目标、政策等绘在垂直轴上（图2-4），随着每位利益相关者提出的新的、不重复的问题（要素）被画在图上，曲线的坡度变化先是快速变动，然后是变缓，最后停滞，直至曲线变平。此后，增加信息也不能改进总体的问题陈述，元问题的边界确定。

上述估计程序还可以应用在其他更复杂的领域，例如估计科学文献、图书馆藏书、语言、文字著作、消费者偏好的边界等。

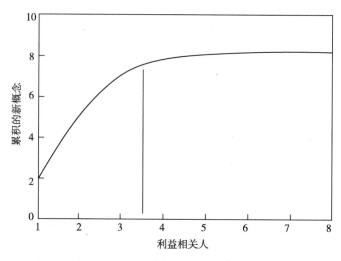

图 2-4　边界分析示意图

（二）类别分析法

类别分析是一种澄清概念的技术。类别分析有两个主要程序：逻辑划分和逻辑分类。逻辑划分，是指将一个群体或类别依据逻辑判断划分为几个更小的部分；逻辑分类，是将某些事件、物品或人组合成更大的群体或类别。有以下几项原则有助于保证分类体系的科学性。

1. 实质相关　原则上应按分析人员的目的和问题的本质来建立分类。这个原则要求，类和子类应尽可能地和问题的"现实"保持接近。这个原则是理论上的，是相对的，现实中不存在绝对的指导原则，告诉人们什么时候对问题的认识才是正确的。例如贫困，可以被划入收入不足问题、文化剥夺问题或心理动机问题；因病致贫的原因，可以被划入医疗保障缺失问题、医疗费用过快增长问题,等等。

2. 穷尽 分类体系中的大类应该穷尽。也就是说对分析人员有意义的所有问题和情势都必须被找到。

3. 互斥(断开连接) 大类之间必须互斥。每个问题或情势必须归入某一个大类或子类。例如对家庭收入进行分类时,所有家庭必须归入收入高于或低于贫困线两个大类中,非此即彼,即一家不能被"计入两次"。

4. 一致性 每一大类或子类必须基于一个单一的分类原则。违背该原则将导致子类的重叠,造成跨类错误。例如,如果按家庭收入是否高于贫困线,或是否接受民政救助来划分家庭类别,就容易犯跨类错误。因为许多家庭可同时划入这两类中。一致性原则是穷尽和互斥原则的一个延伸。

5. 层级差别 分类体系各层级之间应具有明显差距。这个原则来自一个简单但却又重要的原则:集合总体不等于集合中的个体,两者之间差异显著。以中国人口的地理分类为例,上海人、江苏人之间是省级并列关系,但上海人和中国人之间就存在明显的层级差距。

本章小结

政策问题确认的关键是"找准问题",这是制定高价值政策的基础。本章介绍了政策问题确认的逻辑思路与操作步骤,主要包含以下六个方面。

1. 界定特定领域 ①初步定位,大致确定政策问题确认的领域。②精确界定,侧重指明政策制定者职能、部门间职能交叉、需协作协调部门、领域层次和地域、文献范围及年限、论证范围和方法,其中以系统观念为指导、以文献归纳对问题进行总结,辅之以焦点问题访谈、各类团体研讨。③背景分析。认识特定领域运作规律;回顾领域的历史沿革、现状和发展趋势。

2. 界定存在问题 ①系统收集领域中的问题。②精确界定和表述每一问题的定义、内涵。③各方多重论证,完善界定。

3. 形成问题系统 ①将问题按照卫生系统宏观模型的子模进行归类;②对问题间的关系进行梳理;③形成特定领域内的问题系统。

4. 明确问题优先顺序 包括:①严重性,问题的广度和深度。②重要性,判断特定问题对领域目标的影响力。③可解决性,明确解决问题所需要的客观条件。④问题综合排序,确定众多问题的优先顺序。⑤确认关键问题,尤其是焦点问题。

5. 多重论证关键问题 明确问题的表现形式、涉及范围和严重程度等。

6. 促使关键问题优先进入政策议程 ①明确最终决定者。②依据问题界定的结果总结归纳,针对性回答:为何应该?是否有条件解决?怎么解决?解决问题的程度?社会影响是积极还是消极?③推荐进入政策议程的应对策略。

(孙 梅 林 海)

思考题

1. 请解释政策问题确认的目标与任务、逻辑思路、操作步骤之间的关系。
2. 试述特定领域界定中的领域的含义,以及界定思路和方法。
3. 政策问题、关键问题、焦点问题、问题系统之间有什么联系和区别?
4. 简述确定问题优先顺序的思路和作用。
5. 为何强调关键问题应该优先进入政策议程?如何能够保证优先?

第三章 政策问题根源分析

高价值政策源于科学的制定，需要在诸多"问题"中确认关键问题，以明确工作重点。找到问题并不意味着问题的解决，只有找准了问题的根源，并明确问题的作用机制，才能"对症下药"，研制出治本策略乃至标本兼治的策略，否则只能"头痛医头、脚痛医脚"。因此，"政策问题根源分析"的重要性毋庸置疑，它是研制治本策略、产生高价值政策的基础。本章的基本目的是当面对一个特定政策问题时，如何科学地寻找根源、影响因素，并弄清作用机制，即定性定量明确 21 项任务链中"……政策问题 - 问题危害 - 影响因素 - 问题根源 - 作用机制……"的动态关系。

第一节 政策问题根源分析的目的与逻辑思路

本节首先阐述为什么要进行政策问题根源分析，并解释一些常用的概念；然后介绍政策问题根源分析过程中需要完成的主要任务与可考核目标，以及本环节在整个高价值政策制定程序中的地位；最后阐述政策问题根源分析的逻辑思路与流程，为政策制定者和研究者提供问题根源分析的逻辑思路。

一、政策问题根源分析的基本目的与任务

（一）基本目的

有效的治疗依赖于正确的诊断。临床上，医生必须根据疾病的病因和发病机制制定治疗方案，尽可能地采用标本兼治的综合措施，既能控制患者的症状，又能消除或控制病因，同时还能预防合并症的发生。例如对于细菌感染所致的发热，既要针对发热症状采取物理降温、药物降温等"治标"手段，又要针对细菌感染这一病因使用抗菌药物等"治本"措施。

正像寻找病因诊治疾病一样，根源分析在认识和解决政策问题过程中也发挥着重要作用。医生运用发病机制解释疾病的发生发展过程、认识症状体征形成的机制，并作为制定各种治疗方案的依据。同样，政策制定者和研究者只有认清政策问题的发生发展过程，才能对政策问题的性质、根源及各种影响因素等有明确的认识；这对于形成治本、治标或标本兼治的政策思路，以及政策目标和政策方案是必不可少的，是根本性解决政策问题的基础。

高价值政策制定程序中，政策问题根源分析的基本目的是：针对已确定的特定政策问题，运用公认的科学方法，分析、论证并确定其根源和作用机制。这一基本目的可分解为两个具体目标：①定性定量明确特定政策问题的根源、直接影响因素、间接影响因素，包括各种影响因素的数量、强度以及对特定政策问题的影响程度；②明确特定政策问题与上述因素之间的关系，研制相应的作用机制。达成上述目的和目标后就可以更有依据地开展"政策方案研制"。

众所周知，囿于医学科学发展的水平，很多疾病的确切病因和发病机制目前尚未明确。同

样,受人们认知水平的制约,一定时期内通过研究所获得的政策问题的根源和作用机制,也存在局限性。

医生快速做出疾病诊断有两种情况:①疾病的发病机制简单、清楚,治疗方案也比较成熟,医生只需针对病人个体情况加以调整;②医生的临床经验比较丰富,发病机制了然于胸,可以较快地作出正确判断。疑难杂症的诊治往往需要通过"专家会诊",弄清复杂的病因和发病机制,才能制定针对性的治疗方案。无论哪种情况,明确疾病病因和发病机制对制定治疗方案都必不可少。

同样的道理,对于一般的政策问题,可以凭借政策制定者、研究者自身的知识和经验,较快地确定其根源和作用机制,并不排除经验直觉的作用。而对于复杂、重大的政策问题,必须遵循科学的程序、思路、步骤与方法,确定问题的根源和作用机制,这也是本章的重点。

(二)基本任务

要实现政策问题根源分析的目的和目标(图 3-1),需完成以下四项基本任务:①如何在把握特定领域运作规律的基础上,定性推论特定政策问题的影响因素;②按照各种因素间的关系,定性定量明确特定政策问题的根源、直接影响因素和间接影响因素;③定性定量明确特定问题的发生、发展、演变过程,即问题的作用机制;④定量模拟和论证政策问题的作用机制。

图 3-1 显示了政策问题根源分析环节的基础以及要达成的目标和基本任务。政策问题根源分析环节的任务,就是如何建立"政策问题 - 问题危害 - 影响因素 - 问题根源 - 作用机制"之间的联系。建立这种关系的过程,即是操作的思路和步骤。

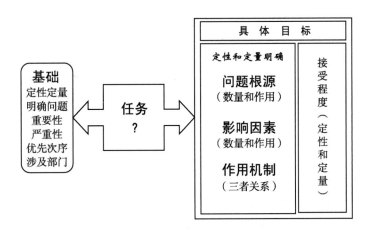

图 3-1 政策问题根源分析的基础、目标和任务

(三)可考核目标

上述四项基本任务是问题根源分析过程的定性目标,进一步将这些目标细化,形成政策问题根源分析的五类可考核目标:①是否定性定量明确了政策问题的根源,包括数量、优先顺序以及对政策问题的影响程度;②是否定性定量明确了政策问题的直接影响因素,包括数量、优先顺序以及对政策问题的影响程度;③是否定性定量明确了政策问题的间接影响因素,包括数量、优先顺序以及对政策问题的影响程度;④是否定性定量明确了"政策问题 - 问题危害 - 影响因素 - 问题根源"之间的相互关系,即问题的作用机制;⑤上述结论是否被普遍接受。

(四)逻辑关系

本环节前承"政策问题确认",后续"政策方案研制",在明确政策问题的基础上,进一步分析特定政策问题的根源和作用机制,为政策方案的研制提供依据。

政策问题根源分析的基础,是继承政策问题确认的信息,即"特定领域 - 众多问题 - 问题界

定 - 优先顺序 - 关键问题 - 政策问题",体现在：一是限定了本环节针对的是特定的政策问题，而不是对领域内所有问题进行分析；二是明确特定问题的管辖部门；三是对特定问题的描述是寻找影响因素的重要依据。

明确了政策问题的根源、直接和间接影响因素后，可以针对性地研制出治本、治标和标本兼治的政策思路，是形成政策思路和方案的前提。

二、政策问题根源分析的基本概念

政策问题根源分析（root analysis of policy issue）：是指针对特定的政策问题，运用公认的科学方法和逻辑步骤，明确其根源和影响因素，并定性定量明确"政策问题 - 问题危害 - 影响因素 - 问题根源"之间的关系，即形成问题的作用机制。

政策问题影响因素（influencing factors of the policy issue）：可以分为两类，一类是直接影响因素（direct influencing factors），指依据专业知识和系统运作规律判断，对问题的产生和发展不可缺少的影响因素，如果缺少了这些因素，问题和影响因素之间的关系链可能难以维系；另一类是间接影响因素（indirect influencing factors），指通过直接影响因素作用于问题的产生和发展的因素，缺少了这些因素，问题和影响因素之间的关系链仍然能够继续存在。

政策问题根源（root of the policy issue）：当某些影响因素的进一步关系在一定条件下能够被穷尽，这些因素可以被认为是特定问题的根源。换句话说，即难以通过"逻辑、专业知识和对所研究系统基本运作规律的认识"寻找到进一步的影响因素时，或者某些影响因素之所以出现，是由于不符合社会发展的合理进程（即某个局部滞后于社会发展和变革的潮流和规律），这样一些因素也可以认为是问题的根源，也可称之为"元问题"。政策问题通常都是结构复杂的社会问题，因此问题的根源可能是一个，也可能是多个。

政策问题作用机制（formulation mechanism of the policy issue）：指在根源的作用、影响因素的促发下，特定政策问题逐步产生、发展和演变的过程，即阐述"政策问题 - 问题危害 - 影响因素 - 问题根源"之间的定性定量关系。

三、政策问题根源分析的逻辑思路

传染病的传播与流行是病原体从感染者（传染源）排出，经过一定的传播途径，传入易感者而形成新的传染过程，一旦传播开来将会影响人群健康，甚至影响社会稳定，2003 年的"非典疫情"就是典型的例子。

与传染病的流行过程相似，社会问题多是在根源和影响因素的作用下，通过各个利益相关团体的相互博弈，导致问题的扩大和恶化，使得部分团体利益受到损害，例如 20 世纪 90 年代出现的"看病贵"问题。

通常来说，预防与控制传染病主要通过控制传染源（找准病因的基础上）、切断传播途径和保护易感人群三类策略来实现。这一传染病控制模式为解决特定问题提供了参考思路，即找到导致特定问题发生的影响因素、根源及作用机制后，通过明确切断影响因素、根源和作用机制之间关系链的方法和措施，形成相应的解决方案（治本和标本兼治方案）。因此，找准特定问题的根源显得尤为重要。

政策问题根源分析可通过以下思路来实现（图 3-2）：首先要明确针对哪个问题进行根源分析，并达成共识。在此基础上，需要系统搜寻特定问题有哪些影响因素，并分析各类影响因素与问题发生、发展之间的关系，构建问题的作用机制。最后，定量论证政策问题根源与作用机制的接受程度，确保得到各方的认可。

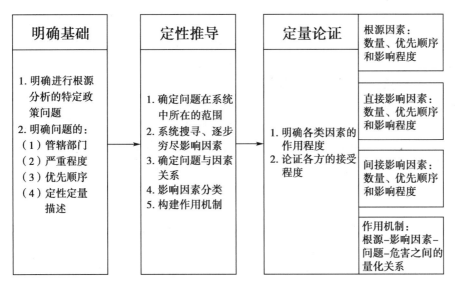

图 3-2 复杂(重大)政策问题根源分析的思路和步骤

(一)明确特定问题和信息基础的意义与思路

1. 明确特定问题和信息基础的意义 一个特定领域存在众多问题,对于政策制定者和政策研究者来说,时间、精力、资源均相对有限,不可能针对所有问题进行根源分析并制定解决方案,只能聚焦其中的关键问题,即一个或几个"特定问题"展开研究。

"特定问题"的选择主要有以下三种模式:①政策制定者指定的问题,即"命题作文";②政策研究者自身选定的问题(根据自身兴趣或依据已有研究基础选择);③政策制定者和研究者协商确定的问题。

如果在政策问题确认阶段,政策制定者和研究者已经明确了"特定领域 - 众多问题 - 问题界定 - 优先顺序 - 关键问题 - 政策问题",以此作为共同的选择依据,则任何一种模式选择特定问题都是可行的。如果不具备该基础,则政策制定者与研究者对三种模式的选择结果会出现异议。

前两种类型选择模式存在一定局限性。例如,决策者"命题"指定的问题往往是其管辖范围内较为严重的问题,但容易遗漏一些重要但目前并不严重的问题,一旦这样的问题逐步演变并造成危害,会使决策者陷入"头痛医头"的误区;对于研究者自身选择的问题,容易根据自身的兴趣或是追踪"热点"来选择特定问题,未必与政策制定者的关注点完全合拍。

政策制定者和研究者协商选择问题,这是最好的模式。双方通过多种方式共同沟通、确定特定问题,能够秉承前一阶段找准问题的努力、找准"关键问题"和"工作重点"。既兼顾了政策制定者的管辖范围,解决政策制定者不得不面对的问题;又兼顾了研究者的研究领域,针对关键问题开展深入研究,使两者有一个共同协作的平台。

2. 明确特定问题和信息基础的思路 确定特定问题的最佳方式,是政策制定者和研究者在优势互补基础上,明确领域中究竟有多少问题,明确这些问题的严重性、重要性、可解决性,明确问题的优先顺序,双方通过焦点问题访谈、研讨等方式共同沟通、确定特定问题。既能够做到对全局的战略把握,又能对一系列关键问题心中有数;条件允许时,可以引导和组织力量对一系列关键问题展开研究。

在明确特定问题的基础上,需要进一步确认已掌握了哪些信息,即"信息基础"。包括:①特定问题的管辖部门和所属系统是否明确;②问题的界定是否明确;③问题的重要性、严重程度和可解决性是否明确,优先顺序是否明确;④问题的表现形式、涉及范围、严重程度和主要危害等是否明确。

通过这 4 个指标可以大致判断信息基础是否完备。信息基础不完备,意味着根源分析缺少基本条件，无法完成后续的"确认问题所属范围、影响因素搜寻、根源确认"等步骤，需要通过研究予以适当的补救。信息基础完备，则可以借助这些信息、依据系统的运作规律开展寻找影响因素的工作。

（二）系统搜寻影响因素的意义与思路

1. 确定特定问题坐落的范围

（1）确定特定问题坐落范围的意义：在疾病诊断过程中，首先需要判断疾病属于哪个系统，然后才能有的放矢地寻找疾病原因。确定特定问题坐落的范围，即问题的定位，就是分析特定问题是卫生系统的哪个方面出了毛病，是系统内还是系统外，是系统内的结构、过程还是结果出了问题，还是系统外的人口需要、环境等的问题。

特定问题坐落的范围不同，问题的性质、内涵和表达方式也不同，影响因素和根源自然也不相同。明确了问题坐落的范围后，可以运用各种理论或框架中提示的规律或逻辑关系，一步步分析并寻找相关的影响因素。分析过程中，既需要对规律的深入把握，也需要对实情的全面了解，政策制定者与研究者的密切合作有利于特定问题的准确定位。卫生系统宏观模型是把握卫生系统运作规律的一种有效的分析方法，本章后续的部分将以该模型为例来说明如何确定问题坐落范围、搜寻影响因素、确定作用机制。

（2）确定特定问题坐落范围的思路：医生诊断疾病往往是根据病人的症状、体征、检查结果等，比照各类疾病的诊断标准，明确是哪个系统或部位的疾病。

政策问题的表现形式、内涵、严重程度、重要性等，类似病人的症状、体征、检查结果。卫生系统宏观模型中的不同子模、概念、指标间遵循着一定的规律，相当于疾病的"诊断标准"。两相比照，只要找到与之对应的概念或指标，即可确定特定问题属于哪个子模，进而确定是系统的哪一部分出了问题，即特定问题坐落的范围。

在明确特定问题与概念之间的关系之余，借助概念与指标间的系列表达，可以明确问题与指标间的关系，从而最终明确特定问题坐落的具体范围及与其相关的概念、指标的关系，为下一步影响因素搜寻做好准备。

以20世纪90年代出现的医疗费用过快增长（"看病贵"）这一焦点问题为例，来说明如何确定问题的坐落范围。众所周知，医疗费用是在服务过程中发生的。"看病贵"成为社会焦点问题，意味着大多数消费者都有相同的费用感受，表现为医疗机构运作过程引来的系统结果。因此，可以判断"看病贵"问题坐落在系统结果子模，可用服务可及性中的经济可及性加以解释：医疗费用收支程度与社会支付能力的脱节。

具体而言，经济可及性下降，有两种社会表现方式。一种是医疗费用的增长远超社会支付能力的增长速度，社会承受不了服务所需的费用。社会各阶层医疗需求普遍滑坡，消费者不得不调整和降低医疗需求的层次，这就是典型意义上的医疗费用过快增长。另一种是不论医疗费用增长是否远超社会支付能力，由于各人群的医疗保障制度、收入水平和疾病负担的不同，对相同的费用，不同人群的负担感受悬殊。当大多数人觉得负担不起时，即使总费用未超出社会经济发展水平，其增长对大多数人也已经显得过快了。当时，我国公费、劳保和自费医疗制度并行，如果面对相同的医疗费用，前两者处于基本免费状况，不会感到明显的费用压力，而自费人群定然会有抱怨。鉴于公费、劳保制度仅覆盖15%的人口，因此绝大多数人会感觉医疗费用不堪重负。即使同属公费、劳保制度，考虑到企事业单位和地区之间的差异，也同样存在着苦乐不均的状况。

进入20世纪90年代后，全国的情况更接近第二种表现形式。1991—1995年，医疗费用占GDP的比例基本相同，也就是说医疗费用的增长速率与社会经济增长基本持平。卫生总费用占GDP的比例也仅为4%~5%，可以解释为，因缺乏有效而公平的社会医疗保障制度，各阶层对医疗费用极为敏感，"医疗费用过快增长"容易成为问题。

无论何种表现形式，都会引来公平性问题，出现相同医疗服务的涵盖人群差异。部分人群寻求高消费服务和出现高利用状况，而大部分人群表现为低层次服务、低利用，或不堪负担甚至因病致贫。医疗服务的适宜性在类型、程度、对象和水平等方面发生偏差，提供的服务非社会所必需，服务的成本效果下降，伴随一系列社会问题之余，医疗服务的社会目标难以达到。

另外，高消费和低消费人群并存、高层次与低层次服务两极分化，以及高利用和低利用相伴的需求格局，从中长期角度而言，将误导资源的配置，使得资源的分配偏离公平原则，如医疗机构布局受供给导向而失去公平基础、医疗机构的管理向成本费用而非成本效果倾斜。因此，医疗费用如果长时间被社会各方感到超出承受能力，卫生系统的系统结果有可能出现服务可及性、公平性和适宜性下降，服务效率、质量和效果的降低。

明确特定问题坐落的范围，常见有三方面的难点：一是是否具备问题界定的基础；二是对卫生系统运作规律有无清晰的认识；三是比照问题和子模中相关概念和指标，找到坐落范围。这部分工作实际上与政策问题确认中如何建立"问题系统"密切相关。

2. 系统搜寻政策问题影响因素

（1）系统搜寻政策问题影响因素的意义：在传染病的病因明确之前，医学家们总是尽可能找全可能导致疾病发生的影响因素，然后从中分析确认病因。同样地，对特定问题进行根源分析时，首先需要系统地搜寻可能的影响因素，为寻找根源打好基础。

对于特定问题而言，社会系统的复杂性，决定了问题的形成必然受众多因素的影响。因此，在确定特定问题坐落的范围（子模）后，需要系统寻找特定问题的各种影响因素，并形成影响因素"清单"，为建立问题与影响因素的关系链，进一步明确问题的根源奠定基础。进入清单的影响因素应符合以下条件：与政策问题逻辑关联、运用运作规律和实际经验能够明确解释、经科学研究能够予以确认。

（2）系统搜寻政策问题影响因素的思路：卫生系统宏观模型中，不同子模之间具有特定的关系，可用"箭头"形象地表示（图1-2）：单向箭头表示子模间的关系是单向作用，例如"系统结果"受"服务过程"影响；双向箭头表示子模之间的关系是相互作用，例如"系统结果"与"人口需要"之间即是相互作用的关系。

这些"箭头"关系指明了从问题所在子模开始进行影响因素搜寻的"方向"：如果是健康结果方面的问题，可以在系统结果、人口需要等方面去找影响因素；如果是系统结果的问题，可以在服务过程、人口需要中去找影响因素；如果是服务过程中的问题，那么应当在结构中的资源、行政、组织中去寻找（表3-1）。

按照子模之间的这种逻辑关系，从特定问题所在的子模开始，可以逐层、逐步搜寻与特定问题相关联的子模，并根据子模中"概念 - 指标"的关系推导、归纳影响因素，一步步将相关的影响因素寻找出来，确保没有遗漏。在按照"子模 - 概念 - 指标"逐层深入发掘影响因素时，其中有的概念、指标本身可能就是影响因素（如年龄、性别），而有的指标可能是对某些影响因素的综合反映，还需进一步细化为影响因素。

表 3-1　影响因素关系搜寻示例

问题坐落范围	寻找影响因素的范围
健康结果	系统结果、人口需要、行为、环境、生物
系统结果	服务过程、人口需要
服务过程	行政、组织、资源

"逐层"搜寻，是指按照"子模 - 概念 - 指标"的层次顺序，在某个子模中搜寻政策问题的影响因素。"逐步"搜寻，就是先在问题所在子模中"逐层"搜寻，再按子模间关系和顺序在直接相关

子模中"逐层"搜寻,然后在后一子模的直接相关子模中"逐层"搜寻,直至穷尽所有相关子模。上述"逐层""逐步"搜寻的过程,称之为"系统搜寻"。该过程是围绕系统结构的层级性和侧面性两方面展开的,"逐层"是针对层级性、"逐步"是针对侧面性,是对系统分析理念的集中体现。

以"看病贵"问题为例,该问题坐落于"系统结果"子模,按卫生系统内部子模之间的逻辑联系,系统结果子模的变化主要反映卫生系统运作状况,即服务过程子模的变化是系统结果子模变化的直接动力。而服务过程受结构子模决定,结构子模则在外部子模的规范下演变。因此,分析上述关系,能够发现焦点问题的直接相关和促发因素。导致医疗费用增长的原因众多,无论合理与否,都是在服务提供和利用过程表现出来。"看病贵"问题的直接相关因素可从"服务利用"概念中引出。因此,在搜寻影响因素的过程中可以从"服务过程"子模开始逐步、逐层进行系统搜索。

对特定政策问题的系统搜寻,实质上就是对卫生系统宏观模型的子模内和子模间关系的具体探索。因此,需要注意两方面问题:一是熟悉各子模中的概念和指标;二是动态把握运作规律中子模之间的关系。从理论上讲,子模包含的概念、表达概念的指标众多,各种因素都可能促使特定问题产生和发展,只是影响力大小不同,这意味着特定问题的影响因素可能数量较多,按照上述思路可以将它们"分门别类"地找出来,穷尽问题的"可能原因"。现实中,不可能也没必要找出所有因素,因为有的因素在政策问题形成过程中的作用微乎其微,有的因素通过其他因素起作用。因此需要结合具体问题的推断,以逻辑推导为基础,运用各种论证方法,决定概念、指标和影响因素的取舍。

在这一环节中,政策研究者可通过"系统搜寻"明确影响因素,做到"理论"上没有遗漏,政策制定者从实践角度去完善或精简影响因素清单,实现"理论"与"实践"相结合。

(三)确定特定问题根源的意义与思路

1. 确定特定问题根源的意义　病因明确的疾病,一般能有明确的治疗方案和疗效;而病因不明的疾病,治疗方案和效果难以把握。确定特定问题的根源,其重要性毋庸置疑。

对特定问题而言,导致问题发生的影响因素众多,但影响程度各不相同,如果能够在众多影响因素中区分出根源,则研制治本策略有了基础;如果能够明确问题发生、发展的作用机制,则研制标本兼治策略有了基础;如果明确了影响因素,则可推导治标策略。需要指出的是,治标策略并非毫无用处,有时需要其快速控制症状和危害,如高热不退,适当的退热药是必要的。

政策制定者知晓问题根源、作用机制和影响因素的重大意义,应当引导研究者致力于去寻找问题的根源和作用机制,从根本上解决特定问题。

前例"看病贵"问题有两个根源:一是政府财政投入不足,二是物价部门的非理性监控。所以,医药分业、管办分离等思路均未针对根源,因而只能是治标策略,无法从根本上解决问题。

2. 确定特定问题根源的思路　在明确特定问题的影响因素后,依据卫生系统宏观模型中"子模 - 概念 - 指标"之间的关系,将特定问题及影响因素重新归入相应的子模内,可以形成问题与影响因素的关系链。

接上面的例子,在明确所有的影响因素后,可以形成"政府财政对卫生的投入相对萎缩"-"鼓励并促使医院服务收费"-"正常补偿不畅,服务价格体系扭曲"-"有收益项目和药品收入成为补偿手段"-"医院追求药品费和能收益的项目收费"-"医疗费用过快增长"等因素的关系链。

以问题与影响因素关系链为基础,由特定问题出发,根据关系链之间的顺序以及各因素对关系链稳定程度的判断,将影响因素逐个进行判断和归类,形成以下两类因素:一类是对特定问题的发生和发展不可或缺的因素,可归类为直接影响因素,例如上述关系链中的"医院不得不注重服务收费";第二类是通过直接影响因素对问题的形成和转归起作用,对关系链起到"推波助澜"的作用,称之为间接影响因素,例如"有收益项目和药品收入成为补偿手段"。

在这些影响因素中,有一个或某几个因素是不能"寻找到进一步的影响因素"的因素,或是

"不符合社会发展的合理进程",这部分因素即为问题的根源,例如按照上述关系链反推的结果,政府财政对卫生的投入相对萎缩,以及物价部门的非理性监控,使得正常补偿不畅、服务价格体系扭曲,属于问题的根源。

（四）明确问题作用机制的意义与思路

1. 明确问题作用机制的意义　疾病的发病机制是指机体在病因和各种因素的作用下,引起一系列各种损害的发生发展过程。条件允许的情况下,针对发病机制采用标本兼治的综合治疗方案,能最大程度消除病因,控制疾病的症状,取得良好的治疗效果。

借鉴这一思路,在明确特定问题的根源、直接和间接影响因素基础上,如果能进一步明确在根源和影响因素作用下,问题的发生及演变过程,即"作用机制",就能为后续形成完整的标本兼治的政策思路提供基础,从根本上解决特定问题。

2. 明确问题作用机制的思路　当问题的根源和各种影响因素都明确后,将各种影响因素在问题发生发展过程中的地位和作用,以及各因素之间的相互关系加以综合,全面清晰地表达出问题、根源、直接和间接影响因素之间的关系,这就形成了特定问题的作用机制,本质上也是一个以理顺逻辑关系和顺序为主的综合过程。

视条件和需要,可进一步建立作用机制定性(理论)模型。其基本的框架是问题与影响因素关系链,具体内容是根源、直接影响因素及其间接影响因素。通过"系统搜寻"过程,将卫生系统宏观模型中的众多因素提炼为针对具体问题的主要影响因素;通过"影响因素归类"过程,将间接影响因素归集到相应的直接影响因素,从结构上得以简化;通过后续的论证过程,按照对政策问题的影响程度和优先顺序,将标注的间接影响因素进一步缩减,形成更为清晰、简明的作用机制模型。

对于问题的作用机制,政策制定者和研究者主要依据规律、经验进行逻辑推演来完成,而双方的理论和实践互补,可以更加准确地反映问题的发生发展过程。

（五）定量论证问题根源与作用机制的意义与思路

1. 定量表述问题的作用机制

（1）定量表述问题作用机制的意义:特定问题与根源和各类影响因素的关系,通过定性推论已然明确,但各种因素对政策问题的影响程度大小并不明确。通过定量表述问题的作用机制:一是可以明确各类影响因素的作用强度;二是可以明确根源对问题的主导作用程度;三是可以再次定量明确问题的严重程度以及危害;四是可以预估如果消除了根源或者影响因素的话,特定问题可以被解决的程度;五是可以预测如果没有治本策略,特定问题今后的演变情况。

（2）定量表述问题作用机制的思路:定量表述特定问题的作用机制有两种途径:①根源、影响因素与问题严重程度之间关系的实证,可运用意向论证、文献论证、专家咨询论证、层次分析、多因素分析等方法,对各因素对问题的影响程度进行定量测定。②依据"逻辑关系、专业知识和运作规律的认识(经验)",在作用机制(定性模型)基础上,建立"政策问题-问题危害-影响因素-问题根源-作用机制"间的数学模型(定量模型),动态地模拟问题根源、影响因素的变化带来问题表现、严重程度及危害的变化及其程度。定量模型的构建包括模型准备、模型假设、模型构建、模型拟合、模型分析、模型评价、模型修正、模型应用等步骤。常用的建模方法有系统动力学、非合作博弈理论、时间序列模型等,需依据具体问题选用不同的方法。

2. 多重论证各方的接受程度　在确定了特定问题的根源、直接影响因素、间接影响因素以及作用机制之后,所寻找到的问题根源和明确的作用机制是否与实际相符、是否能够得到不同利益相关者认同,是政策制定者和研究者十分关心的。只有得到各方的理解、认可并接受,才能将结果作为研制政策思路、形成政策方案的基础,为下一环节"政策方案研制"提供必需的信息,并最终达到为解决特定问题服务的目的。

多重论证的过程服从于一般的科研过程,运用意向论证、专家咨询、文献论证等定性和半定量方法,在特定问题有关的各利益相关方,甚至是政策制定者、研究者中,明确他们对问题根源、影响因素及作用机制的接受程度。

第二节 政策问题根源分析的操作步骤

本节重点介绍政策问题根源分析的具体操作步骤,即如何才能明确特定问题和信息基础、系统搜寻影响因素、确定问题根源、明确作用机制、定量论证根源与作用机制,包括各步骤的常用方法及注意事项。

一、明确特定问题和信息基础的操作步骤

1. 明确特定问题 以政策问题确认阶段的研究为基础,即在明确"特定领域 - 众多问题 - 问题界定 - 优先顺序 - 关键问题 - 政策问题"基础上,尽可能关注关键问题。

2. 检查信息完备程度 明确特定问题是否具备下列信息:①管辖部门(潜在的政策制定者、执行者、利益团体等);②问题的具体界定、严重程度和对社会目标的影响程度;③在问题系统中该特定问题的优先顺序;④针对该问题的定性定量描述与论证。

二、系统搜寻影响因素的操作步骤

(一)确定特定政策问题坐落的范围

1. 确定特定问题在卫生系统的坐落范围 依据政策问题的表现形式、内涵、严重程度等,比照卫生系统宏观模型中的子模,找到与之对应的概念或指标,确定是系统的哪一部分(子模)出了问题,就能明确特定问题坐落的范围。

2. 确定问题和该子模中其他概念的关系 确定了特定政策问题在卫生系统宏观模型中所在的子模,也就明确了解释问题的概念及其表达指标,用这些概念和指标可以进一步对问题的性质、内涵和表达方式做全面的描述。

另一方面,特定子模中往往有一系列的概念及其指标,并且彼此之间存在着内在联系,所以确定了解释政策问题的概念以后,借助专业知识和经验,可以确定问题与子模中其他概念的关系。

上述操作过程的流程为:问题→(指标→)概念→模型表中子模→模型图中子模。之所以将问题置于模型图中的子模,是要为下一步系统搜寻政策问题影响因素做准备。

如果对卫生系统运作规律娴熟,并且对实情掌握的话,这个过程是个简单的类比过程。确定特定问题所在范围,就是确定问题在卫生系统宏观模型中所属子模的过程,模型的构建中已经体现了层次分析的思想,所以实际操作时按照既定思路(指标 - 概念 - 子模)进行逻辑推论即可。同样的,确定问题与子模中其他概念的关系,也是结合直接和间接经验的逻辑推论过程。

(二)系统搜寻政策问题影响因素

系统搜寻是在与政策问题有关(直接或间接)的各个子模中进行的,在每个子模中采取的方式是相同的,即按照"概念 - 指标(- 因素)"的顺序"逐层"进行。

1. 在政策问题所属子模中搜寻 前一步骤对问题与子模内其他概念及其指标的关系业已确定,此时的工作就是排列归纳出相应的影响因素。

2. 在与所属子模直接相关的子模中搜寻 遵循卫生系统宏观模型中所表达和限定的子模间的关系,在箭头直接指向问题所属的子模中进行影响因素的搜寻,逐个寻找与问题所属概念或指

标最"匹配"、逻辑上能最能解释的概念和（或）指标。如卫生系统宏观模型图所示，这时所涉及的子模往往不止一个。

3. 进一步搜寻影响因素　继续按照模型中不同子模间关系，在其余相关子模中搜寻特定政策问题的影响因素。

4. 对各影响因素进行总结归纳　结合各子模的搜寻过程分别进行归纳，整理出政策问题的影响因素。

系统搜寻政策问题的影响因素，是对层次分析思想的具体体现和落实，主要的方法为层次分析法、逻辑推理等。

三、确定特定问题根源的操作步骤

1. 确定影响因素与政策问题关系　如果对卫生系统宏观模型足够熟悉，在系统搜寻影响因素时，对关系链的结构框架、内容和相互关系，应可以形成一个基本的构想。借助这个明确的关系链，可以对问题和各种影响因素之间的关系有较清晰的了解。

以卫生系统宏观模型为框架，将搜寻的影响因素标注在相应子模内，形成政策问题与影响因素关系链。以子模间的相互关系，解释各子模中影响因素与政策问题的关系以及影响因素之间的关系。

此处的"关系链"，并不仅仅是简单的直线"链条"关系，更多的是卫生系统宏观模型所示的"网状"关系。在解释各种关系时，是以卫生系统宏观模型和运作规律为依托，进行逻辑演绎。

2. 确认根源、直接和间接影响因素　以问题与影响因素的关系链为主线，将各种影响因素有机联系在一起，综合考虑其对关系链稳定程度的影响，并按照既定标准（定义）进行归类。本步骤是按既定标准，运用基本的演绎方法，对影响因素类别进行逻辑推断。

四、明确问题作用机制的操作步骤

本步骤的基本目标，就是对特定问题与根源、直接影响因素、间接影响因素之间的关系进行系统全面表达，明确政策问题的作用机制。这个过程需要以卫生系统宏观模型为指导，清晰描述各种影响因素与政策问题的关系；还要以专业知识、经验为基础，对这种关系进行准确把握。

1. 归纳根源与直接影响因素之间的关系　将已明确归类的根源和直接影响因素，重新放回到已建立的关系链中，借助对各种因素所处地位和作用的细致分析，阐述特定问题的发生、发展过程。

2. 明确间接影响因素与根源、直接影响因素之间的关系　将间接影响因素标注到相应的直接影响因素上，阐述间接影响因素对特定问题发生、发展的作用。

3. 总结形成完善的作用机制　对各种影响因素及其关系进行梳理，形成特定问题的作用机制模型，并进一步对因素数量和结构予以简化，使作用机制模型更加清晰、简明。

按照上述思路进行操作，构建特定政策问题的作用机制时，仍然以逻辑演绎为主；在建立作用机制模型时，可借鉴现有的模型分析和建立方法。

五、定量论证问题根源与作用机制的操作步骤

（一）定量表述政策问题的作用机制

主要包括以下两种途径：①依据"子模 - 维度 - 概念 - 指标"收集现实数据，模拟论证根源、影响因素与问题的关系，定量明确各种因素对政策问题的影响程度。论证方法可以灵活选用，如意

向论证、文献论证、专家咨询、层次分析方法、各类统计分析方法等。②构建政策问题作用机制的数学模型，明确"政策问题 - 问题危害 - 影响因素 - 问题根源"间的动态定量关系，同时利用现实数据模拟检验。

以"看病贵"问题作用机制模型为例，应用系统动力学建模的方法，将前期建立的理论模型进行回路分析，筛选模型的主要变量、参数，确定各回路分析的定量函数关系（方程），并将方程写入系统动力学模型，从而能够描述各要素之间的定量因果关系，建立医疗费用过快增长的系统动力学模型。基于该数学模型，以历史数据为基础：①可以预测如果没有政策干预，未来医疗费用的增长情况；②可以定量模拟医疗费用过快增长的作用机制，即医疗机构的财政投入萎缩日益严重、财政投入萎缩下业务收入增加、财政投入不足下加重百姓医疗费用负担等动态关系；③可以进行策略模拟（干预），如改变政府对医疗机构的投入、改变业务收入收益率对医疗费用增长的影响等。

需要注意的是，各种定量方法都是认识事物的工具，对结果的解释必须结合具体情况，在现有认识水平上予以解释，要符合逻辑，不能有冲突。

（二）多重论证各方的接受程度

运用意向论证、专家咨询、文献论证等方法，在政策制定者、研究者、执行者和政策对象中，对所得的特定问题的根源、直接影响因素、间接影响因素及作用机制的结果进行是否认可和接受的调查。调查问卷的设计可以运用"是"与"否"的定性方式，也可按梯度收集认可和接受情况的半定量资料。通过对调查结果的综合分析，得到各方的接受程度。

第三节 政策问题根源分析的相关方法简介

本节重点介绍在政策问题根源分析环节中比较常用的、具有指导性的方法。

一、卫生系统宏观模型

在政策问题根源分析中，运用卫生系统宏观模型，可以明确特定问题坐落的范围和子模；借助不同子模间的关系可以系统搜寻影响因素，并建立特定问题与各种影响因素的关系链，为后续明确问题的根源、影响因素以及构建"政策问题 - 问题危害 - 影响因素 - 问题根源"的作用机制奠定基础。卫生系统宏观模型的图、表等具体内容详见第一章。

二、定性定量多重论证思路

定性定量多重论证是一种科学研究的思路，主要是对一些已经得出的结论（经验的或规范的）进行论证，用公认的研究方法来保证结论的科学性、接受程度、可行性和与现实的匹配程度。常用的定性方法包括焦点问题访谈、意向调查、德尔菲法、头脑风暴等；常用的定量研究方法既包括趋势分析、相关分析等简单分析方法，也包括各种计量模型分析与模拟等。

三、层次分析法

层次分析法（analytic hierarchy process，AHP），由美国运筹学家 T.L.Satty 于 20 世纪 70 年代提出，基本思想是将复杂的问题分解成各个组成因素，并将这些因素按照支配关系分组，形成有序的递阶层次结构，通过两两比较判断的方式确定层次中诸因素的相对重要性，并将判断结果表达和处理,实现决策方案对目标相对重要性的排序,是一种简便、灵活而又实用的多准则决策方法,是一种对一些较为复杂、较为模糊的问题做出决策的简易方法,特别适用于难以完全定量分析的问题。

层次分析法的操作思路和一般步骤见图3-3,具体解释如下。

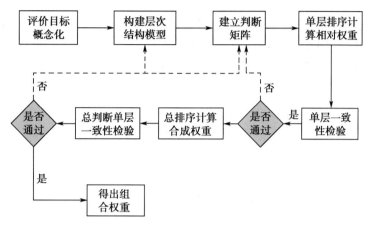

图3-3　层次分析法的操作思路

(1)构建问题的层次结构模型:把问题条理化、层次化,构建出一个有层次的结构模型。在这个模型下,复杂问题被分解为元素的组成部分,元素又按照其属性及关系形成若干层次。递阶层次结构中的层次数与问题的复杂程度及需要分析的详尽程度有关,一般层次数不受限制。

(2)建立两两比较判断矩阵:假设要比较 n 个因素 $X=\{X_1, X_2, \cdots X_n\}$,对目标 I 的影响为 Z,确定它们在 Z 中所占的比重,每次取两个因素,成对比较,即以 a_{ij} 表示 X_i 和 X_j 对 Z 影响之比,则判断矩阵为:

如果矩阵 $A=(a_{ij})_{n\times n}$ 满足:

$a_{ij}>0, a_{ij}=\dfrac{1}{a_{ij}}, i\neq j$;

则成对比较矩阵 A 为:

$$A=\begin{vmatrix} a_{11} & a_{12} & \cdots & a_{1n} \\ a_{21} & a_{22} & \cdots & a_{2n} \\ \vdots & \vdots & \ddots & \vdots \\ a_{n1} & a_{n2} & a_{n3} & a_{nn} \end{vmatrix}$$

这样的方阵称为正互反矩阵。

对目标树自上而下分层次——对比打分,建立成对比较判断优选矩阵。评分标准见表3-2。

表3-2　判断矩阵标度及其含义

标度	含义
1	表示两个指标相比,具有相同重要性
3	表示两个指标相比,前者比后者稍重要
5	表示两个指标相比,前者比后者明显重要
7	表示两个指标相比,前者比后者强烈重要
9	表示两个指标相比,前者比后者极端重要
2,4,6,8	表示上述相邻判断的中间值

（3）层次单排序及其一致性检验：解出判断矩阵的最大特征值及其对应的特征向量 λ，对特征向量标准化。

按照公式 $w'_i = \sqrt[n]{a_{i1} \cdot a_{i2} \cdots a_{in}}$ 计算初始权重系数 w'_i；按照公式 $w_i = \dfrac{w'_i}{\sum_{i=1}^{n} w'_i}$ 计算归一化权重系数 w_i。

应用层次分析法时，在计算归一化权重系数后，需要检验所计算得的权重系数是否符合逻辑。通常用一致性指数 CI 检验各指标的相对优先顺序有无逻辑混乱，一般认为，当 CI<0.10 时，可能无逻辑混乱，即计算得的各项权重可以接受。一致性指数的计算公式为：

$$CI = \frac{\bar{\lambda} - n}{n - 1}$$

其中，$\bar{\lambda} = \dfrac{\sum_{i=1}^{n} \lambda_i}{n}$

$$\lambda_i = \frac{\sum_{j=1}^{n} a_{ij} w_j}{w_i}$$

为了度量判断矩阵是否具有满意的一致性，还需引入判断矩阵的平均随机一致性指数 RI 值。表 3-3 给出了 1~10 阶判断矩阵 RI 的理论值。

表 3-3　1~10 阶平均随机一致性指数 RI 的取值

阶数	1	2	3	4	5	6	7	8	9	10
RI	0.00	0.00	0.58	0.90	1.12	1.24	1.32	1.41	1.45	1.49

对于 1、2 阶判断矩阵，RI 是形式上的，因为 1、2 阶判断矩阵总具有完全一致性。当阶数大于 2 时，判断矩阵一致性指数 CI 与同阶平均随机一致性指数 RI 之比为随机一致性比率，记为 CR，$CR = \dfrac{CI}{RI}$ 通常，当随机一致性比率 CR 小于 0.10 时，即认为判断矩阵具有满意的一致性，否则就需要调整判断矩阵，并使之具有满意的一致性。

（4）层次总排序及其一致性检验：计算同一层次所有因素对于最高层相对重要性的排序权值，称为层次总排序，层次总排序也需进行一致性检验。

本章小结

围绕如何科学地进行政策问题根源分析，本章介绍了其目的、意义以及政策制定者和研究者需要完成的基本任务。在解释了一些基本概念后，重点介绍了政策问题根源分析的逻辑思路和操作步骤，推荐并阐述了进行根源分析过程中的相关理论和指导性方法。

1. 政策问题根源分析的基本目的是针对已确定的特定政策问题，运用公认的科学方法，分析、论证并确定其根源和作用机制。

2. 政策问题根源分析的基本任务 ①定性推论特定政策问题的影响因素；②定性定量明确特定政策问题的根源、直接影响因素和间接影响因素；③定性定量明确特定问题发生、发展、演变过程，即问题的作用机制；④定量模拟和论证政策问题的作用机制。

3. 政策问题根源分析，逻辑上包括明确特定问题和信息基础、系统搜寻影响因素、确定特定问题根源、明确问题作用机制以及定量论证问题根源与作用机制五个步骤。

（1）明确特定问题和信息基础：常用的方法有归纳和演绎。

（2）系统搜寻影响因素包括 2 个子步骤：①确定政策问题坐落的范围；②系统搜寻政策问题影响因素。常用方法为卫生系统宏观模型、层次分析和逻辑推理。

（3）确定特定问题根源分为两步：①确定影响因素与政策问题关系；②确认根源、直接和间接影响因素。常用方法为卫生系统宏观模型、层次分析和逻辑推理。

（4）明确问题的作用机制常用方法为归纳和演绎、模型工具。

（5）定量论证问题根源与作用机制包括 2 个子步骤：①定量表述问题作用机制；②多重论证各方的接受程度。常用的方法有层次分析法、多因素分析方法、数学建模方法、专题论证和研究、意向论证、专家咨询和文献论证等。

（李程跃　王志锋　郝　模）

思考题

1. 简述把握政策问题所在领域对进行根源分析有什么作用和意义。
2. 试阐述政策问题根源分析的基本步骤。
3. 如何建立政策问题的作用机制？
4. 以"看病贵"问题为例，分析该问题的根源、直接影响因素和间接影响因素。结合"医药分业""管办分离""取消大处方""看病预约"等政策措施，分析上述政策措施是否可以解决"看病贵"问题。

第四章 政策方案研制

前两章主要阐述了如何科学确认某个领域的政策问题，如何进行某一政策问题的根源分析。本章将围绕如何科学研制解决问题的政策方案，着重阐述"政策方案研制"的逻辑思路、操作步骤、各步骤的目标和方法等。即将 21 项动态任务链由"……问题危害 - 影响因素 - 问题根源 - 作用机制"推进到"政策思路 - 政策目标 - 目标指标 - 措施方法"。

第一节 政策方案研制的目的与逻辑思路

政策方案研制（alternative formulation）是在明确了特定政策问题的根源、影响因素及其作用机制的基础上，分析推导解决问题的政策思路、明确政策目标，并就如何实现政策目标而研制出一系列备选政策方案的过程。所谓研制，是本教材将这一过程看作是研究和制定优势互补的概括。

一、政策方案研制的基本目的与任务

（一）基本目的与意义

政策方案研制，是政策制定科学程序中的关键环节，必须服从于"制定高价值政策"这一终极目的，是高价值政策的具体体现。其基本目的是提供各种可能的科学、可行的政策方案，供决策者备选。其意义在于通过定性定量明确解决问题的可能途径，分析各种途径能够解决政策问题的程度，明确标本兼治、治本、治标三类政策方案，为最大程度地解决政策问题提供科学支撑。

在政策方案研制过程中，无论是技术细节还是价值观的判断，都是决定政策方案优劣的重要因素。研制的政策方案将由决策者选择，其中一些方案可能会成为政策或政策的一部分。

（二）基本任务

在明确了政策问题的根源及作用机制分析的基础上，就需要为政策问题的解决提供决策支撑，因此，政策方案研制的逻辑起点就是确定解决政策问题的思路，通过政策制定者和研究者的优势互补，形成适合政策环境的三类政策思路，在此基础上，明确政策目标及达成目标可以采取的措施，进一步形成相应的备选政策方案，最后是对政策备选方案进行细节设计。可见，要实现政策方案研制的目的，政策制定者和研究者的基本任务包括四个方面。

一是政策思路的推导。即如何根据政策问题的根源、影响因素和作用机制，定性推导"治本、治标、标本兼治"的三类政策思路。

二是政策目标的明确。即如何依据政策思路，视时间、精力和资源等条件，结合政策利益相关者的政策期望，按三类政策思路的重要性顺序——"标本兼治、治本、治标"，依次将定性尤其是定量研制结果，转化为特定政策方案的目标体系，并选用适宜的指标加以量化表达。

三是政策措施手段的选择。即为实现政策目标，如何寻求实现目标的具体措施和手段。

四是政策备选方案的研制。即在明确措施的基础上，如何结合现实条件设计和形成特定的政策方案，并进行细节设计，形成可供选择的备选方案。

政策方案研制过程的起始点是政策思路的推导,终点是形成一系列的政策备选方案。

(三)逻辑关系及关键点

1. 政策方案研制是"政策制定科学程序"的必要步骤　政策方案研制,与前继环节"政策问题根源分析"、后续环节"政策方案可行性论证"是密不可分的关系。

(1)要做到"科学、合理、逻辑、可操作",需要从前继环节继承和吸收以下信息:特定政策问题的根源及优先顺序;特定政策问题的直接影响因素及优先顺序;特定政策问题间接影响因素及优先顺序;在根源直接作用下,直接和间接影响因素影响下,特定政策问题的形成和逐步严重过程即作用机制。

(2)政策方案研制基本任务完成后,能够为后续环节提供丰富的信息和基础,如众多的方案,包括政策思路、政策目标、具体措施、资源保障、实施细节等。政策方案研制的后续环节是可行性论证(备选政策方案的可行性评估)。因为强调独立性,所以方案可行性论证一般由方案研制者之外的"第三方"来进行。方案可行性论证者对方案的了解程度,不一定比方案的研制者深入。政策方案研制阶段提供的信息,就成为方案可行性论证的重要信息来源。方案研制者必须了解可行性论证的基本要求,在研制的过程中加以关注,并针对性地总结。

2. 政策方案研制的关键点　政策问题根源分析等阶段所提供的信息,是政策思路推导的基础。这些信息的数量和质量,决定着政策方案研制的数量和质量。而研制出的备选政策方案,经过可行性分析、评估择优和决策者抉择,其中的一个或者数个可能会成为具体政策或者其中的组成部分。因此,围绕政策方案研制的四大基本任务,对特定政策的制定者和研究者而言,需要把握几个关键点。政策方案研制的过程、起点和终点,以及关键任务侧重的示意图见图4-1。

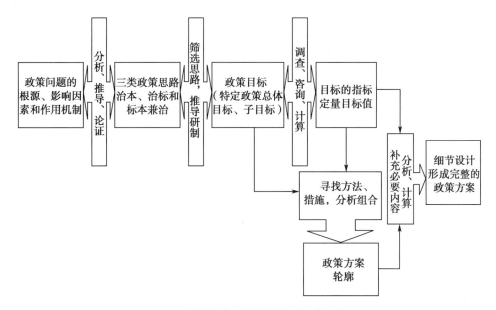

图 4-1　政策方案研制的关键侧重点示意图

第一,需要关注对政策问题的根源、影响因素和作用机制的了解程度。之所以强调这一点,是因为政策思路的产生取决于相应的把握程度:深刻理解了根源,可以直接推导出解决政策问题的"治本"策略;掌握了作用机制,则推导"标本兼治"策略就水到渠成。相反,若政策制定者和研究者,对问题的根源、影响因素和作用机制只是泛泛了解,则难以清晰把握三类策略思路。如果只是了解定性结果的话,则只能得到定性的思路,缺乏定量的考量。这实际上是在检查政策方案研制的前期基础,如果发现这方面欠缺的话,应该快速弥补。

第二,需要关注"治本、治标、标本兼治"的三类政策思路的差异和优先顺序。这个顺序既是方案研制的次序,也是政策方案能够多大程度解决问题的序位,又是政策制定者和研究者能否拿出高价值政策方案的理论序位,更是决策者应该致力于从根本上解决问题的基本思维基础。一般而言,只要解决问题的条件具备,三类政策思路的优先顺序,依次是标本兼治、治本、治标。

第三,需要把握能否建立"……问题危害 - 影响因素 - 问题根源 - 作用机制 - 政策思路 - 政策目标 - 目标指标 - 措施方法"的动态任务链,尤其是建立定量的动态关系。围绕这个关系就可在工作任务分配上逻辑相联、逐步递进,从而导出能够实现目标的操作思路,这是政策方案逻辑性、可操作性的关键。

第四,需要把握如何把定性目标量化,化解成可考核的指标。这是政策方案科学、合理性能否体现的关键。

二、政策方案研制的相关概念

(一)政策方案

政策方案(policy alternative)是指可供选择的备选方案,是为解决特定政策问题,在政策内容、形式等方面所作出的具体规定。政策的具体内容,都应在政策方案里得到详细而且明确的规定,包括政策的思路、目标、具体措施、措施的实施方法、资源的配置和文字上的说明等,并且在形式上应当具备一定的要求。在实际工作中,特定政策往往是从备选方案转变而来的。从这个角度说,政策方案又是特定政策的具体表现形式。

政策方案的研制是一个系统过程,这个过程中主要涉及以下四个概念。

1. 政策思路(policy strategy) 所谓政策思路,是指解决或缓解政策问题的基本设想。政策思路蕴含着解决政策问题的方向性内容,是指导政策问题解决的全局性方略、纲领,也是政策方案科学性和合理性的基础。如前所述,如果政策方案研制阶段的工作到位,可以准确地研制出"治本、治标、标本兼治"三类政策思路。

2. 政策目标(policy objective) 政策目标是政策方案中的纲领性内容,既是解决政策问题的目标,也是政策实施后期望达成的政策效果。一个完整的政策目标应该包括三方面的内涵:①政策目标的具体内容。即政策实施后问题解决的预期程度和水平,主要包括目标项和目标值两方面。目标项回答的是"政策制定、实施后取得哪方面的效果,政策作用到什么范围"的问题,目标值回答的是"政策制定、实施后要达到的理想状态的具体水平"。通常政策目标项可以通过政策指标进行量化,而目标值就是对政策指标所预先确定的值。这是政策目标的核心,所以政策目标的概念通常也是从这个角度给出。②政策目标的有效时限。即政策目标发挥作用的时间范围,它对政策目标实现方法、措施的选择具有重要的约束作用。③政策目标实现条件。包括组织内外部各种条件,一定程度上可以理解为政策的环境,它使"可实现的目标"与"预期的目标"成为不同的概念。

对一个结构复杂的政策问题而言,政策目标可以分解为:由总体目标和若干子目标构成的目标体系、代表目标体系的指标体系和目标值,以及实现目标的期限。总体目标(overall object)指的是政策方案拟多大程度上解决政策问题,强调政策实施后的预期效果。总体目标往往并不是非常明确的,需要一系列更为明确的目标来把它具体化、明确化,这些目标由于从属于总体目标,可以称之为子目标(sub-object)。有时,子目标也特指为了实现总体目标,需要"消除哪些特定因素",所以也是政策实施中必需的手段,达成子目标,总体目标也就随之得以实现。对于一个特定的政策方案,总体目标和子目标构成了目标体系(object system)。指标体系和目标值,则是对总体目标和子目标的具体量化(quantified),更加直观地体现政策目标。实现目标的期限,则是与期望达到的政策效果相适应的时间要求,如果没有期限,政策方案就失去了时效性。

3. 轮廓设想(alternative searching) 轮廓设想是指在明确政策目标的基础上,寻求达成政策总体目标及其各子目标的方法措施,并对方法措施进行有机组合,形成能够全面实现特定政策目标的方案过程。方案轮廓实际上是围绕特定目标或目标体系的、诸多措施与方法的集合,是政策方案主要内容的雏形。政策方案研制的后续工作,是将这一雏形细节化、具体化。

4. 政策方案细节设计(detailing) 政策方案细节设计是一个完善方案内容与形式的过程。即围绕特定政策的方案轮廓,结合现实中所拥有的各种政策资源,根据政策的目标(值),明确界定在现实中应该运用哪些方法和措施、如何统筹安排,包括时间上的协调,最终形成可供选择的具体政策方案的过程。通过这个过程,可建立"根源-影响因素-作用机制-危害-政策思路-政策目标(体系)-目标指标-具体措施方法"之间动态任务链,其最终结果是形成符合相应政策文本形式要求的备选方案。

(二)政策分类

政策方案与政策两个概念,既有区别又有联系。表现在:①一个政策可以有若干个备选政策方案,只有被采纳的政策方案才能成为政策。②政策具有一定程度的约束力和权威性,但政策方案仅仅是一个文本,除非被采纳成为政策,否则不具备任何的约束力。③在决策者个人偏好和部门利益最大化倾向不明显的情况下,提供多个备选方案供决策者选择,有助于制定更加科学合理的政策。

备选政策方案一旦被选中,即可能转化为特定政策。了解政策的类型,有助于提高政策方案研制的针对性。

1. 元政策、基本政策与具体政策 这三类政策划分的主要依据是政策制定的层次和作用范围大小。

元政策,是用来指导和规范各类政策的一套理念和方法的总称。元政策侧重于价值陈述,为所有政策提供价值评判的标准,在特定时期内持续稳定。元政策是其他各项政策的出发点和基本依据,在政策体系中具有统率、统摄作用,它的功能主要表现在改进和完善政策制定系统、提高决策质量。

基本政策,是用以指导具体政策的主导性政策,通常是高层次的、大型的、长远的、带有战略性的政策方案。基本政策侧重于目标陈述,为相关范畴内的所有具体政策规定总目标。基本政策的制定、发布机关通常权威、级别较高,往往在所辖范围内广泛适用,并具有相当的稳定性、系统性。

具体政策,主要指针对特定而具体的公共政策问题作出的政策规定,需要有对应的部门或机构具体实施。通常,凡是在元政策和基本政策的范畴以外的政策,都可归入具体政策。具体政策明确而细致,侧重于操作性。

现行政策理论中,对具体政策的分类,提出了若干划分标准,其中较具代表性的有三种:①按照政策与其主导学科的关系划分为:侧重于政治学科的公共政策、侧重于经济学科的公共政策、侧重于社会学科的公共政策、侧重于市政和区域规划学科的公共政策,以及侧重于自然科学和工程技术的公共政策等。②按照政策的特征划分为:目的型与手段型政策、改造型与调整型政策、创新型与改良型政策、对策型与引导型政策、直接型与间接型政策、理性与超理性政策、顺序决策型政策等。③根据政策的功用划分为:实质性政策、策略性或规划性政策、程序性政策等。在政策制定科学程序中,主要选用问题导向型政策和未来导向型政策,作为政策的主要分类方式。

2. 治标、治本和标本兼治政策 这是从政策制定科学程序的角度划分的。进一步说,是以政策方案所针对的特定因素的性质为标准所做的划分。针对问题根源的,称之为治本政策方案;针对问题影响因素的,称之为治标政策方案;针对问题作用机制研制的,称之为标本兼治政策方案。这样的分类,大致预示了备选方案的潜在社会效果。三类政策方案的特征分析见表4-1。

表 4-1　三类政策方案的特征分析

特征	治本方案	治标方案		标本兼治方案
针对要素	问题的根源	问题的直接影响因素	问题的间接影响因素	根源+影响因素（作用机制）
可望达到效果	治本，逐步根除政策问题	治标性，部分解决政策问题	治标性，缓解问题严重程度	标本兼治
遗留问题	问题表象依然会存在，但逐步减弱	问题表象被形式控制或因为根源未消除所以问题依旧存在，待新的作用机制逐步形成后，政策问题再度恶化，上有政策、下有对策的典型		作用机制自然解体，问题表象被控制，政策问题被逐步解决

标本兼治策略是由作用机制推导出来的，因为作用机制中必然包含着根源、直接影响因素以及部分间接影响因素，故而标本兼治策略必然包含治本策略和部分的治标策略。标本兼治的方案是最理想的方案。政策方案的优先选择顺序，依次为标本兼治、治本和治标方案。

（三）政策价值

政策价值（policy value）是政策最本质的规定性，可用高低、正负来表达。任何政策都会带来相应的政策价值，但并不是所有政策都会产生正价值，尤其是高价值。一般而言，政策价值的高低表现出下列的规律性（表 4-2）。

（1）政策价值直接受政策思路的指向影响。通常情况下，政策价值高低与政策思路是治标、治本还是标本兼治成正比关系。针对根源的治本思路的价值，必然超过任何针对其他因素的单项控制思路。例如，我国医疗费用过快增长的根源是政府逐步放弃对医疗服务的直接筹资职能，使医疗机构把补偿重点放在了如何增加收费方面；同时，物价掌控的收费标准不合理。因此，高价值的政策思路必然是在明确政府的筹资职能前提下，理顺医疗服务收费标准。

（2）在同一类思路中，政策价值与影响因素特征相关。如果影响因素在政策问题形成中所起作用越大，那么这一政策思路可能的政策效果越大。

（3）同一个政策思路指导下，政策目标定性表述可能都差不多，但是定量设计差异会很大，也会导致政策价值的差异。比如，自 2003 年国务院推行新型农村合作医疗试点起，全国各地热情很高，各地的具体政策方案，都有"为了解决农村居民的因病致贫问题"的定性目标，但因目标值设置上的差异导致实施两年后的结果却有较大差距。

（4）围绕相同的政策目标，由于分设子目标的差异，也会导致政策价值的巨大差别。同样的，即使子目标一模一样，其指标值设定差异，也同样会引出不同的政策价值。

（5）内容相同的两个方案，如果设置了不同的实施方法和措施，以及配置的政策资源出现差异，其政策价值也会呈现差异。

表 4-2　三类政策方案与政策价值的对应关系

方案类型	方法措施	指标值达成	子目标实现	政策目标能否实现	政策问题解决程度	解决政策问题的特点	政策价值
治本	部分	部分	部分	否	部分	长短期效果不明	低
	全部	全部	全部	是	全部	短期震荡较大 长期效果明显	较高
治标	部分	部分	部分	否	小部分	有部分短期效果 长期效果不佳	低
	全部	全部	全部	是	部分	短期效果明显 长期效果不明	较高

续表

方案类型	方法措施	指标值达成	子目标实现	政策目标能否实现	政策问题解决程度	解决政策问题的特点	政策价值
标本兼治	部分	部分	部分	否	部分	会有各种可能	低
	全部	全部	全部	是	全部	短期效果明显长期效果亦佳	最高

三、政策方案研制的逻辑思路

本部分致力于构建一套逻辑思路，在"政策方案研制"的基本目标和具体任务之间建立逻辑关系。

（一）推导政策思路的意义与思路

政策思路是解决政策问题的基本设想，是政策方案研制的开端。不同政策思路可形成不同的政策方案，只有正确的政策思路才能够推导出科学的政策方案。

政策问题根源分析的目标，就是针对特定政策问题，研制能够推导治本、治标、标本兼治政策思路的问题根源、影响因素和作用机制。政策思路推导的理论依据和操作思路，就是把这种关系定性、定量表达出来。

1. 推导政策思路的意义　政策问题的产生、发展和演变受一系列因素的影响。消除和控制某一特定因素，会导致问题作用机制的变化，从而解决或缓解政策问题；反之，放任或强化这些因素，则一定程度上加剧这些问题的严重性。只有建立在对问题的根源、影响因素和作用机制等通盘掌握的基础上，政策思路才有可能被系统推导出来。

2. 推导政策思路的基本思路　政策思路推导的基本思路是：根据特定政策问题的根源、影响因素、作用机制，反向推论出三类政策思路。

每一个特定政策问题，都有不同的根源和众多的影响因素。针对不同的影响因素，会形成不同的政策思路。不同的政策思路决定政策的不同性质。一般而言，明确了政策问题的根源，就可以推导出解决政策问题的治本思路，方案性质就是治本；明确了政策问题的影响因素，就可以推导出治标的政策思路，方案性质就是治标；依据政策问题的作用机制，或者综合治标和治本的政策思路，就可以形成不同类型的标本兼治的政策思路，方案性质就是标本兼治。

政策研制，最理想的是"标本兼治"，其次是治本，再次才是治标。除非存在"必须短期内控制问题严重程度"的诉求，一般情况下，治标的政策思路不是首选。先标本兼治，次治本，再治标这个梯度，是政策制定者和政策研究者工作重点的优先顺序，也是决策者择优抉择的理论依据。如果没有政策学的理论和方法作指导，仍然依据经验直觉制订方案，方案性质必然模糊，不可避免会出现三者之间的顺序颠倒。

在这个过程中，特别需要注意三个问题。

（1）明确前期基础：在政策问题根源分析阶段，针对特定政策问题，可以确定出相应的根源、影响因素和作用机制。针对某一特定根源或者影响因素，可以通过层次分析、演绎分析，界定其在作用机制中所处的特定环节、在政策问题形成和发展过程中所起的作用大小。在明确了政策问题的根源、影响因素和作用机制的基础上，就可以推导相应的政策思路。如果政策问题根源分析的基础不扎实、不系统，则必然影响到政策思路定性推导的科学性和系统性。因此，必须对前期基础进行评估，明确可能的缺陷，并有针对性地进行弥补。

（2）明确对应关系：理论上，从特定政策问题的根源、影响因素和作用机制推导出相应的政策思路,两者之间存在着数量上的一一对应关系——一个根源可以推导出一条治本政策思路,一个影响因素可以推导出一条治标政策思路。所以,政策问题的根源有几个,就有多少个治本政策思路;直接或间接影响因素有多少个,就有多少个治标政策思路。

一些具体的政策思路可以有机地组合,形成一个综合的政策思路。或者说在一个政策思路中可以包含一个以上的根源或影响因素。所以,政策思路的理论数量,是根源和影响因素排列组合的总数。当然,"标本兼治"的政策思路是最符合"高价值政策"标准的思路,也是政策制定者和研究者工作的重点。而综合性政策思路,一般而言,控制表象或解决问题的力度大于针对单因素的政策思路。由此可知,依据期望解决问题的程度,可以形成众多的备选方案。

(3)把握操作思路:政策思路与政策问题根源分析这种数量上的对应关系,只是提示如何系统把握政策思路的框架。在现实中研制政策方案也这么操作的话,必然陷入简单问题复杂化的数字游戏怪圈。所以,在现实中推导政策思路,可首先针对政策问题的作用机制,反向推导形成解决问题的标本兼治思路。一是因为标本兼治思路优于其他类型的思路;二是在政策问题的作用机制中,同时包含着根源 - 直接影响因素 - 政策问题 - 潜在危害等四种动态信息。所以,只要把握好这种动态关系,就能够进一步针对根源逐步推导出治本思路,针对直接影响因素推导主要的治标思路,同时,推导出三类思路与问题严重程度的关系,从而实现"政策思路推论"的目标,获得期望获得的主要结果,见图4-2。

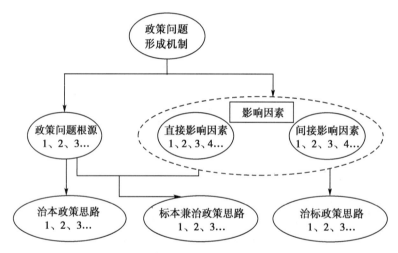

图 4-2　政策思路推论的操作思路示意图

(二) 确定政策目标的意义与思路

1. 确定政策目标的意义　明确的政策目标是政策方案中不可缺少的部分。解决特定政策问题的政策目标包括总体目标和若干子目标,两者共同构成目标体系。总体目标和子目标可以用一系列指标(指标体系)来表达,如果这些指标被量化,可以得到相应的目标值以及实现目标的期限。政策目标可以定性的表达,也可以半定量或者定量的表达。一个科学合理的政策目标,应当尽可能以定性和定量相结合的形式表达出来。

根据政策思路的类型,政策目标可以被划分为三大类:治本政策目标、治标政策目标和标本兼治政策目标。依据政策问题根源分析环节提供的信息,通过政策思路的推导过程,不仅能够明确三类政策思路,也能明确采纳该政策思路对于解决或者缓解政策问题可能带来的效果,即解决政策问题的程度(各类因素的优先顺序和归因)。换言之,政策思路是针对哪个(或者哪些)因素(影响因素、根源、作用机制)的,这一点是清楚的;如果这些单因素被消除的话,解决政策问题的程度也是明确的,这些量化指标便构成了潜在政策方案的政策目标。

这些量化指标,仅仅是消除某项因素能够在理论上获得的理想结果,对政策制定者和研究者来说，还需要综合评价各项因素对解决问题的作用程度，结合现实中政策资源和决策者对解决政策问题的期望程度，提出更为现实的可能目标，即特定政策目标。因此，现实目标是对理论目标的取舍，这些目标和指标能否进入一个政策方案，还受多方面条件的限制，但是，政策目标归根结底是指该项政策实施期望解决政策问题的程度。

确定了特定政策的总目标后，便可以根据政策思路中包含的特定根源和影响因素，针对性地来研制其子目标。通过对政策问题作用机制的再分析，可以厘清总体目标和各子目标之间的层次关系，建立起特定政策的目标体系。但是这一目标体系只是从内容和结构上定性表达了政策目标。在此基础上设计政策方案，仍然面临着政策目标不够明确的局面，如果能够把这些定性的目标定量或者半定量到一定的水平上，即把政策目标定量化，毫无疑问将使政策目标更明确。

视具体情况的不同，特定政策的总体目标和各个子目标，可以分别用一个指标或者多个指标来描述。选定了代表性的指标之后，通过这些指标数值的升降程度就可以大致判断政策目标的实现程度。特定子目标是否已经实现、所针对的影响因素是否已经被消除，可以通过设定指标值，即目标值来判断。

2. 确定政策目标的基本思路

（1）确定特定政策总体目标：对于任何一个政策问题，决策者在对它进行深入研究之前，都有一个主观上的判断，即主观上希望在何种程度上解决政策问题。这样的主观判断可变性比较大，往往是一个大致的目标范围。而政策思路推导环节所作的推导，则可以相对更加明确地指出每一个思路解决政策问题的能力和程度，目标范围比较集中。

在众多的政策思路中，通常会存在一条或者几条政策思路，它们解决政策问题的程度，坐落于决策者或者研究者主观期望的程度范围之内。根据上述思路所提出的特定政策总体目标，都达到了政策的"满意标准"，也有可能存在着几条政策思路，它们解决政策问题的能力高于决策者对政策问题解决的期望程度，能从更大程度上解决问题。基于这样的思路所提出的特定政策总体目标，都接近于政策的"最优标准"。因此，根据上述两类思路的每一种，都可以提出特定政策的总体目标，也都有可能被决策者所接受。

政策研究者或者制定者综合现实中政策资源、决策者的期望等因素，可以在这些政策目标中选择出一个或者几个作为特定政策的总体目标提出，供决策者最后抉择。为了保证特定政策总体目标的可操作性，通常情况下政策制定者或者研究者应该提出一个政策总体目标的范围，即解决政策问题的最低要求和最高要求。如果所有政策思路解决政策问题的能力都低于决策者的期望值，那么决策者只有降低期望，并在较低的期望值范围内确定政策总体目标。从制定高价值政策的角度，政策研究者和制定者应当在各种约束条件的限制下，尽可能研制、提出比较高的政策总体目标。对于每一个特定政策总体目标，都需要进一步分析、明确，形成一系列的子目标，为决策者作目标决策提供充分的信息基础。

从另外一个角度，在对政策问题期望解决程度较大，并且有相应的治本政策思路时，可以提出治本思路的总体目标；在对解决政策问题期望程度较大，但并没有相应的治本政策思路，只有一些治标政策思路时，可以提出治标的总体目标；在对政策问题期望解决程度不大，同时也有相应的治标政策思路时，可以提出治标的政策目标。

（2）研制标本兼治政策目标体系：一般情况下，研制政策目标的优先顺序与研制政策思路相同，依次为标本兼治、治本和治标的政策目标。如某个政策问题非常严重、急需要在短期内予以控制，或者有的影响因素作用非常大、有着非常恶劣的社会影响，也可以优先研制治标政策目标。这一政策思路和目标的性质，毕竟是治标的，所以，这里将重点围绕标本兼治政策思路，介绍如何研制政策方案目标体系的思路和理论基础，包括政策方案的总体目标、标本兼治目标、治本目标和治标目标等。

只要政策思路推导过程符合规范，且多重论证下显示出理想的接受程度和可行性，"标本兼治"政策思路不仅具备"理论上最优"的条件，也同时会体现出现实的最优。

　　另外，"标本兼治"政策思路包含了针对所有根源、影响因素尤其是直接影响因素的政策思路，也涵盖了对"问题危害 - 影响因素 - 问题根源 - 作用机制"动态任务链的理解。只要把握住这个动态任务链，确定该政策方案的总体目标较为容易：针对问题和问题的危害，把期望解决的程度定性定量表述出来即可。

　　在"标本兼治"政策思路中，消除根源的政策目标，可以被理解为政策方案中关键的子目标；同理，控制直接影响因素的目标，是重要程度次之的子目标，称为二级子目标；控制间接影响因素的目标，是重要程度更次的辅助性子目标，称为三级子目标。由此可以形成"标本兼治"政策思路的目标和目标体系，见图 4-3。

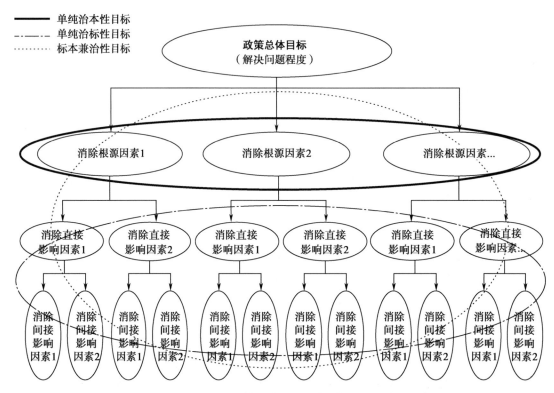

图 4-3　围绕标本兼治政策思路推导政策目标体系的流程示意图

　　由图 4-3 可以看出，政策目标体系中，围绕政策的总体目标，最重要的子目标是消除根源的治本目标，其次是消除直接影响因素的治标目标，再次是消除间接影响因素的治标目标，呈现出逐级放大的树状结构。实现各级子目标，则标本兼治政策目标也容易达成。

　　当然，现实中要做到面面俱到是很难的，甚至还会陷入过于"理想化"的境地。解决这个问题的思路有两个，第一，考虑三类目标之间，以及三类目标内部的优先顺序。逻辑上，可以做如下理论推论：如果消除了某特定根源，那么通过该根源起作用的影响因素自然就难以发挥作用；如果消除了某根源的特定直接影响因素，那么通过影响因素起作用的间接影响因素也就难以发挥作用。第二，结合政策问题确认中"可解决性"概念，上述庞大的目标体系，可以简化成两个内容：一是可以被消除的根源因素，这是研制目标体系的重点；二是无法被消除的根源因素，是研制目标体系时补充说明的部分。

　　现实中研制标本兼治政策目标体系时，往往只是从已经被筛选出来的标本兼治政策思路中，按照其优选顺序逐一着手。针对特定标本兼治政策思路形成的政策目标、子目标，其最终结果只是上述"理想化的标本兼治政策目标"体系的一个部分。但是，作为政策研究者，系统全面地分析是必需的，只有在全面了解目标体系中大小目标的关系之后，才能够去繁求简。

依据图 4-3 所示，围绕标本兼治政策思路推导目标体系的过程，事实上已经包含了如何研制单一治本或治标政策目标的思路，只要依据"问题危害 - 影响因素 - 问题根源 - 作用机制"动态任务链中的定性定量关系，明确消除某个因素能够多大程度消除问题和危害，就能得出相应的单一治本或治标政策的总体目标。

"问题危害 - 影响因素 - 问题根源 - 作用机制"的动态任务链及其关联强度，是问题发生发展过程中形成的社会现实，不随政策制定者和研究者的意志转移。所以，政策总体目标能否实现、实现的程度，取决于能否把握总体目标和子目标之间、子目标相互之间的依赖、互存和作用关系。

（3）量化政策目标：在政策目标、子目标的基础上，已经建立了政策目标的框架，可以明确指出政策目标需要在哪些方面达成。但是这时的目标依然是定性的，如果能够把这些定性的目标定量或者半定量化，毫无疑问将使政策目标更明确。

直接把政策目标定量是困难的，需要找出能够把政策目标和子目标定量的媒介性工具，即能够代表政策目标和各子目标的指标。由于在政策目标分解的过程中，每一个子目标都已经指向了一个相对明确的内容，因此寻求能够代表各政策子目标的指标在理论上也是可能的。视具体情况的不同，特定政策的总体目标和各子目标可以用一个或者多个指标来代表，这些指标可以是定量指标也可以是半定量（定性）指标。

选定了代表性的指标之后，通过这些指标数值的升降程度就可以大致说明对应的因素是否已经被消除或者被消除的程度。特定子目标是否已经实现、所针对的因素是否已经被消除，也可以通过特定的指标是否达到了预定的指标值来判断。这一预定的指标值称之为目标值。

根据特定政策思路推导出来的政策目标，其总体目标已经基本确定，即：在多大程度上解决政策问题已经明确。由于在根源机制分析和思路推导中，已经对解决政策问题的程度有了大致的定量判断，因此在其目标值的确定上也相对比较容易，只需在各指标基础值的基础上，依据对政策期望、现实条件的分析，对其进行增加或减少。

政策子目标的目标值，用于判断特定根源或者影响因素是否得到消除或者控制在特定的水平。由于在政策思路推导中，已经明确了消除每一特定根源、影响因素之后的特定政策效果，也就是在子目标值（代表消除某一因素）与政策的总体目标值之间已经形成了数量对应关系。因此，借助这一关系，根据政策总体目标所对应的目标值，可以推导出各子目标对应的目标值。

总之，政策目标量化的结果，就是形成了描述政策目标的一系列指标和对应的目标值。在此基础上，根据指标值是否达到了目标值，研究者或决策者可以清晰地判断对应的政策子目标是否实现。当一个政策总体目标中所有子目标对应的指标，都达到预定的指标值时，政策总体目标就得以实现。

（三）构建方案轮廓的意义与思路

1. 构建方案轮廓的意义 政策目标的实现依赖于各子目标的实现。研究如何实现政策目标，首先要研究如何实现子目标。政策子目标主要是针对政策问题的根源和影响因素而确定，它的内容是"消除特定影响因素"，因此实现子目标的方法和措施，就是消除特定影响因素的方法和措施。实现特定子目标，可采用的方法和措施往往不止一个，所以，即使政策目标相同，也可能因为采用的方法和措施的不同，形成不同的方案轮廓。对于只包含一个因素（根源或者影响因素）的政策目标，其本身就相当于一个子目标，消除该因素的任何一个方法措施都构成一个政策方案轮廓。

政策方案轮廓与可形成的政策方案之间存在着一一对应的关系。在任何一个特定政策方案轮廓的基础上，都可以深入设计形成特定的政策方案。不同的政策方案轮廓所形成的政策方案也不同,特定政策方案轮廓因治标还是治本的特征不同,根据它所设计形成的政策方案有治标、治本之分。

2. 构建方案轮廓的基本思路

(1)搜寻达成目标的方法和措施:政策方案轮廓构建是围绕政策目标和目标体系,寻求达成政策目标(包括子目标)的方法和措施,进而将这些方法和措施,围绕目标和子目标有机组合,形成实现政策总体目标的方案轮廓。方案轮廓在政策目标体系与政策方案之间架起了过渡性的桥梁,使政策方案的设计有章可循,并保证所设计方案能够围绕政策目标的实现而展开,见图4-4。

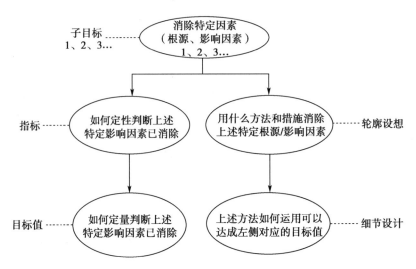

图4-4　政策方案轮廓构建、细节设计和目标体系的关系

(2)形成方案轮廓:实现特定子目标,可采用的方法和措施往往不止一个,所以,即使政策目标相同,也可能因为采用的方法和措施的不同,形成不同的方案轮廓。对于包含两个或者两个以上子目标的政策目标,通过分别寻求实现各子目标的方法措施,然后围绕如何实现特定政策的总体目标,对它们进行有机组合,便可以形成相应的政策方案轮廓。

(四)优化细节设计的意义与思路

1. 优化方案细节设计的意义　从研制高价值政策的角度,有了定量的目标值,对政策方案的研制就不应该停留在方案轮廓的水平。科学的政策方案,必须尽可能地保证这些定量目标值的达成,只包含方法措施的政策方案轮廓显然是做不到这一点的。因此对政策目标的定量、对政策方案的细节设计,是研制高价值政策必须要做的工作。但是,在一些特殊情况下,比如定量的数据不可得、政策目标无法定量等,这时也只能以方案轮廓为蓝本,补充形式上的内容,作为政策方案提出。

政策方案轮廓中,一般已经定性地描述了针对某一个特定的子目标可以采用的特定方法。但是,需要对方法运用加以规范明确,才能够保证在方法实施后,特定的政策目标值可以实现。因此,细节设计中,需要首先对各种方法措施如何运用作进一步明确,在可能的情况下,明确各种方法措施的定量投入水平,归纳总结这些方法措施以及如何协同实施,保证全面实现政策目标体系中的目标值。这样,细节设计的关键部分就基本上完成了。在此基础上,补充政策方案在形式上需要的内容,一个完整的政策方案就形成了。至此,政策方案研制的过程结束。

2. 优化方案细节设计的基本思路

(1)筛选与细化方案轮廓:针对特定的政策目标,可以形成的政策方案轮廓未必只有一个。如果政策方案轮廓的数量很少,只有一个或者几个,就可以逐一进行细节设计;如果方案轮廓的数量很多,就必须先筛选出部分政策方案轮廓进行细节设计,或者对政策方案轮廓的细节设计顺序加以排序。

在现实的政策制定过程中，如果政策目标没有精确到定量化的阶段，政策方案的研制也并非不能进行，它只能通过定性地构想一些方法措施，深入到政策方案轮廓的阶段，然后将筛选出的部分政策方案轮廓作为基本政策方案提出。一些指导性的政策通常如此。

如果政策目标能够用指标表示，并能够精确到定量的程度，那么对于方案轮廓构想可以带来以下的好处：子目标的代表性指标，可以为寻求各种方法措施提供思路；定量的目标值，可以给方案研制者提供更准确的依据，以初步判断各种方法措施运用上的适宜性，并指导方案研制者更科学地组合这些方法措施，形成更合理的政策方案轮廓。

（2）完善政策方案形式：一般来说，一个完整的政策方案包括诸多内容。这些对政策方案形式上的要求，也是细节设计的工作目标和内容。

细节设计工作，也是检验政策问题确认、政策问题根源分析以及政策方案研制等前期工作质量的过程。所谓的"拍脑袋"决策，大多是没有做这些前期的工作，或者前期工作做得不扎实。

第二节　政策方案研制的操作步骤

政策方案研制是一个连续的过程，必须围绕"制定高价值政策"的统一要求，在政策方案研制过程中，存在着以下五个相互关联的阶段性要点：政策思路的推导、政策目标的提出和目标体系的形成、政策目标的指标化与定量化、政策措施的寻找和方案轮廓的构建、政策方案的细节设计。

根据这五个阶段性要点和政策方案研制的目的、目标和任务，以及从政策思路推论到方案细节设计的具体内容，政策方案研制过程分为四个步骤：政策思路推导、政策目标明确、方案轮廓构建和方案细节设计。表 4-3 中将四个步骤的名称、起点、终点和目的做了归纳性介绍。而图 4-1 则用模型的方式，表述了政策方案研制程式及四个步骤的逻辑关系。

表4-3　政策方案研制环节的步骤

步骤	起点	终点	目的
政策思路推导	政策问题根源分析提供的信息，包括根源、影响因素和作用机制	一系列政策思路。包括思路所针对因素、预期效果、优选顺序	形成治标、治本、标本兼治等三类政策思路
政策目标明确	思路研制环节形成的政策思路	结构清晰、有序协调的目标体系，并明确政策目标的定量值	判断期望解决政策问题的程度，形成定性、定量的目标体系，为方案研制提供基础
方案轮廓构建	针对特定政策子目标的方法措施	一系列的政策方案轮廓、方法措施明确	形成从整体上实现政策目标的方案轮廓，在政策目标与方案之间架起过渡性桥梁
方案细节设计	对政策方案轮廓的筛选	政策方案：能实现政策目标、形式上完备	形成现实中可直接采纳运用以实现政策目标的政策方案

因为元政策、基本政策、具体政策在具体内容、作用与性质等方面的不同，政策方案研制的各个子步骤并不一定适用于所有政策类型。比如，元政策侧重于价值陈述的特性，决定了很难、也没有必要给元政策确定具体、量化的目标值。因此，一定程度上讲，本节所介绍的政策方案研制的子步骤更适用于具体政策方案研制。

一、推导政策思路的操作步骤

（一）目标与原则

政策思路推导的基本目标，是根据特定政策问题的根源、影响因素、作用机制，反向推导，形成治标、治本、标本兼治三类政策思路。通过政策思路推导，明确：①各种单项的治本和治标政策思路（理论上其数量与政策问题的根源和影响因素数量相同），以及标本兼治的政策思路（针对政策问题作用机制，反向综合推导）；②特定思路所针对的影响因素是什么，即通过控制某个影响因素来解决或缓解政策问题；③特定思路可能的政策效果，即如果采纳某特定思路的话，能够在多大程度上解决政策问题；④三类思路中，各种标本兼治思路的优选顺序、治本思路的优选顺序、治标思路的优选顺序。

高价值政策的产出，既要保证技术分析的科学性，也要保证价值判断的合理性。政策思路的推导过程应遵循四个原则：一是动态关系原则，即把握问题根源、影响因素和作用机制与治本、治标和标本兼治思路之间的动态关系。二是信息继承原则，即必须以"政策问题根源分析"环节提供的信息为基础。三是优先顺序原则，即将工作着力点放在标本兼治思路推导上。四是反向演绎原则，即根据根源、影响因素和问题的作用机制，反向推导得到对应的政策思路。

（二）步骤与方法

围绕政策思路推导的目标与内容，具体操作步骤如下（表4-4）。

表4-4　政策思路推导的具体步骤及常用方法

子步骤	主要内容	常用方法
前期信息继承	确保政策问题的根源、影响因素、作用机制的相关信息完整	规范分析法、补缺调研
政策思路推导	根据前继环节信息，反向推导出消除或缓解问题的根源、影响因素与作用机制的思路	逻辑演绎、理论和模型方法
优先顺位推论	明确不同政策思路被采纳实施，对于解决或者缓解政策问题可能带来的效果	逻辑演绎、文献论证、各方论证

1. 前期信息继承　全面继承政策问题根源分析阶段已经得到的信息。如前所述，在政策问题根源分析阶段，如果操作得当的话，应该已经收集和明确了如下信息：政策问题的根源、直接、间接影响因素和作用机制，问题的严重程度，各类因素对领域、社会和各方利益集团产生的危害及程度。而且，这里所谈的明确，应该是定性和定量两个方面。另外，对这些根源、影响因素和作用机制，也已经有了各方利益集团接受程度的论证结果。

该步骤的具体任务是，运用规范分析法，围绕政策问题根源分析的目的、目标、可考核指标等，分析前阶段工作提供的信息是否完整。如果完整的话，政策思路推论过程就容易操作；如果没有完成或欠缺很大，就需要做补缺调研。

2. 政策思路推导　根据政策问题根源分析环节得出的信息，反向推导获得消除或缓解问题的根源、影响因素与作用机制的基本思路。这一步骤的工作分为两部分。

（1）围绕问题的根源、影响因素与作用机制，一一对应地反向推论出相应治本、治标、标本兼治的政策思路。其结果是获得与根源、影响因素、作用机制数量上相等的基本思路。这一推导的过程，是逻辑推理和演绎推理的过程。为确保政策思路推导结果的可接受性，可以采用文献归纳方法，收集和分析相关文献，来明确推导的思路普遍接受的程度、明确思路的制约因素；也可以采用多方论证方式，吸纳可能的相关利益群体，进行定性、定量的论证，明确各方的接受程度和操作的可行性。

（2）在推导出的基本政策思路的基础上，依据各根源、影响因素、作用机制之间存在的各种关联，综合建立相应的政策思路模型。这一过程需要遵循"理论和模型研究工具和过程"。通过思路模型可以明确政策思路的预期效果、潜在目标和措施。

3. 优先顺位推论　在思路推导的基础上，针对作用机制中涉及的问题根源、直接和间接影响因素及重要性顺序，逐个进行推论，界定其在作用机制中所处的特定环节、在政策问题形成和发展过程中所起的作用大小，从而明确该政策思路一旦采纳，对于解决或者缓解政策问题可能带来的效果。这也为政策目标的明确、实现目标的措施与方法的选择、政策方案的选择等工作提供了依据。

二、确定政策目标的操作步骤

（一）目标与原则

本步骤的目标包括两方面：一是确立政策目标（policy objective），在政策思路的基础上，确定特定政策的总目标、子目标。二是政策目标的量化，选取合适的政策指标，并尽可能地用定量、半定量的指标值描述政策目标、子目标。通过这两个过程，建立"政策问题根源分析（根源、影响因素和作用机制）、政策思路政策目标"之间的定性、定量关系。

除了严格遵循动态关系原则、信息继承原则、优先顺序原则外，政策目标明确尚需考虑和遵循"针对性、可行性、协调性、具体性、规范性"五个原则。针对性，要求目标的制定要针对政策问题的危害程度和定量思路中能解决的程度；可行性，要求目标制定中要充分考虑约束条件；协调性，要求子目标之间互不冲突，共同支撑总目标；具体性，要求政策目标语言简明、时限明确，并尽量定量化；规范性，要求目标要明确政策方案中必须包含的元素。

（二）步骤和方法

政策目标确定的过程，实际上是明确和量化政策目标体系的过程。如果前期工作完成了既定的定性定量目标和任务，推导和量化就是一个统一的过程；如果前期工作的定性定量目标和任务完成不佳，则存在一个补遗的工作。推导、确立政策目标体系的操作过程可以分为三个步骤，具体步骤及方法见表4-5。

表4-5　政策目标明确的具体步骤及常用方法

子步骤	主要内容	常用方法
明确政策预期	明确政策利益相关者尤其是决策者希望在多大程度上解决政策问题	名义团体分析、焦点组访谈；文献归纳；利益相关者分析
确立目标体系	定性推导、确立政策的总体目标、子目标，建立目标体系	逻辑演绎，德尔菲法、意向论证等论证方法
政策目标量化	选择合适的政策指标，并明确政策指标的标准（即目标值）	逻辑演绎、直觉与头脑风暴、德尔菲法、专家咨询，数学、统计学等方法

1. 明确政策预期（policy expectation）　本步骤要做的就是把政策利益相关者，尤其是决策者对政策目标的主观判断，即主观上希望在何种程度上解决政策问题，定性定量表达出来。通常可以通过咨询、访谈等方式，获取各方对于政策问题解决程度的主观预期；然后，通过加权平均等方式方法进行汇总。这样，就可以明确各方对政策的预期。通过明确利益相关者的"预期政策目标"，对于以后的工作，如政策的可行性分析、实施、评价等都有重要意义。

2. 确立目标体系　明确目标体系主要是定性推导、确立政策的总目标、子目标，构建政策目标体系,并分析目标可能达到的程度,主要内容包括以下方面。

（1）依据政策思路（模型），进一步明确"根源 - 直接（间接）影响因素 - 问题 - 危害"动态关系（定性和定量），针对有条件消除的根源、影响因素及其与问题和危害的（定量）关系，运用逻辑演绎和推导方法，确定该问题可被解决的程度，即理性的方案总体目标。同理，可得相应的子目标，并建立目标体系。

（2）依据可解决性概念，结合前期明确的"预期政策目标"，运用各类论证方法，如意向论证、德尔菲法等，论证和明确消除问题根源及影响因素的可能性，确定政策问题的可解决程度。

3. 量化政策目标 目标量化实际上是确定政策指标及其标准（即目标值）的过程，可分为两个步骤。

（1）政策目标指标化：政策指标（policy index）是政策目标的具体说明，是衡量政策目标的质和量的尺度。通常，一个政策会有若干个目标，也可以用若干个具体的指标作为衡量与说明的尺度。这种尺度可以是定量的，如儿童死亡率下降1%；也可以是"质"的、定性的，如强化基层医疗卫生机构康复功能。选用指标的方法可以沿袭经典的有代表性的指标，也可以采用头脑风暴、专家咨询等方法、经过多重论证后加以选用。为保证质量，原则上都要对指标的信度、效度等进行测量。总之，逻辑演绎、直觉与头脑风暴、德尔菲法、文献归纳等方法，可以帮助完成这个步骤的工作。

（2）政策指标标准确定：首先，利用现场调查、二手资料提取等收集资料，明确现状及现实的制约，如政策方案制定与执行间关系、相应资源的可得性等。其次，采用德尔菲法、专家咨询等定性方法与数学、统计学等定量方法，在现实制约与政策期望之间进行平衡，确定现实的政策指标标准（即目标值，包括总体目标值与各子目标值）。最后，对确定的定性、定量值，采取多方论证、意向论证等方式，吸纳利益相关者意见，最终明确政策目标值。

三、构建方案轮廓的操作步骤

（一）目标与原则

本步骤的基本目标为：①明确实现特定子目标可采用的方法和措施；②明确方法和措施的关系及其作用程度；③明确方法、措施的实施条件、障碍及障碍消除策略；④明确达成目标的时间要求和预期效果的优劣；⑤形成政策方案轮廓。

方案轮廓构建过程中，除了科学、合理等共性的原则外，还要遵循以下原则：①优势互补原则。即政策制定者、研究者、执行者等共同努力，明确实现子目标的方法和措施步骤，保证其规范性、全面性、系统性。②优选组合原则。即从实现每一个子目标的方法措施中，除了保留互补的方法和措施外，依据对子目标的作用强度大小，优先选择那些相互排斥的方法，有机地加以组合，形成政策方案轮廓。

（二）步骤与方法

方案轮廓构建的步骤及方法见表4-6。

表4-6　方案轮廓构建的具体步骤及常用方法

子步骤	主要内容	常用方法
搜寻方法措施	系统收集、精确界定和表述实现子目标的方法和措施，并进行多重论证	参考"界定存在问题"的方法
明确作用程度	明确上述方法和措施如被采纳，对实现特定子目标的作用强度	因果分析法、名义团体法、焦点组访谈、意向调查、利益相关者论证等
形成方案轮廓	围绕特定目标，对实现目标的方法、措施有机组合，形成方案轮廓	类比法、枚举法、专家咨询等

1. 搜寻实现政策目标的方法和措施　根据研制的政策目标,遵循和借用政策问题确认中"界定存在问题"过程的思路、步骤和方法,针对特定政策的子目标,系统收集、精确界定和表述实现子目标的方法和措施,并对此进一步组织各方进行多重论证,验证各方接受程度、完善界定这些方法和措施。

2. 明确所搜寻方法和措施的作用程度　针对收集并界定的实现目标的措施,可选用因果分析法、名义团体法、焦点组访谈、意向调查等方法,重点组织政策制定者、执行者,以及相关的利益集团进行论证,以明确这些方法和措施如被采纳的话,对实现特定子目标的作用强度,形成优先顺序。

3. 形成有机组合的政策方案轮廓　围绕特定的子目标,逐个总结和归纳实现这些目标的方法和措施,然后有机地加以组合,形成政策方案轮廓。不同的政策思路和目标,均可以形成相应的轮廓。运用类比法和枚举法,包括专家咨询等可以完成相应的工作。

四、优化方案细节设计的操作步骤

(一)目标与原则

细节设计的具体目标主要包括:①分析实施障碍,可以确切指出某一措施方法的落实难点;②评估所需资源,尽可能定量描述政策实施所需人、财、物等资源;③预测方案效果,对各种措施的实施后果可以定量描述;④完善方案形式,符合相关政策文本的要求。

客观表述、不以个人偏好左右方案的基本内容,是必须遵循的首要原则。同时,还要遵循逻辑动态原则,定量地反映这种动态逻辑关系。

(二)步骤与方法

1. 筛选政策方案轮廓　围绕既定的目标,遵循一定标准,如预期政策效果大小、所用方法措施的实施难度、需要的资源多少等,对方案轮廓进行筛选或排序。方案轮廓筛选的方法很多,如比较分析、系统分析、意向调查、专家咨询、多方论证、逻辑演绎等方法见表4-7。

表4-7　方案细节设计的具体步骤及常用方法

子步骤	主要内容	常用方法
方案轮廓筛选	遵循既定标准,对方案轮廓进行筛选和排序	比较分析、系统分析、逻辑演绎、专家咨询、多方论证等
论证资源条件	论证政策目标达成可能带来的损益、采取措施所需消耗等	逻辑演绎、各种论证方法、现实数据模拟等
明确政策障碍	分析潜在利益集团及其受影响程度、影响能力(优先顺序)等,明确目标达成的条件与动力、阻力等	类比法、枚举法、专家咨询等
总结归纳前期成果	总结问题确认、根源分析的结果,总结方案研制前三个环节的内容,形成方案细节设计的基本框架	—
形式完善	依据特定政策文本的形式要求、前期总结的成果,完善政策文本形式	—

2. 论证政策资源　考虑政策资源和实施条件主要根据以下几方面的论证结果:一是政策目标的达成可能带来的政策损益;二是采取措施所需的时间、精力和人财物等;三是政策成败的预后估价等。逻辑演绎及各种论证方法、现实数据模拟等方法,可以帮助政策制定者和研究者完成这步的工作。

3. 明确主要障碍 每一个政策一定会有诸多利益相关者，必定受到政策环境的影响。这一步的主要工作就是，运用卫生系统宏观模型所展示的"子模 - 概念 - 指标"的联系，以及子模之间的联系，应用系统分析、利益相关者分析等理论和方法，分析潜在的利益集团及其受政策影响的程度、对政策影响的能力（优先顺序）等，从而明确目标达成的条件与动力和阻力，并进一步分析增加动力、消除阻力的基本措施，所需技术及各相关部门职责等。

4. 总结前期结果 依据政策问题确认的结果，总结归纳政策针对的问题、政策问题的重要性、严重程度和利益集团；依据政策问题根源分析结果，总结归纳问题的危害，以及解决问题的意义；依据政策思路和目标研制结果，总结归纳政策思路、总体目标、目标体系；依据轮廓设想结果，总结归纳达成目标和子目标的常用措施和方法，形成方案细节设计的基本框架。这里要注意的是这几部分工作结果之间的逻辑关系，另外，细节设计的轻重缓急，参照标本兼治、治本、治标三类政策思路的优先顺序；应急性的政策方案，还要根据具体情况确定。

5. 完善方案形式 在前期工作的基础上，对政策方案的形式进行检查，确保政策方案所需的基本内容全部被包括在内，确保各项形式要件齐备。一般来说，一个完整的政策方案应该包括以下内容：①简要说明政策针对的问题、问题的危害，以及解决问题和消除危害的意义；②政策思路和总体目标的确定与表述，以及政策方案实施的预期效果；③目标体系，尤其是关键子目标的表述；④基本方法和措施的表述；⑤政策方案的适用对象、运用期限和阶段；⑥方案所需的各种条件和要求，包括机构、人员等各类资源配置要求；⑦方案的必要说明，如需要注意的问题、主要障碍等。这些对政策方案形式上的要求，也是细节设计的工作目标和内容。

第三节 政策方案研制的主要方法

政策方案研制是一个不断研究和探索的过程，这个过程中的每一个步骤都有各自的目的、目标和子步骤。为了实现这些目的、目标，需要特定的研究方法。方法选择是否恰当，将直接影响到政策方案研制的结果。

一、政策方案研制方法的选用重点

研究方法通常分为三个层次：哲学方法论、一般科学方法论和具体科学方法论。政策学是一个综合性的学科，它不排斥任何有用的方法，在政策方案研制中可用的方法是极为广泛的，但是也因为可用方法众多，政策制定者和研究者如何选择，成为现实工作中非常重要的问题。

本章阐述的方案研制四个步骤，在一个具体的政策方案研制过程中，实际上已经形成了所谓的"指导性研究方法"。按照这一思路和步骤研制的政策方案，在方向上不会发生大的偏差。事实上，在政策制定科学程序中，每一环节的具体步骤都是如此。另外，在政策方案研制过程，主要是围绕目的采用一系列的研究、分析尤其是论证方法，这些方法由于时间、资源、政策重要性、方案研制主体的不同，适用性也各不相同。

对技术性方法进行选择，主要依据下列情景：①方案研制的时限要求，即时间是紧迫还是充足；②政策影响力的大小，即政策的重要程度是重大政策还是一般政策；③决策者或者研究者所拥有的人力、物力等资源是否充足；④方案研制过程中，政策研究者和制定者的参与程度，结果见表4-8。

表 4-8　不同条件下各类方法的选用重点

选用条件		预测和计算方法	资料收集方法
时限要求	紧迫	定性：直觉、专家预测	常规统计资料提取、小规模调查
	充足	定量：数学、统计预测	抽样、大规模调查
政策影响力	重大政策	多种方法综合运用	各种方法综合，尤其注重大规模调查、纵向调查/历史资料
	一般政策	选用几种有效方法	视时间要求和拥有资源而定
拥有的资源	有限	定性为主，如专家咨询	常规统计资料提取、专家访谈
	充足	定量与定性相结合	抽样、现场调查
方案研制主体	研究者为主	定性-定量结合	—
	制定者为主	定性为主，力求定量	—
	两者结合	定性-定量结合	—

二、政策方案研制阶段的常用方法

（一）逻辑演绎

逻辑是一种通过概念、判断、推理、论证来理解和区分客观世界的思维过程。演绎推理（deduction）是一种重要的逻辑推理方式，就是前提与结论之间具有必然的推出关系的推理，即以给定的前提出发，人们只能推出一个确定的结论。如果推理符合正确推理的要求，其结论也必然是正确的。演绎推理区别于归纳推理、类比推理的显著特征就在于：其前提和结论之间存在必然联系。也就是说，在演绎推理中，如果前提是真的，只要推理形式正确，该推理的结论也必然正确。例如，假若经过各种论证，能够证明下面两个命题的正确性："政府投入不足是'看病贵'问题的根源""解决根源问题就能够从根本上解决问题"。那么，通过演绎推理，得出的必然结论就是："解决投入不足问题，就可以从根本上解决'看病贵'问题"。演绎推理也有多种方式，详细内容可以参阅相关逻辑学著作。

通过演绎推理方法的阐释，使我们更加明确了根源分析的重要性：只有政策问题根源分析得出的结果是对的，即得到了推理所需的正确的前提，通过推理过程得出的政策思路才会是合理的。

（二）规范分析法

规范分析法（normative analysis）是经济学分析中常用的方法，现在被广泛应用于多种学科。规范分析法是与实证分析法相对而言的一种方法，它以一定的价值判断作为出发点，提出行为的标准，并研究如何才能符合标准。也就是从已有的价值标准出发，通过严密的分析判断与推理，对事物是否符合价值标准进行判断。规范分析属于认识范畴，主要应用演绎推理的方法。在政策研究中，它从抽象的普遍原理出发，分析得出对特定政策的结论。

规范分析法力求回答"应该是什么"的问题，涉及应不应该、合理与否的问题。可见，规范分析法是对活动价值进行判断。而价值判断是对经济事物社会价值的判断，即对某一经济事物是好还是坏作出判断。所谓好坏，也就是对社会有积极意义还是消极意义。但是，由于人们的立场、观点、伦理道德标准不同，对于同一个经济事物，就会有不同甚至截然相反的看法。所以，对于政策研究者、制定者，建立共同认可的价值标准就显得格外重要。

在政策方案研制中，规范研究主要回答的问题是：应该确定什么样的政策目标？应该怎样才能实现政策目标？其基本结论是：如果你要尽可能地达到某种政策目标，那么特定政策环境下，就应该采取某种规定的行动。规范分析法在政策方案研制中有广泛的应用价值。当然，政策规范分析所确定的政策目标能不能实现、实现到什么程度，最终要靠实践检验。

（三）利益相关者分析

利益相关者分析（stakeholders analysis）是找出事件中的利益相关者，分别对这些利益相关者本身及两两之间进行优劣势分析，从而得出解决事件中问题的策略和结论的方法。

作为一个明确的理论概念，利益相关者（stakeholder）理论是 1963 年由斯坦福研究所提出的。通过后续研究，利益相关者理论逐步成为一个独立的理论分支，并建立了比较完善的理论框架，得到广泛应用并取得了很好的效果。该理论的关键是：任何组织和事件发展都离不开利益相关者的投入和参与；组织追求的是利益相关者的整体利益，而不能仅仅是某些主体的利益；某些利益相关者所处的地位非常有利，且又能够削弱决策者的自主权，影响决策的方向；利益相关者与组织生存和发展密切相关，他们为组织发展分担风险，付出代价；组织发展受其利益相关者监督。

利益相关者分析的步骤大体可以分为四步：①识别利益相关者。"利益相关者是那些因公司活动受益或受损，其权利也因公司活动而受到尊重或侵犯的人。"（1988 年弗里曼）通常，可以通过头脑风暴法等方式，分析政策可能影响到哪些人，包括受益人、受害人、受影响的人和其他利益相关者。②分析利益相关者的利益构成。即分析政策会影响到这些群体的哪些利益，影响程度多大等。③分析利益相关者影响力。就是分析利益相关者的重要程度及其对政策的影响力范围、大小等。按照重要程度，利益相关者可分为三类：关键利益相关者，是指那些能够显著影响一项活动或者对其成功很重要的利益相关者；初级利益相关者，是指那些最终或直接被一种活动所影响的个体、群体或机构，是活动的受益者（受到正面影响）或受损者（受到负面影响）；次级利益相关者，是指所有其他的个体或者机构，他们在活动中有一定的利益关系或者间接的作用。利益相关者影响力及重要程度分析主要内容包括：权利和地位的拥有程度、组织机构的级别、对战略资源的控制力、其他非正式的影响力、与其他利益相关者的权利关系、对政策取得成功的重要程度。④制定参与方案。在已获得利益相关者的相关信息、明晰了不同利益群体之间的关系之后，重点关注主要利益相关者，制定主要利益相关者参与政策方案制定、实施及管理等的方案。

在分析利益相关者的重要性、影响力、支持程度等时，可以采用四分格、九分格等方式（图 4-5，图 4-6），进行利益相关者划分。

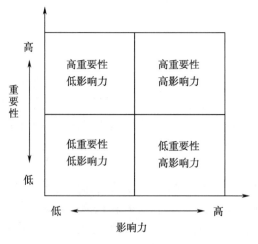

图 4-5　重要性／影响力矩阵（四分格）

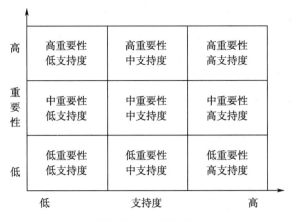

图 4-6　重要性／支持度矩阵（九分格）

　　利益相关者分析的分析对象是已经发生的事件，通过已经发生的事情来推测利益相关者的利益、重要性、影响力等。另外，在分析中，必须注意各方掌握资源的情况，相关方受益或受损的情况。同时，还要注意，不同相关方可能会形成利益共同体，也就是要系统地分析利益相关者之间的关系。

（四）目标图形化方法

　　目标图形化方法（objectives mapping）是用来排列目的、目标以及它们与政策方案的关系的一种方法和技术。它用目标树（objectives tree）来表示目标。这种树形图把目标分成不同的层级，把不同的目标均归类到更高级的目标之下，通过可视化的方式和分支层次来表示项目目标之间的逻辑关联。它们垂直排列，其中一些目标实现是另一些目标所必需的因素。图 4-7 表现的是美国国家能源政策的目标树。通过这一图形可以更好地理解目标图形化的方法。在绘制目标树时，分析者首先要从现有或能产生新目标的目标入手，这正如图中的大目标，再产生首要目标和次要目标。形成一整套目标后，就可以将它们逐层进行排列。在目标树中，越往上目标就越笼统、宽泛，自上而下逐步走向具体。可见，目标图形化有助于将复杂的目标清晰化，进一步澄清实施政策的目的；同时，能回答如何实现这些目标问题，有助于分析目标的可行性。

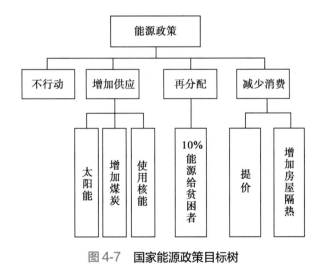

图 4-7　国家能源政策目标树

本章小结

　　本章在政策方案研制基本概念基础上，重点介绍了政策思路推导、政策目标确定、方案轮廓构建与方案细节设计的目的、思路、步骤与方法。

1. 政策方案研制是在明确了政策问题的根源、影响因素及其作用机制的基础上,分析推导解决政策问题的政策思路、明确政策目标,并就如何实现政策目标而研制出一系列政策方案的过程。其基本目的是提供各种可能的科学、客观、可行的政策方案,供决策者备选;基本任务是推导政策思路、明确政策目标、选择措施手段、研制政策备选方案。

2. 政策方案研制是一个动态过程,包括政策思路推导、政策目标确定、方案轮廓构建、方案细节设计四个步骤。其中,政策思路推导包括前期信息继承、政策思路推导、优先序位推论三步;政策目标确定包括明确政策预期、建立目标体系、量化政策目标三步;方案轮廓构建包括搜寻方法措施、明确作用强度、形成方案轮廓三步;方案细节设计包括筛选方案轮廓、论证政策资源、明确主要障碍、总结前期结果、完善方案形式五步。

3. 政策方案研制方法选择的主要依据是:方案研制的时限要求、政策影响力的大小、决策者或者研究者所拥有的资源、方案研制过程中政策研究者和制定者的参与程度等。

（吕　军）

思考题

1. 简述政策方案研制的基本目的与意义。
2. 简述政策方案研制的基本任务及逻辑思路。
3. 政策方案研制的基本步骤包括哪些?
4. 选择政策方案研制方法的主要依据有哪些?
5. 政策方案研制中哪些地方容易出现主观上的错误,如何避免?

第五章　政策方案可行性论证

通过政策问题确认、政策问题根源分析、政策方案研制三个环节的研究，可形成解决特定问题的标本兼治、治本和治标三类备选政策方案。本章将介绍政策制定科学程序的第四个环节——政策方案可行性论证，阐述如何评估解决特定问题的备选方案，明确其可行性，并根据论证结果来优化备选方案，最终撰写论证报告，明确各个备选方案是否可行，现实情况下何者最优。围绕政策方案可行性论证，本章将在介绍目的、任务和逻辑思路基础上，阐述操作步骤、具体方法等。

第一节　政策方案可行性论证的目的与逻辑思路

一、政策方案可行性论证的基本目的与任务

（一）政策方案可行性论证的基本目的和意义

科学合理的政策方案，为高价值政策的形成奠定了基础。但是，在政策方案转化为政策付诸实施之前，还必须进行政策方案可行性论证。理想的政策效果源于合理的政策方案，合理的政策方案源于政策问题根源、影响因素、作用机制的明确，由此也就形成了针对作用机制的标本兼治方案，针对问题根源的治本方案和针对影响因素的治标方案。上一章已经阐明，这三类政策方案从期望达成的效果和解决问题的程度，通常的优先序位是标本兼治方案优于治本方案，治本方案优于治标方案。然而，现实中，难免会遇到各种各样的限制条件，包括政治、经济、技术和社会文化等方面的制约，因此，针对这三类政策方案，需要进行可行性论证。

政策方案可行性论证包括如下基本目的：①明确每一个备选方案是否可行；②明确可行的备选方案中"何者为优"；③通过对"……政策思路-政策目标-目标指标-措施方法"关系的再次把握，修正和完善"最优"的备选方案；④通过可行性论证，进一步促进政策制定者和研究者之间优势互补。这四个基本目的中，第一和第二个是核心目的，后两个目的是补充。

政策方案可行性论证意义重大，是政策付诸执行之前的一道理性闸门，是降低政策实施失败风险的必要环节，因而成为政策制定科学程序中不可或缺的部分。政策方案可行性论证，是在综合问题确认、根源分析和方案研制所得的各部分信息的基础上的必要补充，针对三类政策方案作出在现实环境中是否可行和何者最优的判断。

（二）政策方案可行性论证的基本任务

政策方案可行性论证初始，政策研究者和制定者面对的是一个或系列备选方案。可以遵循如下思路来分析任务。首先，需要考虑的是这些备选方案是否存在明显的漏洞，如果存在，那么这些方案可以快速排除，并不值得论证，反之，则值得论证。其次，对于那些初步判断认为值得论证的方案，就需要判断是否有人、财、物、信息等资源以及时间来支撑论证工作的开展。在明确了哪些是值得论证的备选方案以及资源保障后，就需要有判断方案是否可行的科学且可操作性的判断依据——可行性判断标准及指标体系。再次，根据该标准及指标体系来判断每个方案

是否可行以及可行程度。然后，当有多个备选方案可行时，还需要对多个方案进行比较，判断哪一个方案实施后总体上相对更能够解决问题，也就是选择一个最优方案。最后，对最优方案要进一步完善。

综合上述思路，可以归纳出可行性论证环节有四个任务：①明确论证对象、范围以及所需资源；②确定可行性的判断标准及指标体系，例如"政治、经济、技术和社会文化"判断标准及指标体系，"必要性、时效性、可操作性、科学性与合理性"判断标准及指标体系；③根据标准和指标体系，判断特定政策方案的可行性，即针对每个标本兼治、治本和治标方案判断其是否可行；④针对诸多可行的备选方案，基于其潜在效果与震荡、具备条件情况等，综合判断确定现实中的最优方案。从政策方案可行性论证的目的中可知，政策方案可行性论证的重点是如何围绕标本兼治、治本和治标方案，明确特定方案是否可行，以及这些可行方案中何者最优。其中，可行性的"标准"以及"最优"的内涵是关键，决定着论证的方向和结果的信度及效度。

政策方案可行性论证的任务框架见图 5-1。表 5-1 则围绕任务，细化出相应的可考核目标和指标，每个备选方案根据这些目标和指标论证后，这个阶段相应的任务就完成了，目的也就达成了。

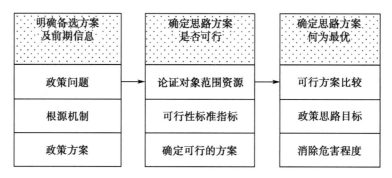

图 5-1 政策方案可行性论证的任务

表 5-1 政策方案可行性论证的具体任务及考核指标

具体任务	考核指标
1. 明确备选方案、确定论证的对象和范围、明确可行性论证所需资源	（1）明确"问题确认、根源分析、方案研制"阶段提供的定性定量信息，尤其是"……政策思路 - 政策目标 - 目标指标 - 措施方法"关系，查遗补漏 （2）按照标本兼治、治本、治标，以及解决问题程度序位，确定可行性论证的基本对象和范围 （3）政策制定者和研究者，围绕序位达成论证对象和范围的共识，明确论证的重点 （4）明确进行可行性论证需要哪些人、财、物和信息等资源
2. 确定可行性的判断标准及指标体系	构建判断标准和指标体系，如"政治、经济、技术、社会文化""必要性、科学性、合理性、可操作性和时效性"判断标准和指标体系
3. 确定被论证的政策方案是否可行	（1）根据可行性判断标准和指标体系，分析与综合判断特定备选方案整体"是否可行"及相关依据 （2）确定被论证方案的可行与否及可行性大小，形成"可行的"备选方案目录、序位和依据
4. 确定可行备选方案的现实优选序位	（1）对可行备选方案综合比较，明确各方案解决问题、消除危害，带来新问题的可能性和程度 （2）综合评价备选方案的可行与否、政策效果、合理性等结果，形成可行备选方案的现实优选目录和序位

（三）政策方案可行性论证与高价值政策制定程序的逻辑关系

1. 可行性论证是"政策制定科学程序"的必要步骤　政策制定科学程序的目的是"研制高价值政策"。程序中的 7 个环节，虽然拥有不同的目标与侧重，但均是围绕这一目的展开的，政策方案可行性论证也不例外。现实中，针对特定问题的政策失误现象比比皆是。追究失误原因，主要有三种情况：①政策方案本身属于高价值政策，但执行过程出现失误；②政策方案本身有问题，即使完全按照计划实施，也达不成预期效果；③政策方案和执行过程均存在问题。政策方案可行性论证，事实上是从方案实施需要条件的角度，为了减少这些失误而设置的预评价（事前评价），可依托上轮政策执行的评价结果，前瞻性分析本轮政策方案实施后将会受到哪些制约，并进一步审视预期效果以及潜在震荡，查漏补缺，进一步消除本轮政策的执行障碍。可行性论证在政策制定科学程序中的重要性是不言而喻的，见图 5-2。所以，未作可行性分析就不能做政策方案选择成为各领域政策制定者和研究者普遍接受的理念。

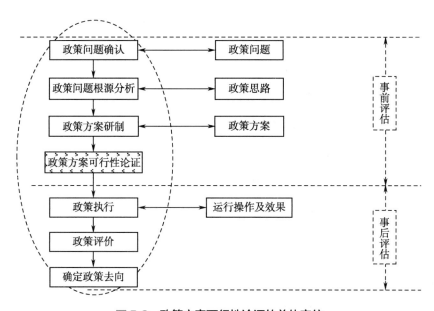

图 5-2　**政策方案可行性论证的总体定位**

2. 可行性论证是对前期阶段信息的总结与补充　政策方案可行性论证，属于事前评价、择优并完善。可行性论证需要收集的信息主要包括以下三方面：①备选方案对所蕴含客观规律的把握，体现在"政策思路 - 政策目标 - 目标指标 - 措施方法"逻辑关系的合理性上；②备选方案实施所需要的条件；③备选方案预期解决问题的能力。政策方案可行性论证所需要的信息，包括政策问题确认、政策问题根源分析、政策方案研制阶段的相关信息。如果前期工作扎实，则信息基本完备；如果前期按经验直觉制定政策，会导致这些信息大多缺失，这时，可行性论证的实施可能成为无本之木，工作和数据收集的压力就会很大。前期缺失的信息，在这一阶段都需要补充完善。

3. 可行性论证是政策有效执行的基础　政策方案可行性论证通过明确备选方案的现实约束条件，并进行优化处理，结合潜在效果与震荡，综合推荐最优方案，是政策有效执行的前提。政策方案与外界环境协调适应的程度，将直接影响到是否能有效实施。而现实中政策执行所处的外界环境是复杂多变的，并且不同部门、地区间均存在一些差异。可行性论证虽然不能帮助执行者明确并应对所有情境，但能规范执行的大致方向，提供政策方案的实施对象、范围、所需资源和大致授权、预期效果及潜在难点等信息。可以认为，可行性论证将为政策执行提供基础信息，帮助其分析动力阻力等因素，有助于设计更详细更严密的执行策略。实质上，可行性论证是一种桌面推演，根据各方面提供的信息，假定在各种可预知的复杂环境条件下模拟政策实施时的适应度。

二、政策方案可行性论证的逻辑思路

政策方案可行性论证环节的前期基础、基本目的和任务如图 5-3 所示。本部分将进一步针对需要完成的每项任务,阐述逻辑思路。

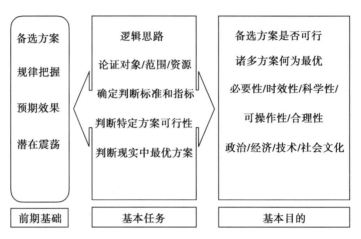

图 5-3 政策方案可行性论证的基础、任务和基本目的

(一)明确论证对象、范围以及所需资源的意义与思路

1. 明确论证对象、范围以及所需资源的意义 当政策研究者或制定者面临一个或多个备选方案时,需要明确论证的对象以及范围,也就是回答"是否需要对这个(些)方案(都)进行可行性论证、是否有必要(都)进行可行性论证"等问题。

在明确论证对象以及范围的基础上,尚需进一步明确如果进行论证,需要哪些人、财、物和信息等资源。这是因为政策方案可行性论证是一个较为复杂的过程,若要达成预期目的,必须投入资源,如果缺乏资源,理论上再好的论证计划,也难以落实;当然,资源也需要合理使用,从实现论证目标出发,明确资源的种类、数量及配置机制。

进行可行性论证的人力资源,也就是由谁来开展可行性论证极其重要。其他资源都必须借助人员的实践活动,方能转化为论证结果。为实施论证,需要人力去有效地运用资源,同样的工作,选派不同的团队去实施,结果会存在差异。如果所选人员不当,那么再完善的论证计划也将大打折扣。论证人员的自身素质及所持态度,将直接影响到论证质量。

信息资源是论证者评估和判断备选方案可行性的依据,质量高低与数量多寡对可行性论证至关重要。低质量的信息有三种情况:①所用信息过于陈旧;②调查未能搜集到所需信息或信息不全;③被虚假信息所蒙蔽。低质量的信息不能准确、全面、客观地反映实际情况,将影响论证质量。论证质量需要高质量信息作保障,尤其是当政策方案的执行可能会对社会产生广泛影响时,更需要有系统性、代表性、相关性与准确性强的信息支撑。

2. 明确论证对象、范围以及所需资源的思路 第一,明确备选方案的目的。备选方案的目的与拟解决的问题相一致,是将备选方案纳入可行性论证对象的必要前提。需要说明的是,这里的"备选方案的目的"是从逻辑上来讲的,备选方案本身是针对什么问题的,"拟解决问题"则是从政策研究者或制定者的预期来讲,期望解决什么问题。

在提出政策方案的时候,似乎总是围绕着"拟解决问题"展开,但是事实上,往往会发生政策方案的目的不知不觉偏离"拟解决问题"的情况。在可行性论证阶段,总是有一个或多个备选方案摆在面前,可行性论证需要回答这些方案解决"特定问题"是否可行。这里的"特定问题",必须与逻辑上成立的"方案目的"相一致。如果一个备选方案的目的与拟解决问题不一致,这个备选方案就是一个不可行的方案。对于一个备选方案，无论是否遵循严格的政策制定科学程序研制，无论是否有明确的表述，一般都有方案的目的，即从逻辑上备选方案能够解决什么问题。可行性论证时，需再次明确"期望中的政策究竟想解决什么问题""备选方案的目的与解决该问题是否匹配"等问题，进一步验证备选方案目的与拟解决问题的逻辑关联度。对于没有依据政策制定科学程序研制的政策方案，尤其需要深入思考这一问题，即使是经过政策制定科学程序研制的政策方案，对这一问题进行思考则是对前期结果凝练和再次核查的必需过程。

明确备选方案的目的，其实就是明确该方案逻辑上所针对的"特定问题"是否与"拟解决问题"一致。从理论上讲，只要方案所针对的"特定问题"确实与"拟解决问题"一致，那么，这些方案都可以成为可行性论证的对象及范围。反之，如果备选方案针对的"特定问题"与"拟解决问题"不一致，那么，该方案就没必要作为可行性论证的对象。明确备选方案目的，根据备选方案信息资料的完备程度，可以分为两种情况：①对于那些严格遵循政策制定科学程序研制的备选方案，根据前期信息，很容易确定备选方案所针对的特定问题，明确方案目的；②对于那些没有严格遵循政策制定科学程序研制的备选方案，则必须补充分析，以明确备选方案所针对的特定问题。

对于前期信息基础较好的备选方案，无论是政策研究者还是政策制定者，明确备选方案目的并不难。但是对于那些前期信息基础不够完备的方案，那么，往往需要政策研究者和政策制定者共同对其进行补充确认。其中，对于政策研究者而言，主要是运用逻辑推理，判断方案目的、特定问题与"拟解决问题"之间的逻辑关系，看其是否符合逻辑以及前期对于方案与问题之间逻辑关系的把握程度；对于政策制定者而言，则主要把握该政策方案拟定的背景，判断其最初所针对的特定问题是否与"拟解决问题"相一致。

第二，剔除明显不可行的方案。对于同一问题，有时候会有多个备选方案，众多备选方案都是针对某个拟解决问题研制的。理论上，这些方案均为可行性论证的对象。鉴于社会问题的复杂性，在问题的形成和发展过程中往往受到众多因素的影响，而且，这些因素的不同组合可以形成很多方案。如果针对所有这些理论上存在的方案都进行可行性论证的话，不仅耗费大量资源，更重要的是将延误问题的解决。

为剔除明显不可行的方案，在正式实施可行性论证之前，对拟定的备选方案，可以总体上初步分析是否存在重大的障碍或制约因素。在现实中，常常会碰到政策方案拟定没有以严格的政策问题确认、根源分析和政策方案研制环节作为基础，而是通过头脑风暴等得到众多备选方案的问题，虽然这些备选方案的提出都是针对拟解决的问题，但多未经过充分的定性定量论证；即使严格按照政策制定科学程序拟定的备选方案，有时也会出现某些备选方案经初步分析即可发现其根本不可行的情况。剔除明显不可行的方案，在理论上并不复杂，但需要注意的是，避免把政策制定者和研究者的个人偏好带入论证过程。同时，由于标本兼治和治本策略的预期效果往往较好，因此，在初步分析阶段，对于标本兼治、治本策略的剔除尤其需要慎重。

第三，系统收集、补充拟论证备选方案的相关信息。主要是弥补前期信息的不足。可行性论证，目的之一是论证备选方案在政治、经济、技术和社会文化等方面的可行性，这就需要这些方面的信息支撑。对于一个很笼统的、很抽象的备选方案，如果没有必要的信息支撑，是无法进行可行性论证的。

为了系统收集、补充拟进行可行性论证备选方案的相关信息，对于承担可行性论证的研究者或是政策制定者而言，可能遇到以下三种情况：①备选方案的前期信息基础非常完备；②备选方案有一定前期信息基础，但不是非常完备；③备选方案的前期信息基础非常薄弱，一些环节被省略或忽视。

无论对于具备哪种前期信息基础的备选方案，都需要在进行系统的可行性论证之前，整理或补充如下内容：①方案的目标，即政策制定者期望解决什么问题，是论证关注的核心问题；②方案的思路,即方案思路是针对了作用机制、还是针对了根源,还是针对了影响因素,方案思路是实现目标的前提;③方案的预期效果、潜在震荡;④方案的具体内容,只有对具体内容进行分析,才能够明确目标落实的约束因素,只有在现实约束内进行操作,方案才能实现预期目标。

对于前期信息基础完备的备选方案,完成信息收集的工作并不困难;对于有一定前期信息基础、但是不完备的备选方案,则需要针对性弥补;对于前期信息基础非常薄弱的备选方案,则需要花很大力气进行弥补。

在上述基础上,首先把备选方案按照标本兼治、治本和治标这三类政策思路进行分类;然后,标出如下基本信息:问题严重程度、方案针对性(具体的根源、影响因素)、前轮政策解决问题的程度、各种资源条件、时效等,为实施可行性论证奠定基础。

第四,明确所需资源。进行可行性论证,需要人、财、物和信息等资源,针对这些必需的每一类资源,落实并确认可能有的具体资源的种类、数量及配置比例。

论证资源的投入应关注两个问题:①所筹集资源的数量和构成比例应适度。资源筹集只有达到一定数量时,论证工作才能启动;所筹集资源应按照适度比例进行配置,方能最大限度地实现目标;②在各项资源中,人力与信息资源最重要,且筹集难度往往较大。

需要选择合适的人员来开展论证。政策实施必然带来利益的重新分配,所以,选择论证人员时必须尽可能排除利益集团的代言人。可行性论证由政策制定者和研究者共同承担是合适的,一是政策方案的可行性论证不像政策评价那样具有强烈的政治敏感性,其重要目的是完善和找到最佳方案,这是政策制定者和研究者的共同的基本目的;二是政策制定者和研究者各自积累了大量的前期工作信息(按经验直觉制定政策除外),而且对这些信息有清晰的脉络,所需做的工作主要是进行条理化,进行针对性论证。对于由该政策方案的拟定者承担的可行性论证,需要注意的是不要被前期结论所束缚,而是要带着可行与否和方案择优的思路重新审视备选方案。

需要收集高质量的信息。高质量的信息必须是"准确、全面、及时"的。"准确"是指资料来源必须真实可靠,在实际操作中尽可能借助于权威资料,数据要再三核实;"全面"是指应从不同方面来采集资料,广泛收集信息;"及时"是指尽可能获取最新的资料,在方案可行性论证中,如果待论证方案的影响广泛,持续时间长,那么应根据形势发展,对调研资料和数据根据实际情况进行及时补充。适应论证的需要,信息资源的收集可以从两方面开展:①明确需要调查和收集哪些信息,如何才能获得这些信息,以及如何保障这些信息的及时性和真实性;②根据可行性论证的目标、标准和内容,整理和分析信息。

(二)确定判断标准及其指标的意义与思路

1. 确定判断标准及其指标的意义　可行性论证的目的是论证方案"是否可行"以及"何为最优"。对于判断某方案"是否可行",就是判断假如这一方案付诸实施的话,其所需要的支持条件是否具备,从而判断该方案是否可行。基于社会系统的复杂性,方案一旦执行总是会受到各方面因素的制约,因此,有必要建立综合的指标体系,用于判断某方案是否可行。如果不在实施论证前建立判断标准及其指标,很可能在论证时,会片面专注于某一个或有限的几个方面。

判断多个可行方案中"何者为优",是一个需要综合全面考虑的过程。通过判断每一个备选方案"是否可行"后,已经知道哪些是可行的方案,但是多个可行方案往往不可能同时实施,需要结合方案预期效果和潜在震荡,综合进行判断。强调"综合",主要是由于两方面的原因:①对于同属于标本兼治、治本或是治标的同一类型的几个备选方案,其潜在震荡或效果可能比较接近,而且判断方案"是否可行"阶段都已经作出判断,因此,需要定量比较同类方案中哪个备选方案的可行性更高,只有通过建立判断标准和指标,才能够更加准确地进行判断;②对于不同类别的方案,尽管从理论上讲,大体优先序位是标本兼治优于治本方案,治本优于治标方案,但是,在现实环境中最终判断得出的"何者为优"序位可能并非如此,有时甚至完全相反。即使是已经通过了"是否可行"考验的标本兼治方案和治本方案,在现实环境中也可能很难得到有效实施。因为标本兼治方案和治本方案往往触及比治标方案更多的利益团体，特别是那些既得利益较多的在社会中影响又较大的团体，将会阻止或选择性实施这些方案，导致方案效果大打折扣。也就是说，尽管某特定标本兼治或治本方案通过了"是否可行"考验，但是其可行程度未必高，此时，标本兼治、治本或治标方案之间就应该进行深入比较，当然也就需要客观的判断标准和指标体系来评价各方案之间可行程度的差异。

2. 确定可行性判断标准及其指标的思路　可行性判断标准和指标，必须既综合又抓住关键点。从现实操作角度来讲，"综合"即全面性及相互间的协调性。必须考虑到，假如方案付诸实施的话，可能会在哪些方面碰到阻力影响实施，可能会在哪些方面遇到动力促进其实施。显然，如果考虑得不全面、遗漏关键阻力的话，方案即使被采纳，也很难按照既定设想实施。而且，对于每一个方面的具体标准和指标，也必须是全面的，这些指标之间有必然的逻辑关系而不是相互矛盾的。"关键点"，即核心的、对方案实施起关键重大影响的指标。判断标准及其指标不可能是包罗万象的，必须选择具有牵一发而动全身作用的关键因子，否则造成资源浪费或陷入难以实施的窘境，因此，需要抓住关键性的要点。

对于一项政策，从外在环境来看，其实施所遇到的阻力、动力往往来自政治、经济、技术和社会文化等方面，因此，最基本的可行性判断标准及其指标也应该涵盖"政治、经济、技术和社会文化"这几个方面，这里称之为"政治、经济、技术和社会文化"标准及指标体系。此外，从另一个角度，可以演化出"必要性、时效性、科学性、可操作性与合理性"标准及指标体系。这两套标准及指标体系是紧密相关的，"政治、经济、技术和社会文化"标准及指标体系，侧重的是从政策方案实施所涉及的外部环境来阐述的；"必要性、时效性、科学性、可操作性与合理性"标准及指标体系则是同时从方案研制过程逻辑性以及外部条件角度进行阐述，即两套标准及指标体系其实是对同一事物的不同角度阐述。

围绕"政治、经济、技术和社会文化"标准及指标体系中的四个一级指标，下文将逐一阐述如何构建具体指标。

政治可行性指标。在政策方案可行性分析中，政治可行性被列于首要位置，是决定一个政策方案是否可行的权威标准，政治可行性常常具有"一票否决"的地位，如果一个备选方案的政治方向不对，该方案无论在其他方面如何优良，也是不可行的。围绕政治可行性，可以从以下两个方面设置指标：①政策需要是否与国家性质、政治制度、政治思想和发展方向保持一致。备选方案如果与其他政策相冲突，还需要判断这种冲突是否可能消除。②备选方案应符合国家与人民群众的总体利益。一项政策，一旦实施，一般会带来部分人群获益，同时也会有部分人群的利益受损，因此，需要站在整个社会的立场，全面分析究竟哪些人获益、哪些人利益受损，并且分析利益的重新分配比现实更合理还是更不合理。

经济可行性指标。由于资源总是有限的，从某种意义上说，政策都涉及资源的重新分配，因此，经济可行性标准是至关重要的。经济可行性就是回答如下系列问题：①目前的经济条件下，是否有能力实施该方案；②假如方案实施，能带来多大效益；③投入产出比如何。一般来讲，经济可行性是一个程度和范围的标准，而不是全或无的标准，需要给出一个经济可行的范围，可以从以下几个方面设置指标：①备选方案所需资源以及可能的满足程度，如果一个方案需要投入大量的资源，以至于现阶段国家、群众等还无法提供足够的人力、财力、物力等资源，那么，该方案就不具备经济可行性，因此，必须严密分析相关方在经济上是否能够承受；②备选方案实施后能够取得的社会和经济效益，即执行后能否为未来发展提供更多的机遇与效益；③备选方案的投入产出综合分析。

技术可行性指标。政策执行一般需要借助特定的关键技术支撑。是否具备相应技术，对其顺利实施有至关重要的影响。例如，HIV 是引发艾滋病的病毒，如果有一个治疗方案是"用能够消灭 HIV 的药物进行抗病毒治疗"，但是事实上这种药物目前还没有研发出来，即关键技术还不具备，那么，这种方案必然是不可行的。技术可行性论证可以从以下几个方面设置指标：①备选方案实施需要哪些关键技术；②现实中是否具备这些技术，如无，是否可能弥补；③技术是否受公认和能够简易操作；④依据现有技术，能多大程度地实现政策目标。

社会文化可行性指标。由于社会系统的复杂性，公共政策常常涉及面非常广，会触动诸多社会团体的利益，而各利益相关方是否支持备选方案以及支持的程度，将在很大程度上影响政策的落实。社会文化可行性论证可以从以下几个方面设置指标：①社会各方对特定备选方案的认同程度；②备选方案解决问题的程度；③备选方案的副作用和社会震荡；④社会总体文化环境对方案的认同程度，可以从社会普遍性的信念、价值观念、宗教信仰、道德规范等方面来进行判断。对于影响范围小的备选方案，社会文化可行性不是很重要，随着备选方案影响范围的扩大，社会文化可行性的重要性也逐步增加。

从另外一个角度，还可以根据"必要性、时效性、可操作性、科学性与合理性"标准及指标体系进行可行性的论证，以下阐述如何构建具体指标。

必要性指标。如前所述，方案总是针对某一个问题的，因此，方案的必要性其实就是解决这个问题的必要性。由于政策问题的选择是政策制定的基础，在可行性论证环节重申必要性，其实是对问题确认环节的重新审核。具体可以从两个方面设置必要性指标：①方案拟解决问题在特定领域问题系统中的重要性和严重性序位，即判断备选方案是否针对了现实中的焦点问题，该问题的重要性和严重性如何，重要而严重的有必要尽早解决，重要而尚不严重的需要防患于未然，严重而不重要的需要消除其社会危害。②方案拟解决问题的危害，以及方案实施能够把问题的现实严重程度降低到什么程度，这种降低将使问题的优先序位出现什么变化。现实问题危害越大、方案实施后严重程度降得越低则越有必要。

时效性指标。方案总是希望在某一期限内解决相应问题，因此，需要设置时效性指标。时效性的判断，就是以现实和前瞻的眼光，判断方案执行能否及时解决所针对问题，具体可以从以下几个方面设置时效性指标：①拟解决问题的迫切性；②采取某个方案后，能否在特定期限内达到预期效果；③备选方案需要多少时间才能显示效果；④备选方案实施后效果大致能够持续多长时间。

可操作性指标。备选方案，一定要考虑现实中是否可操作。具体可从以下几个方面设置指标用于判断可操作性：①实施该方案需要具备哪些条件，例如围绕目标的方法措施等的技术条件、财力条件等；②目前这些条件是否具备，管理要求与实际操作水平之间是否匹配；③政策制定者 - 决策者 - 执行者 - 利益集团的理解和接受程度。

科学性指标。备选方案应该是通过科学的方法研制出来的。科学性评价，主要是判断方案的设计思路是否遵循事物发展的客观规律。具体可以从以下几个方面设置科学性指标：①问题重要和严重性的界定是否科学客观；②问题根源、影响因素、作用机制等的分析是否科学客观；③政策目标、政策思路、实施预期效果的设置是否有科学客观的依据。

合理性指标。主要是"论证能否为相关人员提供有价值的知识与信息"。通常要求方案论证的相关结论能符合常理，为各方所接受。假如必要性、时效性、可操作性与科学性的验证都按规定要求进行，则往往方案的合理性也较好。

总之，基于"必要性、时效性、可操作性、科学性与合理性"标准及指标体系，将深入地探讨备选方案的目标、设计思路、具体内容，明确备选方案在政治、经济、技术和社会文化等方面所涉及的因素，并针对各因素明确衡量指标与方法，通过评估与优化处理，确立可行方案与最优方案，获得相应的论证结论，为政策执行提供信息。

（三）判断方案可行性的意义与思路

1. 判断方案可行性的意义　针对每一个拟进行可行性论证的备选方案，必须明确回答该方案是否可行。这是由于：①对于任何方案，即使目标再好，如果不可行就不具备实践意义，强行实施必然也不会达成预期效果；②借助可行性判断，为多个可行方案比较择优奠定基础；③能够发现可行方案的弊病或不足，为优化处理打下基础。

方案研制阶段已经形成了标本兼治、治本和治标这三类方案，从解决问题的角度来看，这三类方案基本的排序是标本兼治方案最优、治本方案次之，最后为治标方案。但是，方案的可行性排序并不一定如此，方案的预期效果与方案是否可行的判断，思考角度与侧重点是有所不同的，因此排序不一定相同。

2. 判断方案可行性的思路　根据前述确立的判断标准及指标体系，即"政治、经济、技术和社会文化"标准及指标体系和"必要性、时效性、科学性、可操作性、合理性"标准及指标体系，判断每一个备选方案在每一个方面的可行性。

针对标本兼治、治本和治标方案判断是否可行时需要特别注意以下几个方面。

对于标本兼治方案，在政治、经济、技术和社会文化方面的可行性往往呈现如下特征：①政治可行性，标本兼治方案的政治可行性往往不存在问题。标本兼治方案兼顾了根源和影响因素，与国家性质、政治制度、政治思想和发展方向保持一致。尽管标本兼治方案常常带来某些在社会中影响力较大的利益团体的反对，但标本兼治方案往往站在人民群众总体利益立场，因此，标本兼治方案往往在政治上是可行的。②经济可行性，由于很多社会问题产生的根源是多年来的财力等资源投入不足所致，因此，在方案推导过程中也就会推导出增加资源投入以解决问题的标本兼治（或治本）方案。此时，如果标本兼治方案涉及大量的以至于目前还无法提供的资源要求，那么，标本兼治方案就不具备经济可行性。有些标本兼治方案最终未被纳入最优方案，很大一部分原因归之于经济可行性的缺乏。但是，一旦标本兼治方案所要求的资源投入要求能够得到满足的话，经济可行性的另一方面，如方案实施后能够取得的社会和经济效益、方案的投入产出分析等方面，往往是可行的。因此，如果碰到经济可行性不足的话，需要认真考虑，是否可以对标本兼治策略进行修正，使之所需要的资源投入控制在现实条件允许的范围之内。从某种意义上说，经济可行性不是全或无的标准，而是给出一个经济可行的范围，对于标本兼治方案一定要注意这一点，尤其是当初步分析得出标本兼治方案经济不可行的时候，一定要深入思考，要给出一个程度和范围。③技术可行性，几乎所有方案都或多或少涉及一定的技术，尤其是标本兼治方案往往需要一些关键技术。从政策预期效果来看，标本兼治方案是最理想的方案，因此，在关键技术不完备情况下，不要轻易放弃，要判断是否可以弥补，是否用现有技术替代，或在一定时间内研发出来，还要列出如何在一定时间内研发出某项技术的途径等。技术可行性存在一定问题时，给出一个技术可行的程度以及可能的解决策略。④社会文化可行性，标本兼治方案在社会文化可行性方面往往是不高的。这里需要注意的一点是，社会文化可行性与政治可行性不同，一个在政治可行性方面很高的方案，可能在社会文化可行性方面很难达成，这是由于政治可行性是站在社会总体发展角度，而社会文化可行性站在更现实的角度。正如同在分析标本兼治方案的政治可行性时所提到的那样，标本兼治方案常常带来某些在社会中影响力较大的利益团体的反对，尽管这些利益团体人数上从社会总体角度而言并不多，但是他们的影响力不容忽视，如果在可行性论证时候没有考虑周全，对他们的影响力估计不足，没有采取有效应对措施的话，政策方案一旦付诸实施，将遇到非常大的阻力。现实中很多政策的执行不力就是由于这一点，最终导致政策实施未能按照既定设计实施。由于标本兼治方案的潜在社会震荡往往较大，但是并不是说不可能解决这一问题，而是需要在进行可行性论证的时候，充分认识到可能的阻力，考虑在方案中加入一些细节，在一定程度上化解阻力。

对于治本方案，在政治、经济、技术、社会文化方面可行性的特征与标本兼治方案较为类似。当然，由于标本兼治方案同时针对了根源和影响因素，因此，在上述可行性方面的不利程度尤为明显；治本方案则由于仅仅针对了根源，因此，可行性方面往往略优于标本兼治方案，但是与治标方案相比则是处于劣势。具体来讲，治本方案在政治上往往可行；在经济方面则如同标本兼治方案,常常存在不同程度的问题,在分析时候,也是特别需要注意不要仅仅给出可行或不可行的答案,而是要给出一个区间、一个程度;在技术方面,也是很可能会遇到一些技术难题,这是由于治本方案同样也针对了根源所致;在社会文化方面,由于其只是考虑了根源,所涉及的利益团体可能不如标本兼治方案所涉及的那么多,因此,治本方案的社会文化可行性一般优于标本兼治方案。

对于治标方案,在政治、经济、技术和社会文化方面的可行性的特征如下所述:①政治可行性。治标方案的政治可行性是可行性评价时最需要注意的问题。一般来讲,治标方案的总体可行性较高,但是,政治方面的可行性却例外。特别注意治标方案将带来哪些利益的重新分配,这一重新分配是否在政治上可行。例如一项旨在提高贫困人群就医经济可及性的医疗保障制度,由于其自负比例过高将导致贫困人群难以支付自负部分而放弃治疗,则可以说是背离初衷,就需要进一步完善方案细节;②经济可行性。治标方案的经济可行性常常较好,这一点为治标方案的付诸实施提供了非常有利的因素。在某些时候,从社会稳定角度,需要快速平息社会中存在的极端问题,采纳能够快速起效的治标方案往往有着至关重要的作用。通常,方案经济可行性并非绝对的可行或不可行,而是需要给出一个程度;③技术可行性。治标方案往往需要一些快速解决问题的技术,因此,如果初步分析发现其技术可行性不足的话,就需要探索是否有其他的替代技术。治标方案在技术可行性的特征是:往往能够找到较多可以相互替代的技术,因此,治标方案在技术可行性方面一般不存在无法解决的问题;④社会文化可行性。由于治标方案针对的是直接影响因素,而直接影响因素往往是很多人能够感知的,也就能为很多人所接受,因此,治标方案的社会文化可行性常常较好。

(四)方案择优并完善方案的意义与思路

1. 方案择优并完善方案的意义 方案择优并完善方案的必要性:①对多个方案进行比较。可行与否是对方案的底线要求,可行的方案意味着可以按部就班操作,但是能够产生什么效果,很可能因为方案的差异而"差之千里"。可行与否是判断某个方案是否符合既定标准和指标,即遵从于"是"或"否"的结论,当有不止一个可行方案时,还需要判断选择哪个方案去付诸实施;②完善方案,以取得更为理想的政策效果。方案择优还有一个不断完善的功能,就是当发现某备选方案的某一(些)指标处于劣势的时候,有无可能通过完善和加深认识,使其不再处于劣势。即使在只有一个可行方案时也可以进一步完善备选方案。

2. 方案择优并完善方案的思路 在论证了备选方案是否可行之后,政策研究者或制定者面临一个或多个可行方案,对于多个可行方案的情况,就需要进行方案择优。进行方案择优的思路,首先是明确最优方案必须符合的一些基本条件,然后按照这些基本条件进行分析。从诸多可行方案中进行择优时,最优方案必须符合的基本条件包括:①政策思路是最合理的。一般而言,标本兼治方案优于治本方案,治本方案又优于治标方案,除非问题严重到一触即发的程度,也就是为了应急和紧急控制某种局势,而不得不采取某些治标方案;②政策效果应当是最佳的。即制定的政策目标是最大限度地解决政策问题,消除存在的危害;③引发的社会震荡至少是在可承受范围内的,即更能兼顾相关利益集团的需求;④所需资源是合理的,并在现实容许范围内;⑤方案经过努力是能够顺利实施的。

上述五点表明,方案择优秉承效果优先和思路优先原则,这两个优先在择优中应占据较大的权重,在此基础上兼顾其他。最优方案其实是在前期信息基础上,结合可行性论证,综合形成的在现实环境中的最优方案。

分析一下上述最优方案的五个基本条件,不难发现这些条件与可行与否的判断标准和指标是一致的。但是,可行与否只需要定性或半定量判断,方案择优则必须把标准和指标定量化,是在量化的基础上,进行方案之间相互比较和排序。特别要注意的是,方案择优是综合考虑前阶段得出的方案预期效果等基础上,结合可行性论证结果进行综合判断。

特别需要注意，在可行方案择优时，对于标本兼治、治本和治标这三类方案之间的择优，在政策思路、政策效果方面，通常优先序位是标本兼治方案优于治本方案，治本方案优于治标方案；但是在可行性方面往往是相反的，即治标方案的可行性优于治本方案，治本方案优于标本兼治方案。因此，方案择优并非一件简单的事情，需要综合考虑。在这期间，需要政策研究者和制定者的优势互补，根据现实情况作出何者最优的综合判断。

三、政策方案可行性论证的相关概念

为便于理解政策方案可行性论证的目的、任务和思路，以下对前文中涉及的一些概念进行解释。

（一）政策方案可行性论证

政策方案可行性论证（feasibility study），是政策制定科学程序中，政策方案研制之后与政策方案实施之前的一个必要环节，是用公认的科学方法，遵循逻辑上合理的操作步骤，论证和评价特定方案的政治、经济、技术以及社会文化等方面的可行性，同时，分析比较方案的潜在效果、必要性和合理性等，推荐最优方案以付诸实施的过程。

（二）可行方案与最优方案

可行方案（feasible alternatives），是指通过各种方法论证，那些具备实施的现实条件和能力，并可以通过执行产生预期效果的政策方案。其中，具备现实的条件和能力，主要是指方案本身所要求的资源条件是否与政治、经济、技术和社会文化方面的环境条件适宜或相匹配。

最优方案（optimized alternatives），是在可行的基础上，按照具体的衡量标准，被论证为解决问题的效果最好而副作用最小、成本最小而社会影响最好的方案。

（三）"政治、经济、技术和社会文化可行性"

"可行"的英文为"feasible"，意思是"做到或实现的可能性，行得通；有成功的可能"。释义包含两方面内容：①能在现实中实施，避免失败；②在避免失败的基础上，追求成功。"政治、经济、技术和社会文化可行性"是从政策方案研制以及方案执行的主要因素即制约条件所在的领域来界定的，也就是说，从主要因素或制约条件的属性来看，多分布于政治、经济、技术、社会文化这四个方面。以下逐一解释这四个方面可行性的概念。

政治可行性（political feasibility），是指政策方案与国家性质、政治制度、政治理念和发展方向等重大政治问题的契合程度，以及社会和利益相关方的满意程度。在政策方案可行性分析中，政治可行性被列于首要位置，是决定一个政策方案是否可行的权威标准。政治可行性主要涉及两方面标准：一是政策需要与国家性质、政治制度、政治思想和发展方向保持一致。二是政策的顺利实施，要获得社会和利益集团的拥护和接受。总之，政策方案应符合国家与人民群众的总体利益。

经济可行性（economic feasibility），是指政策方案实施需要资源的现实满足程度及资源配置效率。政策资源主要包括资本、自然资源和人力资源等。数量有限的资源必须通过合理使用，方能取得理想效益。因此，经济可行性旨在探讨政策方案是否具备执行的经济实力，执行后能否为未来发展提供更多的机遇与效益等。主要包括三类标准：方案实施所需资源能否在现实中获得满足；依据现有资源，方案执行将取得多大的经济效益；方案的投入产出比如何。

技术可行性（technical feasibility），是指政策方案实施中技术条件满足的程度和需要的技术水平。任何政策执行，都要借助特定的技术水平。政策在技术上能否达到预期目标，对其顺利实施有至关重要的影响。探讨政策方案的技术可行性，主要包括两个方面：某项政策要达到预期目标，是否具备实施的技术手段；依据现有技术，能多大程度地实现政策目标。

社会文化可行性（social and cultural feasibility），广义上包括社会文化各方面的构成因素、综合特征等；狭义上，主要是指社会各方对特定备选方案的认同、接受和支持程度。就社会文化概念而言，含义非常广泛，似乎所有其他的可行性论证内容都包含有该方面，由此此就造成具体测量存在较大难度。另外，通常政策方案的提出，是为了追求社会福利的最大化，围绕这个角度，衡量社会文化可行性有两项标准：一是备选方案解决政策问题的效果；二是备选方案实施引发社会震荡的大小以及与社会总体文化的符合程度。

政治、经济、技术、社会文化四个方面，既相互联系，又各自独立，政策方案在这四个领域中的可行与否，是衡量方案可行性的基本尺度。例如，某项政策若能获得社会相关利益团体的理解和支持，自然会影响到政府对该政策的资金、资源、科技等投入；而政府投入又将直接影响经济资源的占有和使用，进而涉及科技的研究、开发和应用。逆向推理，经济能力在很大程度上取决于技术水平，适宜的技术水平能充分有效地利用资源；而技术的引进和发展需要大量资金，受制于经济投资的多少；领域内对技术和经济的研究，必然会影响到决策者、相关团体对政策的理解、接受和认可。一项政策的价值能否获得支持和认可，资源是否明确，基本思路、具体内容是否可操作，将决定该政策的贯彻程度。小型政策方案的组织管理不复杂，风险比较小，所以受社会文化因素的影响相对小，社会文化可行性分析的比重并不大。但随着政策方案规模和影响范围的扩大，社会文化可行性研究将成为重点。

（四）"必要性、可操作性、科学性、时效性与合理性"

"必要性、时效性、可操作性、科学性与合理性"等概念，是判断方案可行以及择优的重要考核目标和指标。

必要性回答的是"为什么要解决这个问题"。这与前面章节中介绍的部分概念直接相关，例如，政策问题确认中介绍的"问题的重要性和严重性"，政策问题根源分析中介绍的问题危害内容，以及政策方案研制中的政策思路、目标等。综合上述这些内容和信息，以及围绕政治、经济、技术、社会文化四个方面，形成"必要"程度的判断。

时效性主要包含三层意思，一是指采取某个方案后，能否在特定期限内达到预期效果；二是指特定方案需要多少时间才能显示效果；三是指政策方案效果大致能够持续多长时间。

可操作性考察"目前是否有条件来解决该问题"，与政策问题确认中的"可解决性"，利益集团和动力阻力，以及方案研制中围绕目标的方法措施等内容直接相关。

科学性需要明确"政策方案的研制过程，以及政策的实施中，是否采用了公认的合理方法，政策目标、实施效果等，是否有可考核的指标与方法"。

合理性主要探讨的是"论证能否为相关人员提供有价值的知识与信息"，通常要求方案论证的相关结论能符合常理，为各方所接受。假如必要性、时效性、可操作性与科学性的验证都按规定要求来进行，那么方案可行性也较好。

总之，必要性、时效性、可操作性、科学性与合理性，是逐层深入地探讨备选方案的目标、设计思路、具体内容，明确备选方案在政治、经济、技术和社会文化等方面所涉及的因素，并针对影响因素明确衡量指标与方法，通过评估与优化处理，确立可行方案与最优方案，获得相应的论证结论，为政策执行提供信息。

第二节　政策方案可行性论证的操作步骤

第一节介绍了政策方案可行性论证需要完成四大任务：明确需要论证对象、范围以及所需资源，确定可行性的判断标准及指标体系，确定特定政策思路和方案的可行性，诸多可行政策方案进行择优。可行性论证的基本步骤也是围绕这四项任务展开，本节详细阐述具体的步骤以及常用方法。

一、明确论证对象、范围以及所需资源的操作步骤

明确论证对象与范围，就是明确备选方案中哪些方案是值得去进行系统的可行性论证的方案，并明确对备选方案的哪些方面进行论证。通过这一步骤，每一种备选方案中，均具备下列定性定量信息：①明确的政策思路，包括标本兼治、治本和治标三类；②政策目标及指标，明确告知期望解决政策问题的程度以及目标和指标体系；③达成政策目标所采用的方法和措施，以及各方法措施的实施力度；④备选方案所需的各种资源条件、实施障碍、障碍的消除方法；⑤备选方案取得的政策效果；⑥方案实施效果的初步预期等。

具体步骤与方法如下。

（一）明确"问题确认、根源分析、方案研制"阶段提供的定性定量信息

如果前期各阶段有坚实基础，几乎不存在问题，但是如果前期没有坚实基础，例如在某些应急状态下，供可行性论证的备选方案中，这部分基础信息可能非常不完善，这时就需要补充信息。可见，这一步骤其实是对前期基础的重新审视，通过这一步骤，实现定性定量信息的完整性。

1. 明确方案针对问题所需要的信息 无论是否是经过科学、严密的思路提出，每个备选方案总是针对一定的问题。但是，在现实中，偏离拟解决问题的情况并不少见，尤其是在拟定复杂问题的解决方案时更是常见。例如某地在研究完善当地医疗卫生服务时，有人提出存在"看病贵、病人等候时间长、医生服务态度差"等种种问题，针对这些问题，列出了系列方案，其中包括采取病人选医生的措施等。此时，一定要注意问题与方案的对应关系，明确"病人选医生"这一方案针对的问题并非"看病贵"，而是针对"医生服务态度差"这一问题的。

在明确某特定方案到底拟解决什么问题的时候，需要政策研究者与制定者一起厘清该方案是怎么被提出的，重新审视方案的提出背景，有助于进一步明确方案拟解决的问题，尤其是在问题众多、方案众多的情况之下，需要将问题与方案对应起来。

2. 明确方案针对根源及影响因素所需要的信息 根据政策制定科学程序，在提出问题的解决策略之前应审视根源及影响因素的分析，需要明确是否具备这些信息，如果缺乏，则需要补充。

3. 明确方案的思路、总体目标、目标体系和方法措施所需要的信息 备选方案的前期基础信息不足是无法进行可行性论证的，需要明确每一个备选方案的总体思路、方案的总体目标、具体的目标体系以及具体的方法措施。

表 5-2 总结了政策方案可行性论证前需要继承的信息。

表 5-2 政策方案可行性论证前需要继承的信息

提供信息的具体环节	继承信息（定性定量）
政策问题确认	问题的重要性、严重性、可解决性、优先顺序
政策问题根源分析	问题的根源、直接、间接影响因素和作用机制
政策方案研制	政策思路、方案、目标、指标、措施、条件等

（二）明确备选方案的属性

1. 明确备选方案类型 在政策问题根源分析阶段，明确了政策问题根源、直接和间接影响因素的名称和数量，确定了各类因素中的优先顺序，定性定量明确了各种因素对政策问题的影响程度，对作用机制进行了定量推导和模拟等。

有了这些基础，需要把备选方案按照标本兼治、治本和治标政策思路，进行分类和排序，标

出上述这些基本信息,如问题严重程度、方案针对性(标本兼治、治本和治标)、解决问题的程度、目标、指标、措施各种资源条件、时效等,明确方案的属性归类。

2. 将备选方案按照解决问题能力大致排序 明确了备选方案类型,就可以将诸多备选方案大致排序,一般而言,解决问题能力从强到弱的顺序是:标本兼治方案>治本方案>治标方案。

(三)结合大致排序,去掉明显不可行的方案,确定论证对象和范围

在诸多备选方案按照"标本兼治、治本、治标"三种类型排序后,初步分析各备选方案是否存在不可解决的障碍,常见的如经济条件和技术条件等,去掉那些明显不可行的方案。这一步骤非常关键,需要组织政策研究者和制定者共同讨论,最终确定论证对象与范围。

(四)明确所需资源

1. 明确所需要的资源和信息 在明确所需的人、财、物和信息等资源基础上,落实所需资源的种类、数量、筹集途径等。明确需要收集的资料,并形成针对不同对象的资料收集表格、资料收集计划,有组织、有计划地筹集和分配资源。

2. 组织收集所需要的资料和信息 按计划收集资料,包括已有的前期信息。资料搜集方法有电话调查、文献评阅、德尔菲法、意向调查等,可采用普查或抽样调查。信息搜集将遵循和把握的具体原则详见表5-3。

表5-3 信息搜集的原则及具体内涵

原则	原则内涵
目的性	信息搜集是应用研究理论于实践的工作,要求围绕论证目的,严格按照论证计划内容、安排、范围的要求,全面准确地搜集,以达到为未来评估择优工作提供研究基础的目的
代表性	所搜集信息要能代表同类地区或对象在政治、经济、科技、社会文化等领域的共同特征和数量水平。搜集应按照有关标准选取典型调查点,从资料中寻找有代表性的数据;并从内容到形式上来统一信息,便于归纳、整理、加工、筛选,以提高政策研究的水平
适时性	任何反映政治、经济、科技、社会文化特征的信息资源都受时间约束,超过规定期限,搜集与整理的信息就难以如实反映研究主题。因此,一定要搜集时效强、可靠的资料。必要时也可按照现在的数值对过去与未来进行估计和预测
规范化	保障信息来源的准确性。确定信息需要通过明确的传播方式和必要的程序,不能单纯地凭借道听途说。同时,应注重信息的沟通与反馈,尽量保障其及时、通畅、可信

二、构建可行性判断标准及指标体系的操作步骤

当明确了需要论证的备选方案后,工作的重点将是建立"可行性的判断标准及指标体系"。政策类型多种多样,政策针对的问题也是多种多样,但是,无论针对哪种政策,构建判断标准及指标体系的思路与方法是一致的。在这一个大步骤中,第一个具体步骤是明确政策方案可行性判断标准以及指标的一般构建方法;第二个具体步骤是将一般的判断标准与指标特性化,使之与特定政策相匹配。

(一)构建用于判断可行性的一般标准与指标体系

在逻辑思路部分已经阐述,可行性判断有两套指标体系,即"政治、经济、技术和社会文化"可行性标准及指标体系与"必要性、科学性、合理性、可操作性和时效性"标准及指标体系。以下分别阐述这两套指标体系的一般构建方法。

1. "政治、经济、技术和社会文化"可行性标准及指标体系 围绕"政治、经济、技术和社会文化"等,可行性的判断标准及指标如表5-4所示。一般性的可行性判断标准及指标体系可以为不同政策方案设置具体的可行性论证标准提供思路。

表5-4　政治、经济、技术和社会文化可行性的判断标准及指标体系

可行性类别	标准	指标
政治	（1）与国家性质、发展方向、政治制度和思想是否保持一致 （2）方案能否尽可能地兼顾更多利益集团的利益	一致性的论证结果 利益集团接受程度
经济	（1）方案所需资源以及可能的满足程度 （2）方案实施后能够取得的社会和经济效益 （3）方案的投入产出分析	各类资源对量和质的要求 现实能提供资源的量和质 预期社会和经济效果效益 成 - 效益（效果）分析
技术	（1）方案实施需要哪些关键技术 （2）现实中是否具备这些技术，有无可能弥补 （3）依据现有技术，能多大程度地实现政策目标	关键技术界定结果 这些技术的进展和可能性 技术与目标之间动态关系
社会文化	（1）社会各方对特定公共政策方案的认同 （2）方案解决问题的程度 （3）方案的副作用和社会震荡	各方论证的接受程度 预期效果和社会影响 预测潜在的新问题

2. "必要性、可操作性、科学性、时效性与合理性"标准及指标体系　围绕"必要性、可操作性、科学性、时效性与合理性"等，可行性的判断标准及指标体系如表5-5所示。

表5-5　必要性、可操作性、科学性、时效性与合理性的判断标准及指标体系

方面	具体判断标准与指标
必要性	方案是否针对现实中的焦点问题，该问题的重要和严重性（在政治、经济、社会文化方面）
可操作性	在政治、经济、技术、社会文化等范畴，政策方案的落实条件是否满足
科学性	方案的设计原理遵循事物发展的客观规律，关键是技术条件
时效性	以现实和前瞻的眼光，判断方案执行能否及时解决所针对问题（从政治、经济、技术、社会文化等视角）
合理性	论证结论是否符合规律性和目的性，同时为相关人员提供客观知识和信息

（二）构建用于判断可行性的特异性标准和指标体系

一般性的判断标准与指标体系为构建特异性的标准与指标体系提供了思路，但是如果仅仅停留于此是不够的，还需要在此基础上构建与待评价备选方案紧密结合的标准与指标体系。

以"政治、经济、技术和社会文化"可行性标准和指标体系的特性化为例，如对于新型农村合作医疗制度，从政治可行性指标来看，主要是要明确需要与哪些已有的重大方针、政策去进行比较，需要一一列出，如收集中央以及各地的一些重要文件，作为评价的具体标准。从经济可行性来看，如筹资水平，可以采用的指标如筹资额占农民人均收入比例等。从技术可行性来看，如筹资额设定方法、补偿方案等。从社会文化来看，主要如农民的因病致贫发生情况、农民的受益面等。

具体指标构建的方法，类似于政策方案评价环节所用的构建指标体系的各种方法，定量方法包括数据模拟、预测分析法、多因素分析法，定性或半定量方法有差距分析法、文献评阅、专家咨询、深入访谈、德尔菲法专家论证、名义团体法等。

三、判断特定方案可行性的操作步骤

备选方案包含的具体内容虽然不同，但其基本构成要素，如政策思路、目标和指标、方法和

措施等大致相同,因此,判断方案是否可行的过程是针对一个个备选方案逐步展开的,从程序上说每一个备选方案可行与否的论证基本上是相似的。也就是说,熟悉了对一个备选方案所进行的可行与否的判断,就等于熟悉了其他备选方案可行与否的整个论证过程。这一个大步骤有两个具体步骤,一是判断单一指标是否可行,二是综合判断特定政策方案是否可行。值得注意的是,对于标本兼治、治本和治标方案,在各方面进行可行性判断时,都有一些特别需要注意的地方,或者说对这三类方案进行可行性判断,有一些各自的特征,在第一节中的逻辑思路部分已有阐述,在具体判断过程中,要时刻注意到这些特征。

(一)运用指标体系判断单一指标是否可行

1. 用"政治、经济、技术和社会文化"可行性标准和指标体系判断方案单一指标的可行性 在上一步骤中已经形成了复杂的指标体系,表 5-6 显示了如何判断单一指标的可行性。也就是说,针对每一个备选方案的思路、总体目标、目标体系、实现目标的方法和措施等,结合现实条件判断是否可行。

表5-6 判断政治、经济、技术和社会文化各个指标的可行性

各个单一指标	政策思路	总体目标	目标体系	方法措施
政治相关指标 *	是否可行	是否可行	是否可行	是否可行
经济相关指标 *	是否可行	是否可行	是否可行	是否可行
技术相关指标 *	是否可行	是否可行	是否可行	是否可行
社会文化相关指标 *	是否可行	是否可行	是否可行	是否可行

注: * 各类指标一般为多个,该表表示针对每一个指标进行可行与否的评价。

为便于理解,围绕"方案中拟订的政策总体目标是否可行",解说如何设立相应的论证"是否可行"的具体指标。

围绕政策总体目标是否在政治上可行,首先,判断该政策目标与宏观社会发展和大政方针等是否一致。其次,判断政策目标与其他领域所拟定政策目标是否存在不一致状况,这种不一致有无可能消除。比如,20 世纪 90 年代卫生部门鼓励恢复和创办农村合作医疗,然而,在筹资时遇到障碍,其他部门所拟定的减少农民的摊派和集资政策。再次,明确政策目标实现后谁将是受益者和损益者,这种利益的重新分配是比政策目标实现前更合理还是更不合理。

围绕政策总体目标是否在经济上可行,可以形成下列具体指标。①实现这一目标所需的政策资源在现实中是否可行或者在多大程度上可行。比如,合作医疗作为农村医疗保障的基本形式,将造福于农村居民,减轻他们的就医经济风险,但是在现实中能够筹集多少经费,一直是影响合作医疗稳定发展悬而未决的问题。②在现有资源条件下,能够多大程度上实现这一目标。例如,在 20 世纪 80 至 90 年代,合作医疗的实践探索始终没有停止过,但是大多筹资数元最多数十元,这样的筹资究竟能够多大程度上减轻农村居民的就医经济风险、多大程度上能够消除农村居民的因病致贫现象,始终没有明确的答案。③即使实现了既定的政策目标,又能够带来什么具体的社会和经济效果。

围绕政策总体目标是否在技术上可行,可以形成具体指标。①需要验证政策目标形成过程的动态逻辑关系;②需要明确实现这一目标需要哪些关键技术,这些技术是否具备;③这些关键技术是否受公认和能够简易操作。比如,农村居民面临许多医疗担忧,其中最大的担忧之一是因病致贫,根源是缺乏医疗保障,尤其是在医疗费用不断快速增长时缺乏保障,因此,合作医疗为预期效果好的消除因病致贫的政策思路。但是,如果把政策目标确定在消除因病致贫上面的话,需要在技术上能够明确农村居民"就医风险 - 因病致贫 - 医疗费用段 - 结付比 - 筹资额"之间的动态关系,而目前这样的成熟技术尚不存在或者说没有公认的技术,所以,期望通过合作医疗来消

除因病致贫，在技术上尚存在一些问题，需要进一步明确能否在一定时期内研发出来，以明确其在技术上的可行性。

围绕政策总体目标是否在社会文化上可行，主要是各方的理解和接受程度，但是，理想的理解和接受程度，又是建立在预期效果和受益与否基础上的，需要避免原有问题没解决却带来新问题。例如，在20世纪80至90年代，合作医疗存在维持时间很短的情况，只有部分农村居民感受到了受益，绝大部分并不积极。所以，2003年开始推行的新型农村合作医疗，究竟能够多大程度上让农村居民受益，决定着农村居民的理解和接受程度。

2. 用"必要性、可操作性、科学性、时效性与合理性"标准和指标体系判断方案单一指标的可行性　与前述的"政治、经济、技术和社会文化"标准及指标体系相类似，对于"必要性、可操作性、科学性、时效性与合理性"标准及指标体系，也需要判断特定政策单一指标的可行性。具体方法详见表5-7。也就是说，针对每一个政策方案的思路、总体目标、目标体系、实现目标的方法和措施等，结合现实条件判断是否可行。

表 5-7　判断必要性、可操作性、科学性、时效性与合理性各个指标的可行性

各个单一指标	政策思路	总体目标	目标体系	方法措施
必要性相关指标 *	是否可行	是否可行	是否可行	是否可行
可操作性相关指标 *	是否可行	是否可行	是否可行	是否可行
科学性相关指标 *	是否可行	是否可行	是否可行	是否可行
时效性相关指标 *	是否可行	是否可行	是否可行	是否可行
合理性相关指标 *	是否可行	是否可行	是否可行	是否可行

注：* 各类指标一般为多个，该表表示针对每一个指标进行可行与否的评价。

以"方案中拟订的政策总体目标是否可行"，解说逐层进行方案"是否可行"的论证思路。在此基础上可以举一反三，完成政策备选方案其他方面例如思路、指标体系、方法措施等"是否可行"的论证。

政策备选方案的总体目标被简称为期望解决政策问题的程度，这里包含至少三层含义：①问题的现实严重程度和重要性；②政策目标假如实现，能够把问题的现实严重程度降低到什么程度；③这种期望有无可能实现。围绕这三层含义，运用可行与否的标准和指标可以逐步论证。

一是是否必要。遵循必要性的内涵，可以设置两类指标。①澄清备选方案是否针对了现实中的焦点问题，该问题的重要性和严重性如何。重要而严重的有必要尽早解决，重要而尚不严重的需要防患于未然，严重而不重要的需要消除其社会危害。②明确政策目标即使实现，能够把问题的现实严重程度降低到什么程度，这种降低将使问题的优先序位出现什么变化，毫无疑问，现实严重程度降得越低则越有必要。

二是是否可操作。按照可操作性的含义来建立系列判断指标。①需要关注政策思路 - 目标 - 指标 - 方法措施之间的逻辑关系；②需要关注的是政策制定者 - 决策者 - 执行者 - 利益集团的理解和接受程度；③需要关注技术标准、管理要求与实际管理操作水平之间的关系。

三是是否科学。遵循科学性内涵可以演化出一系列判断指标。①检验问题重要和严重性的界定是否科学客观；②政策目标的设置是否有科学客观的依据（定性定量动态关系）；③在设置有无科学客观依据的基础上，判断政策目标是否能够实现。如果三个指标均无法通过，其政策目标的可行性要大打折扣，即科学性越高，可行性越大。

四是是否及时。按照时效性的概念来建立系列判断指标。①实现这一目标的迫切性，这与社会危害程度是紧密相连的；②达成这一目标能否及时消除社会危害。时效性越高，政策目标的

可行性越大。

五是是否合理。合理性标准要求的是符合常理,实际上这是一个综合的判断指标,即通过上述四类指标,判断政策目标的设置是否符合规律,是否能够为相关人员提供客观明了并具说服力的知识和信息。

(二)综合判断特定备选方案的可行性

在已有单一指标判断结果的基础上,还需要进行综合判断。综合判断的具体步骤与方法如下。

1. 明确指标权重,尤其是一票否决的指标 明确这些标准和指标,哪些是一票否决,即全或无的,不符合这些指标即使其他指标均符合,在现实中也是不可行的。

确定那些"一票否决"指标时,需要特别注意,必须排除政策制定者和研究者任何个人的偏好。尤其是"一票否决"指标涉及标本兼治和治本方案时,更要慎重。

2. 明确各部分判断指标的优先顺序 确定各部分判断指标的优先顺序,比如在政策思路、政策目标、政策子目标、政策措施和方法这些概念中,政策思路第一优先。如果一项政策思路被认为是可行的,而目标等被判断是不可行的,这时,所需要做的工作是如何科学研制政策目标,然后再进行可行性论证;而如果一项政策思路被认为是不可行的,这时要做的工作是明确这一思路是标本兼治、治本还是治标的,对标本兼治或治本思路被否决一定要慎重。

3. 综合判断方案整体"是否可行" 在前述基础上,综合判断备选方案整体"是否可行"。理论上,综合判断结果有三种情况:①可行,备选方案的思路、总体效果理想,方案的目标等也不存在明显问题,因此是可行的;②需要完善,备选方案的思路、总体效果理想,但方案的目标等存在问题,因此需要重新研制和完善方案;③不可行,备选方案的思路经严格论证被认为是不可行。实际上,可行与否的判断结果只有"可行"和"不可行"两种。因为"需要完善"一类的方案,在经过重新研制和完善后,需重新进行可行与否的论证,再次根据论证结果判断为"可行"或"不可行"。

四、方案择优并完善方案的操作步骤

可行方案的现实择优,不仅仅是从诸多可行方案中找出现实可行的相对最优方案,而且也是方案的进一步完善。可以通过如下基本步骤实现。

(一)明确政策方案的基本优先顺序

对备选方案进行可行性论证时,针对每一个备选方案的政策思路、总体目标、目标体系以及相应的指标、寻求实现目标的方法和措施等分别进行论证。从这几个方面的判断时,方案的基本优先顺序可以根据政策思路,也就是方案是标本兼治、治本、治标政策思路来判断,基本的优先顺序从最优到最次依次为:标本兼治、治本、治标政策思路。也就是基本的优先顺序遵循政策思路优先的原则,将可行方案按标本兼治、治本、治标顺序排列。一般而言,这个顺序理论上也是效果的优先顺序。值得注意的是:这只是基本的优先顺序,而并非最终的优先顺序。

(二)分析建立方案择优的标准和指标值

方案择优的标准和指标如同可行与否的判断中所述。围绕这些指标,分析和明确特定方案的指标值,并形成相应的一览表,供方案之间进行比较。这时有两点需要注意:①特定方案经修改完善以后指标值的变化;②如何将这些单个具体标准和指标,按照逻辑思路中所阐述的方案择优的基本条件进行归类表述。

(三)方案择优

依据效果优先原则,在确认效果大小和优先顺序的前提下,判断其他条件是否在可以接受或承受的范围内。这时最难处理的问题,是如何将多指标的政策效果综合表达,这在统计处理上并不困难,困难的是处理方法和结果能否得到公认,尤其是能否得到政策制定者和决策者的认可。

(四)形成并提交论证报告

通过上述步骤的综合分析,获得政策方案优劣判断的量化表达,也就完成了政策方案可行性论证的基本目标:明确备选方案"是否可行"与"何者为优"。在此基础上,撰写可行性论证报告。这一个步骤也是必不可少的,主要是总结归纳上述结果,形成书面形式的可行性论证报告,并提交相应的主管部门和决策者供抉择。鉴于可行性论证的意义,至少在理论上决定着政策方案的取舍,所以论证过程虽然类似一个科学研究的过程,但论证结果的表述却不能像撰写科研论文那样自主表述论证者的个人偏好。

1. 可行性论证报告撰写基本要求　如前所述,通过前述几个步骤,能够得到两大部分结果:备选方案可行与否,以及可行方案的优先顺序。本步骤的工作,只是将上述结果有机组织和逻辑表达,完成可行性论证报告。报告撰写要求如下:①是否清晰表达了备选方案可行、不可行的结论,这些结论是否有定性定量的科学依据;②是否将所有可行的备选方案列出了择优的优先顺序;③是否明确提出了推荐方案及其依据;④报告中是否清晰表述了论证过程的科学性,也就是论证结果是否在公认的科学方法和过程基础上产生的。

2. 可行性论证报告撰写基本框架　总体而言,规范的政策方案可行性论证报告应包含四大部分:论证结果概述、方案择优总论、可行性判断总论、详尽的技术报告。

第一部分是论证结果概述。内容类似于论文摘要,其中需要简要说明:①背景。即为解决什么问题或达成什么目的,拟订了多少备选方案。②论证思路、内容和方法。即用了什么原理、思路和方法,按照什么样的标准和指标,论证这些方案的可行性,以及在可行基础上进行方案择优。③主要论证结果。一是按照可行与否的标准和指标,哪些方案是可行的及不可行的,二是按照方案择优的标准和指标,方案择优的优先顺序,以及重点推荐方案。④推荐方案的简述。介绍与其他备选方案进行比较的结果,除简单提及类似的优点和不足外,重点阐述推荐方案特有的优势和潜在的不足。

第二部分是方案择优总论。方案择优总论类似于一份较为详尽的摘要。之所以需要方案择优总论这一部分,一是因为方案择优是可行性论证的重点,也是决策者关注的重点;二是因为在论证结果概述中,只是简明扼要地点出了决策者需要重视的结论,而详尽的技术报告往往过于烦琐和偏于技术表达,这两者之间需要建立一座桥梁。方案择优总论的撰写,首先,开门见山,直奔主题,导出经择优论证,可行方案的优先顺序如何,其中论证推荐的方案是哪些;其次,按优先顺序列出优选方案的关键依据,能够用一览表表述则效果更佳;再次,较为详尽地总结和描述各方案的选择依据,注意在定性描述基础上给出定量结论,尤其要注意方案间的比较。

第三部分是方案可行与否判断总论。方案可行与否判断总论的结构和内容排布,与方案择优总论相同。之所以把这部分内容放在方案择优总论之后,是因为可行与否是择优的基础,只有当人们感到择优的结果毋庸置疑时,才开始关注是否还有其他可行方案。也就是说,决策者对可行与否的兴趣,是建立在不要遗漏其他可行方案的基础上,从这个角度来说,可行与否,只是方案择优的一个技术支撑。

第四部分是详尽技术报告。详细技术报告的格式,与科研项目报告的结构相同,包括摘要、背景、论证目标和内容、论证方法、论证标准和指标、技术路线、论证结果、小结等。详细技术报告中最庞大的部分是论证结果,应按照论证计划中既定的逻辑思路和技术路线逐步撰写。但是这部分的内容需要与前述两类总论的主要结论和观点之间相呼应。

3. 提交可行性论证报告以供抉择　完成上述步骤,使政策制定者和研究者,能够将研制的备选方案和优选结论递交给决策者,供决策者决策。一般而言,在决策前,尚需完成三项工作:①对可行性论证结果进行多重论证,即由该领域的决策者组织有关人员,包括相关利益集团、相关领域的决策者、各级潜在的执行者,以及相关专家等,围绕方案、方案择优结果展开系统论证,进一步完善并确定推荐方案；②推荐备选方案申报和进一步论证，这通常由政策方案的最终决定者，召集有关人员尤其是相关领域的决策者，进行最终的完善和修改，这一步骤最容易出现的问题是相关领域的决策者依据部门利益"完善和修改"政策方案；③政策执行前通过必要的行政或政治程序，审批并形成执行方案，即政策文本。

本章小结

本章重点介绍了政策方案可行性论证的基本目的、任务、完成任务所遵循的逻辑思路，以及完成每个任务的操作步骤与方法。重点内容小结如下。

1. 政策方案可行性论证的基本目的包括明确每一个备选方案是否可行、明确可行的备选方案中"何者为优"等。

2. 为达成可行性论证目的，根据一定的思路，明确了可行性论证需要完成四项任务：明确需要论证的对象、范围及资源；确定可行性的判断标准及指标；确定特定政策方案的可行性；针对诸多可行的政策方案选择现实最优方案并进一步完善。

3. 围绕政策方案可行性论证的四个任务，解释了每一个任务的必要性，并阐述如何实施的思路，介绍了完成任务的步骤与方法。

（励晓红　王象斌　邵晶晶）

思考题

1. 简述政策方案可行性论证的目的和任务。

2. 简述可行方案与最优方案的区别与联系。

3. 简述判断政策方案可行与否的思路与步骤。

4. 简述政策方案择优的思路与步骤。

5. 当针对某一问题，有诸多可行方案时，应该如何处理？如果备选方案只有一种，是否就没必要进行方案可行性论证了？

第六章 政策执行

政策执行是高价值政策制定程序中的第五步。本章将重点介绍政策执行的基本概念、思路和操作步骤，目的是告诉读者如何在前期工作的基础上，将经可行性论证的政策方案付诸实践，换句话说，将"21项动态任务链"推进到"执行实施"环节。

第一节　政策执行的目的和逻辑思路

一、政策执行的目的和意义

（一）目的

所谓政策执行（policy implementation），就是政策方案被采纳后，把政策规定的内容转变为现实的过程，即把观念形态的东西转变为现实形态的东西。具体地说，是遵循政策指令所进行的变革，是为了实现政策目标而重新调整行为模式的过程，是将政策付诸实施的各项活动。

在整个政策运行过程中，解决政策问题是政策运行过程的出发点，也是制定高价值政策的最终目的。政策执行过程同样不能背离这个基本出发点，通过实施各项政策内容解决政策问题。

依据高价值政策制定的总目的，政策执行环节的目的可以表述如下：通过动力阻力分析，采取增加（保持）动力、减弱（消除）阻力的合理有效措施，按照政策方案所规定的程度和范围，逐步将政策由观念形态转变为现实形态，从而实现政策目标。

（二）意义

常言道："徒法不足以自行。"美国学者艾利斯认为："在实现政策目标的过程中，政策方案的功能只占10%，而其余的90%取决于有效的执行。"这充分说明了政策执行在政策制定整个系统中的极端重要性。无论多么宏伟的蓝图，多么正确的决策，多么严谨的计划，如果没有正确有效的执行，就不可能实现政策目标，最终都是纸上谈兵。政策的执行决定了政策目标是否能够实现，以及实现的程度与范围，任何政策都必须通过执行环节才能发挥作用。政策执行是解决社会问题最直接的环节，是检验政策正确与否的重要途径，同时现行政策执行情况也是后续政策制定的重要依据和基础。

二、政策执行的基本任务

根据高价值政策制定程序，政策执行的对象是可行且择优后的政策方案，但并不意味着政策执行没有阻力只有动力。动阻力的力量对比决定着政策目标的实现状况。如果采取有效措施和方法，最大程度地消除（减弱）阻力、增加（保持）动力，那么可保证政策执行的效果。因此，在政策执行任务中，准确地分析动力和阻力是保证政策顺利执行的基础和前提。要明确动阻力，首先需要明确"政策究竟是什么"；在动阻力分析基础上，制定实施计划；接下来就是资源配置和执行管控两大任务，以确保政策方案按照既定的程度和范围落实，见图6-1。

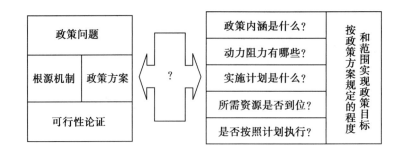

图 6-1　政策执行环节基础、目标和任务示意图

根据以上分析，政策执行的基本任务大致有以下几个方面：

（1）明确政策内涵，即"政策究竟是什么"；

（2）明确在特定政策执行过程中，究竟存在哪些影响动力和阻力的因素；

（3）明确增加（保持）动力、减弱（消除）阻力的策略和措施，进而制订政策实施计划；

（4）明确增加（保持）动力、减弱（消除）阻力所需的资源是否落实到位，并进行资源配置，以保证执行工作获得必要的资源；

（5）明确政策实施过程中的偏差行为，并积极采取纠正措施，保证政策目标按照规定的程度和范围得以实现。

政策执行不是一个简单的过程，需要制定者、执行者和研究者密切合作，其基本职责为：在政策执行阶段，起主导作用的是政策制定者和执行者（在实践过程中，政策制定者往往也同时是政策执行者），政策研究者可以通过开展执行研究，如分析动阻力和应对策略，提出资源配置改进建议等，为科学执行提供支撑。

三、政策执行与前后环节的关系

1. 与可行性论证的关系　政策执行是在可行性论证基础上的深入与展开。在此环节明确前期工作所提供的信息，特别是"21 项动态任务链"相关定性定量动态关系，直接关系到执行目的能否实现。只有明确前期工作中所确定的这些关系，才能运用这些信息来设计实施计划。如政策方案基本规定了谁是政策执行者，政策执行者的权限、职责和掌握的资源种类与范围，以及政策执行者行为被允许的范围等，这些条件既是对政策执行者行为的支持，也形成了执行活动的边界或空间，见表 6-1。

表 6-1　政策执行与前期工作的关系

前期工作提供的信息	提供信息的环节	政策执行需明确的信息
拟解决政策问题、政策思路	政策问题确认及根源分析	拟解决政策问题 政策问题根源和作用机制
政策目标	政策方案研制	政策目标针对了作用机制中的哪些影响因素
政策的依据	问题确认及根源分析	
政策方案	方案研制及可行性论证	执行者应做权限、职责
主要措施及实施范围	方案研制及可行性论证	执行人员获得的资源支持
需要的资源条件	方案研制及可行性论证	对执行者的考核标准
预期效果	方案研制及可行性论证	

2. 与政策评价的关系　政策执行的后续环节是政策评价。政策执行是将潜在的政策价值通过实践加以体现，而政策评价则是将体现的政策价值作出明确判断的过程。因此，从某种意义上来说，政策执行是政策评价的前提和对象，没有被执行的政策就不需要进行评价；政策评价是政策执行结果的判断，执行没有经过评价，也容易失去控制。政策执行过程是政策评价的重要内容之一，各个执行步骤的操作过程和结果均是政策评价的内容。如动阻力分析的结果、实施计划的情况等都需要在后续环节评价。

四、政策执行的逻辑思路

（一）明确政策内涵的意义与思路

1. 明确政策内涵的意义　明确政策内涵就是要"吃透"政策。执行主体只有"吃透"政策的精神，理解了政策方案有关内容，才可能制定有效的执行策略并积极主动地开展执行工作。如果不能准确把握政策的内涵，是不可能实现政策目标的。在政策的执行过程中，存在着执行主体对政策的认识和理解程度不一、从而影响政策效果的问题。因此，明确政策内涵，即明确"政策究竟是什么"，使政策执行者与政策制定者在思想上、概念上统一，这是从观念形态的政策走向现实形态的政策的第一步，见图6-2。

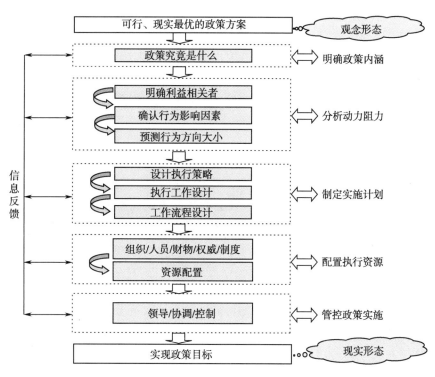

图6-2　政策执行框架思路示意图

2. 明确政策内涵的思路　要明确政策内涵，人们往往首先想到的是掌握政策目标体系、基本方法和措施、适用对象、运用期限和阶段等常规信息。从表6-2可见，不同政策思路的政策，其动阻力的数量和强度存在差异，一般来说，标本兼治、治本的政策执行动力源数量较多，其强度也要大于治标的政策，同时阻力源也较多较大；政策方案与思路匹配的程度也对动阻力的情况有重要影响，匹配良好的，往往动力多阻力少，反之亦然。可见，政策的动阻力源不是一成不变的，要看政策思路、政策方案及其二者的匹配程度，即看政策目标能够多大程度解决问题，等等。因此明确政策内涵，除了明确常规信息以外，还应明确政策针对的问题、问题的危害、政策思路和目标、预期效果等信息,这是后面的动阻力分析的重要基础。

表6-2 政策思路、政策方案与执行动阻力的关系

政策思路	政策方案（与思路匹配程度）	解决问题的预期程度	政策执行动阻力情况	
			数量	强度
标本兼治	良好	高	动力源最多,但阻力源也可能最多	均大
	不良	一般	动力源较不稳定,同时阻力源可能很多,也可能较少	不一定
治本	良好	较高	动力源多,但阻力源也很多,且可能阻力源居多	均较大
	不良	较低	动力源不稳定,同时阻力源可能较多,也可能较少	不一定
治标	良好	低	动力源不多,阻力源可能较多,也可能较少	不一定
	不良	很低	动力源较少,阻力源可能较多,也可能较少	均弱

在当前政策实践中,常见的形式包括政府内部的政策培训和面对社会公众的政策解读。根据《国务院办公厅印发〈关于全面推进政务公开工作的意见〉实施细则的通知》(国办发〔2016〕80号)提出的"谁起草、谁解读"原则,由政策文件的起草部门负责组织实施解读工作。多个部门共同起草的,由牵头部门负责组织实施解读工作。根据《关于全面推进政务公开工作的意见》(中办发〔2016〕8号)要求,对涉及面广、社会关注度高、实施难度大、专业性强的政策法规,可以通过新闻发布、政策吹风、接受访谈、发表文章等方式进行解读。《国务院办公厅关于印发2019年政务公开工作要点的通知》(国办发〔2019〕14号)中也提出,要探索运用政策简明问答、网络问政、政策进社区等方式进行解读,真正让群众看得到、能理解。根据《国务院办公厅关于印发政府网站发展指引的通知》(国办发〔2017〕47号)等文件,解读内容除文字解读之外,还可以通过数字化、图片图表、音频视频、卡通动漫等形式展现。

(二)分析动阻力的意义与思路

1. 分析动阻力的意义 "政策执行是遵循政策指令所进行的变革,是为实现政策目标调整行为模式的过程"。对于任何一项变革,都存在着动力与阻力两种对抗力量,前者可以发动并维持变革,后者则阻止变革发生或进行。美国社会心理学家勒温就提出运用"力场分析"的方法,研究变革中的动力和阻力。从表6-3可见,政策执行动阻力的力量对比,总体决定着政策的预期执行情况以及产生偏差的可能性。阻力大时,要么难以实施、要么消极实施,产生偏差的可能性往往较大;而动力大小则是第二位重要的因素,同样条件下,动力大则往往效果更好;第三位重要因素则是政策压力程度(政策出台后是否能形成有关部门非贯彻不行的实施动力),它对政策偏差有一定影响,政策压力越大,产生偏差的可能性越小。政策压力程度属于政策环境因素。因此,确保顺利执行并偏差最小的有力手段,就是通过动阻力分析,最大限度消除(减弱)阻力,同时增加(保持)动力,推动各方行为主体按照政策方案所规定的方向调整,最终达到政策目标所要求的状态。准确识别和界定动力与阻力行为,成为实现政策目标的前提与基础。

表6-3 执行动力、阻力及政策压力程度与预期执行效果的关系

动力	阻力	政策压力程度	预期实施情况	产生偏差的可能性
小	大	小	难以实施	—
大	大	小	消极实施,持观望等待的态度	大
小	大	大	消极实施,迫于政策的压力	大
大	大	大	实施,但带有不得不实施的消极倾向	较大
小	小	小	拒绝实施,不了了之的可能性大	—

续表

动力	阻力	政策压力程度	预期实施情况	产生偏差的可能性
小	小	大	实施,但消极实施的可能性大	中
大	小	小	积极实施,其实施态度不稳定	较小
大	小	大	积极实施,其实施态度稳定	小

2. 分析动阻力的思路 动阻力分析(force field analysis),是指在明确政策内涵的基础上,通过搜寻政策执行过程的相关利益者,分析特定政策对这些人群的行为影响因素,以此来预测和判断在执行过程中的动力和阻力,为制定实施计划奠定基础。

确认政策执行过程中动力和阻力。

首先,要界定清楚政策执行过程中行为互动的"主体"——利益相关者。所谓利益相关者是指那些能够影响政策目标达成,或者在达成政策目标的过程中会受到影响的个人以及群体。在政策问题确认阶段已初步明确了特定问题可能的利益相关者,通过分析政策方案,可以确认直接利益相关者及其他利益相关者。

接下来,分析明确利益相关者的基本特征,即动力方还是阻力方。按照古典经济学的基本假设,"受利己心支配追求自身利益最大化"是人的基本行为特征,"政策所体现意志的背后乃是各种利益,而且人们从事政策执行活动的动力也是由利益推动的"。损益是形成政策执行中动力和阻力的主要因素,对政策执行中的利益受损者来说,就是政策执行过程中的阻力;反之,一个利益受益者构成了政策执行过程中的动力。因此,只要明确了利益相关者的损益,动阻力源就可以初步明确,损益的大小还可提示动阻力的强度。

然后分析动阻力源的认知、其他选择和行为条件。人的行为是多因素的综合结果,是损益、认知、其他选择和行为条件的综合作用结果。损益是动阻力的主要因素,认知程度、有无其他替代性的行为选择和政策执行的行为条件,则是影响政策执行的重要因素。

强调认知是重要因素,是因为人的行为是以对客观的认识为基础的,而不是以客观事实为基础。利益相关者对同样的损益感受不一,对不同的损益也可能感受相同,即实际损益和认知的损益两者并不一致。不同的利益相关者受到自身认识能力等因素的限制,有时不能对自身的损益作出正确的判断,特别是涉及短期利益和长远利益、局部利益和整体利益时更是如此。

强调利益相关者行为的其他选择,是因为按照政策目标的方向调整行为,仅仅是利益相关者的一种选择,除此之外,利益相关者应该还有其他的选择。不同的选择有着不同的损益,利益相关者往往依据"两益相比,取其重,两害相权,取其轻"的原则,比较多种选择后决定特定的行为。所以,其他选择这一因素的意义在于采用动态的观点来分析利益相关者的行为。

所谓的行为条件,是指影响利益相关者行为方向的各种客观因素,比如资源、技术、能力、权威、组织和制度(政治、经济、文化)等,这是保证政策能够执行的外部环境。

(三)制定实施计划的意义与思路

实施计划(也可称为"实施方案")为政策执行提供操作思路、行动规范、技术线路和步骤,反映了如何、何时、何地、何人来使用资源,实现政策目标。因此实施计划的科学性和精确性就成为政策实施过程能否实现政策目标的关键。这阶段的工作大致包括三个基本步骤:执行策略设计、执行工作设计和执行流程设计。

1. 制定实施计划的意义 制定实施计划实质上是结合本地区、本单位的实际情况执行政策的具体方案,是政策的细化和具体化,也是政策方案的配套方案。当一个政策具体到一个地区或者单位时,它所面临的动力和阻力相对就比较明确,比如要落实一项低保户的待遇提高政策,具体到一个街道时,有多少低保户、分别是谁、需要多少钱、是现金给付还是银行转账、是否会有人攀比或者反对等,这些要素就比较清晰,执行者必须在对当地情况摸清楚的基础上来制定一项具体的执行计划。

要顺利执行政策,关键和核心内容是在动阻力分析的基础上,根据影响因素设计增加(保持)动力、减弱(消除)阻力的策略和措施,没有具体的策略和措施,政策方案就成为空中楼阁,只有通过与实施方案配套的具体措施,才可能使政策方案中规定的政策目标得以实现。

2. 制定实施计划的思路 政策实施计划制定的过程与政策方案研制过程相似。总体来说,是围绕政策目标,依据动阻力分析的结果,结合政策资源,设计出若干执行策略、措施与方法,将确定的执行策略逐步细化、量化和明确,形成具有可操作性实施计划的过程。

(1)执行策略设计:理论上,针对每类利益相关者(动力方或阻力方)的损益、认知、其他选择和行为条件都可以形成一种策略。策略的选择,要优先化解关键利益相关者的阻力因素。通过认知、其他选择和行为条件方面的策略设计,也可以起到减少阻力源、减弱阻力强度、增加动力源、增大动力强度的效果。设计执行策略可以遵循以下几种基本思路:①如何增加新的政策动力;②增加政策动力的强度;③消除政策阻力;④减少阻力的强度;⑤将一个(或者几个)阻力转变为动力。

从政策执行实践来看,发展出了排队、分类、合作、权变等策略。为了应对资源的有限性和其他各种因素的影响,排队是在基层公务员政策执行中较为常见的一种策略。由于政府提供的公共服务和社会资源往往无法完全满足民众的需求,为了有效地应对民众的质疑,基层公务员在实际工作中发展出了排队的策略,即"先到先得"。分类也是政策执行的一种策略,即将政策对象划分为不同类型,采用不同的执行方法。此外,与当事人或者其他相关部门合作、采取权变策略也是基层公务员在政策执行中常使用的策略。

(2)执行工作设计:就是要明确工作内容及其目标、支撑条件、由谁落实、时间要求、如何考核等细节。比如政策宣传,需要明确针对不同的对象宣传什么内容,何时宣传,谁去宣传,用什么方法宣传,在什么地方进行,什么时候必须完成该项工作等。

(3)执行流程设计:一项特定政策的执行工作往往包含多项子工作,还可能涉及多个责任主体,需要在不同的地方针对不同的目标群体进行落实。执行流程设计,就是建立执行工作与时间之间的关系。在理顺执行工作相互之间逻辑关系基础上,根据执行工作之间逻辑上的系统和层次关系,提出统一的时间要求,将执行过程流程化。即在规定的时间节点上,必须采取哪些措施,完成哪些任务。

(四)配置执行资源的意义与思路

1. 配置执行资源的意义 配置执行资源是上级执行主体按照政策实施计划的规定,将需要进行的工作交付给特定组织和人员,并分配给其执行工作所需要资源的过程。古语云,兵马未动,粮草先行。没有资源就无法执行实施计划,资源配置不合理就影响执行的效果。

2. 配置执行资源的思路 配置执行资源,最重要的是定责授权。按照政策目标的分解情况,各级各个部门和政策执行者都要承担一定的责任,并授予相应的权力。目标责任要按层次要求,层层落实。责任要具体,包括范围、内容、数量、质量、时间、程度等,都要有明确的规定。授权要明确而不含糊,明确各级各部门可以调动哪些资源,包括有形的资源和无形的资源,做到边界清晰、层次明确。其次是人、财、物、信息、数据等资源的配置,其中财政资金的分配尤其受到执行者的关注,随着整个经济社会数字化转型,数据资源在执行过程中地位日益提高。

(五)管控政策实施的意义与思路

1. 管控政策实施的意义 "树不剪不成材"。制定了计划而不去检查落实情况,就不能保证目标的实现。政策实施的过程是依照政策实施计划的规定,具体开展执行工作的动态过程,其间包括了各种各样的活动。这些活动可以分成两类,一类是上级给予政策执行人员一定的刺激,推动和保证各项活动按照执行(实施)方案实现政策目标,这主要通过领导和协调来实现;另一类活动是执行人员按照政策执行（实施）方案的规定具体开展执行工作，为了确保政策顺利实施，将可能的偏差减少到最低，需要对政策实施加以控制，保证政策执行过程按照方案开展。管控，实质上是一种监督和指导，指导执行机构以正确的方法执行政策，进一步解释政策内涵，纠正执行中的偏差。没有管控，就不能保证政策执行的方向不偏离目标，就不能使执行机构正常运行，不能保证按时间完成预期目标。为了保证政策目标的实现，管控必须贯穿政策执行的全过程。

2. 管控政策实施的思路　根据时间不同，可以把管控分为预先管控、过程管控和事后管控三种类型。常用的政策管控的形式包括领导、协调和控制。

（1）领导：是运用一定的权力进行指挥的活动，是引导、鼓励和影响个人或组织，以实现政策目标。领导对执行的影响，不仅是行使组织所赋予的权力，实行监督和控制，而且是运用领导技能，组织高效能地实现目标。没有组织领导就是盲目的行动。领导的目的是通过鼓励，影响部下积极工作，达到目标。领导者的影响力，除了组织赋予的职位和权力外，还包括个人的非权力影响力。领导者必须有部下或追随者。领导要建立在合法和强制权力的基础上，下属遵循领导者的指示，不能搞"上有政策、下有对策"。作为推动下级政策执行人员开展工作的领导行为，应当采取恰当的领导活动方式，具备一定的领导艺术。

（2）协调：所谓协调是把政策执行过程中的各个组织、个人的活动整合为一体的过程，其作用主要是解决政策执行过程中的矛盾，调整执行过程中的各种关系。政策目标的实现程度不仅取决于单项执行工作的完成情况，还取决于实施计划中各项工作之间的关系协调和整合，为了避免出现"龙多不治水"或"一人一把号，各吹各的调"的混乱局面，必须开展有效的协调，必要时需建立协调机制。根据协调主体的内容不同可以分成人与人之间的协调、人与工作之间的协调、工作与工作之间的协调。依据执行机构（执行人员）之间的关系，又可以划分为执行机构内部不同执行人员之间的协调、不同执行机构之间的协调、执行机构与其他机构之间的协调。

（3）控制：在各种思维活动和资源准备活动完成之后，政策目标的实现程度最终取决于各种活动是否能够按照政策执行计划开展。因此在具体开展各项实施活动的过程中，其根本在于不折不扣按照政策实施计划开展执行工作。为了保证政策有效执行，而不是政策表面上执行、实际上不执行或变相执行或者不顾实际情况照抄照搬执行等，政策执行启动以后，必须开展控制活动，目的是保证政策执行的结果与政策目标或政策意图相一致。

控制发生在政策实施前、实施中和实施后。政策正式实施前的动阻力分析、制定实施计划、科学配置执行资源等工作都属于前馈控制范畴。政策实施中需要同时根据特定政策及组织制度等规定，开始实时控制工作，发现偏差，随时纠正。反馈控制的基本思想在于对照标准，发现偏离政策实施计划的行为，给予纠正措施，使执行工作按照实施计划进行。主要的纠偏措施是通过改变执行行为来满足目标的要求，即根据动力阻力分析结果设计相应的策略加以干预。需要指出的是，反过来，如果实际监控中发现有重大偏差，可能需要审视前述动力阻力分析是否有重大偏差。

五、政策执行相关理论

1. 西方政策执行研究发展历程　政策执行具有十分重要的意义。但是人们对于政策执行重要性的认识，一开始并不很清楚，在西方政策科学的发展历程中，在 20 世纪 70 年代之前，包括像德洛尔这样的政策学者，也只将目光投在政策的制定上，认为政策的根本问题在于对政策制定系统的改进。政策学者 Van Meter 和 Van Horn 认为政策执行不受重视与下列原因有关：①人们天然地假设政策执行是简单的，命令式的，这一过程并不包含什么值得学者注意的问题；②人们十分强调行政决策者的权威，而忽视了下层人员对执行问题的责任；③执行研究的复杂性和艰巨性使政策学者们望而却步，政策执行的研究涉及诸多的限制问题，难以界定相关群体；④对于政策执行的研究需要花费很多时间和资源。

20 世纪 60 至 70 年代，政策科学取得了迅猛发展，政策科学研究视野的拓展，要求对政策系统和政策过程的各种因素和环节进行全面深入的研究，而这时的政策科学忽视了政策执行等环节的研究，制约了政策科学的发展，必须予以纠正。60 年代美国约翰逊政府发起的"伟大社会"改革的许多政策项目没有取得预期结果，这在客观上要求人们思考，为什么比较理想的政策方案也没有取得预期的结果。在理论和实践的双重要求下，政策执行研究成为一个潜在的研究热点。1973 年，Aaron B.Wildavsky 和 Jeffrey L.Pressman 出版了《执行：联邦政府的期望在奥克兰市的落空》一书，其主要内容为：美国联邦政府在奥克兰资助两个建筑工程项目，试图为生活条件低下的人创造就业机会，但是该项政策没有按照政策制定者所设想的那样执行，两位学者认为问题不在于对政策方案内容上有争议，也不是由于资金不足，问题出在执行的方式上，执行过程受到多种因素的影响，尤其是联合行动的复杂性，两位学者的工作引发了执行研究的热潮。

2. 西方执行运动的基本理论和流派 20 世纪 70 至 80 年代，西方特别在美国出现了声势浩大的政策"执行运动"。西方学者们对于政策执行做了大量研究，研究成果十分丰富，不同的学者从不同的角度对政策执行进行了研究，提出了多种关于执行研究理论和模型。

政策执行研究的主要理论包括行动理论、组织理论、博弈理论、演进理论、系统理论、管理理论和因果理论。这些理论的基本含义解释如下。

（1）行动理论：政策执行是政策执行者一连串的自觉与不自觉的、偶然的和必然的行动。政策执行是一系列政策付诸实施的活动，其中以解释、组织、实施最为重要。行动理论学派代表人物是 C.E.Van Horn，C.O.Jones，G.C.Edwards 等。

（2）组织理论：政策实施是有组织的活动系统，组织问题是政策执行过程中最为关键的问题。政策执行过程必须将多种因素组织起来，执行过程中必须通过专门的组织将政策付诸实施。因此，组织的特点决定了政策执行的成败。要研究政策执行，就必须研究政策执行组织，即官僚科层组织。该学派强调政策制定者和执行者的预期分析能力。组织理论学派代表人物是 J.Forester，G.T.Allison 等。

（3）博弈理论：政策执行过程是相关参与者对政策目标的实现进行谈判和相互妥协的互动过程。政策执行过程中有利害关系的各方按照一定的规则行动，根据他方所采取的策略和手段来决定或者选择自己的最佳应对方式，政策执行的结果取决于各方的博弈结果。博弈理论学派代表人物是 E.Bardach。

（4）演进理论：政策的目标、方案，在制定之初，存在一定的模糊性。政策目标是多重的，不甚明确的，有时甚至是冲突的。政策方案也是粗线条的，大致的规划。政策制定者限于主客观条件，在政策制定之初，只能是大致的、模糊的和粗线条的。因此，在政策的执行过程中，政策中模糊的目标和粗线条的方案会被重新确定和再设计，政策执行就是使政策进一步演进的过程。

（5）系统理论：将政策执行看作是一个政策系统与周围环境进行物质、能量和信息交换的过程；将整个政策执行过程看作一个开放的系统，而这个系统是通过和外界作不断的物质、能量的交换，达到整个系统的目标，实现系统的优化。

（6）管理理论：政策执行是一个管理的过程，政策执行的过程就体现在界定详尽反映政策意向的计划，指派各个直属单位职责，建立绩效标准，监督执行过程，从而实现政策目标的管理过程。

（7）因果理论：将政策作为一种假设，关心政策执行过程中的因果关系等。政策执行研究的主要模型包括过程模型、互动模型、循环模型、主体模型、系统模型和综合模型，这里就这些基本模型进行简单的介绍。

过程模型：政策执行过程涉及的主要因素包括理想化政策、执行机构、目标群体以及政策环境四大要素组成，该理论奠定了政策执行研究的基础。过程模型的提出者是 T.B.Smith。

互动模型：政策执行过程是执行组织和受影响者之间对目标手段做出相互调试的互动过程，政策执行的是否有效取决于两者相互调试的程度。互动模型提出者是 M.McLaughlin。

循环模型：M.Rein 和 F.F Rabin Ovitz 于 1978 年提出政策执行过程分成三个不同阶段，第一个是纲领发展阶段，第二个是资源分配阶段，第三个是监督阶段，政策执行过程是三个阶段相互作用双向循环的动态过程。

主体模型：Paul Berman 认为，政策执行是政策执行者建立组织，开展有组织活动并将抽象的行为规范（政策）转化为具体行动的过程，在这个过程中必须重视政策执行主体的研究。该理论将政策执行划分为总体的执行（行政阶段、采纳阶段、个体执行阶段和技术效度阶段）和个体执行（动员化阶段、调试阶段和制度化阶段）两个层次。

系统模型：D.S.Van Meter 和 C.E.Horn 两位学者提出了一个系统模型，说明政策执行过程中影响到政策产生的相关因素，包括政策标准与目标、政策资源、组织间的沟通与强化行动，执行机构的特性，经济与政治环境，执行人员的意向。

综合模型：该模型是 P.Sabatier 和 D.Mazmania 提出的政策执行分析框架（图 6-3），主要由三个部分组成，即政策问题的可处理性（其中又包括现行有效的理论与技术、目标群体行为多样性、目标群体人数和目标群体行为调试量）；政策本身规制能力（政策本身包含的因果联系、明确的政策指令、充分的财政资源、执行机构间与执行机构内部的层级整合、建构执行机关的决定规则、征募执行人员、安排外界人士参与的机会）；政策以外的变数（经济环境与技术、媒介对问题注意的持续、大众的支持、赞助团体的态度和资源、监督机关的支持、执行人员的热忱与领导水平）。该模型的可贵之处在于将这些因素联系到政策执行的不同阶段来考察，该模型被认为是政策执行影响因素研究中最具系统性的模型。

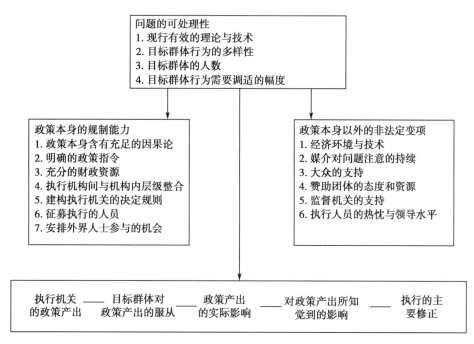

图 6-3 政策执行综合模型示意图

3. 执行组织的主要类型及其特点 组织的形式要由场合、环境、时间、任务来决定，不存在任何一种能够适应一切情况的组织形式，我国政策执行实践中常见三种类型的执行组织。

第一种类型是正式直线 - 职能式的党政机关。按照《中华人民共和国宪法》的规定，我国的人民代表大会、人民政府分为中央、省（直辖市）、市（地）、县（市、市辖区）、乡（镇），各级政府实行首长负责制，各级政府依法设置职能部门。根据《中国共产党章程》，党也按照上述分级设中央组织和地方各级组织。直线 - 职能执行组织具有如下优点：权威、效率、专业；同时具有职能型机构共有的缺点：职能部门在执行政策时会因为追求职能目标而看不到全局利益，从而引发冲突。我国多数的政治、经济和社会管理的政策是通过正式的国家职能机构来制定和执行。

第二种类型是矩阵式执行机构。这种执行机构一般是临时性组织，也可能因为需要而成为常设机构。一般是为执行某项政策，从各相关职能部门抽调人员组成专门执行机构，与正式职能部门共同形成矩阵结构。专门执行机构中的工作人员受双重指挥，他们所属职能部门的领导和专门执行机构的领导。这种专门执行机构在我国一般常以"领导小组"和"领导小组办公室"的形式出现，前者是议事决策机构，后者是具体执行机构。矩阵式执行机构的优点，在于能将职能部门的专业执行人员组合在一起，减少重复配置等执行成本，防止人员膨胀，促进专业资源共享，获得各职能部门之间的协调合作，实现时间预算和财政预算目标的有效控制。这种执行机构的缺点，是容易造成指挥混乱和权力斗争。由于双重指挥放弃了统一指挥的原则，组成人员出于部门利益的考虑，容易出现多重指挥冲突，影响效率。

第三种类型是在正式的党和国家管理机构中设立新的执行部门。这些执行机构不是矩阵式的，也不是临时性的，而是正式的直线 - 职能式政府组织机构的一个新部门，它可以通过合并、分设、新设等形式建立。2003 年第十届全国人民代表大会第一次会议批准执行的国务院机构改革方案中，体现了这种执行机构的组建方式。①新设执行机关。为了深化国有资产管理体制改革，促进国有经济的发展，国务院新设国务院国有资产监督管理委员会。②原执行机关合并。为完善宏观调控体系，将国家发展计划委员会改组为国家发展和改革委员会（国家发展改革委），将国家经济贸易委员会中涉及投资企业的职能归入发展改革委，有助于结合综合性宏观调控目标对经济的短期运行进行调控，国务院经济体制改革办公室职能的并入，则使具体调控手段与政策层面改革措施相互协调。③原执行机关分设，为了贯彻金融业分业监管的政策，健全金融监管体制，国务院将银行的市场准入、运行监督和依法查处违法违规行为等职能从中国人民银行分离出来，单独成立中国银行业监督管理委员会（2018 年改组成立中国银行保险监督管理委员会）作为执行机构。

4. 偏差行为的表现形式和测量 所谓偏差行为，是指偏离了政策和政策实施计划的行为，偏差行为影响政策目标以及政策外目标的实现，最终结果表现为政策问题的解决程度和政策外的效果。政策执行过程中常见偏差行为包括政策架空、政策替换、政策贪污、政策浮夸、政策缺损（表 6-4）。固然，政策执行过程中偏差行为的描述值得重视，但更为重要的是能够挖掘这些偏差行为的原因，并对潜在的偏差行为进行预测、测量和原因分析，为政策执行过程中的控制措施奠定基础。

表 6-4　政策执行过程中常见的偏差行为

类型	含义
政策架空	在执行过程中，只是宣传一通，做表面文章，未被转化为可操作的具体措施，政策并未真正落到实处
政策替换	政策在实施过程中被换入表面上与原政策相一致，而事实上背离原政策精神的内容，偷梁换柱
政策贪污	政策在自上而下的传递中被中途截留，政策的精神和内容不能传达到目标群体和利益相关人员
政策浮夸	在执行过程中附加部分内容，扩大政策外延，使政策调控对象、范围、力度、目标超越政策原内容
政策缺损	一个政策执行时只有部分被落实，其余部分则被割裂遗弃，使政策内容残缺不全，政策变形失真

　　偏差行为在实践中表现为两个层次：一是政策执行者（相关主体）的行为与政策目标的绝对偏离，形成政策架空、政策替换和政策贪污等现象。二是相关主体的行为与政策目标的相对偏离，形成"程度"上的差异，形成政策浮夸、政策缺损。因此，对于政策实施过程中偏差行为的测量可以分成定性和定量两部分。偏差行为首先体现为政策执行人员是否按照政策实施计划开展了所规定的工作，其次是这些工作开展的程度如何，是否达到了规定的程度。对于政策实施过程的偏差行为的测量主要体现在监督（监测）职能中，常用的方法包括观察法（视察、检查、直接观察等）、访谈法（听取汇报、质询、诘问、座谈和访谈等）、调查和审计等方法。

第二节　政策执行的操作步骤

　　在第一节中，重点介绍了政策执行的目的、意义、目标、基本任务和逻辑思路等，本节将详细介绍政策执行的步骤、常用方法等。

一、明确政策内涵的操作步骤

（一）目标
　　明确政策内涵的目标，在于明确可行性评价及之前工作提供的所有的政策信息，其基本要求为：第一，把握公共政策的精神实质；第二，理解公共政策的内在机制；第三，要考虑到公共政策之间的相互联系。即系统掌握"21项动态任务链"相关信息。

（二）内容与方法
　　1. 内容　政策内涵涉及：①针对的问题、问题的危害，以及解决问题和消除危害的意义；②政策思路和总体目标、预期效果；③目标体系，尤其是关键子目标；④基本方法和措施；⑤政策方案的适用对象、执行期限和阶段；⑥方案提到的包括机构、人员等在内的各类资源配置要求；⑦方案的必要说明，如需要注意的问题、主要障碍等。这些内容都需要政策执行者彻底明了，为执行的开展奠定思想认识基础。

　　政策都不是孤立的，还需分析为了实现总体目标，还有哪些相互配套出台的政策？该项政策在政策体系中起着什么样的作用，主导作用还是辅助作用等？除此以外，还需明确政策的压力程度。其中政策针对的问题、政策思路和目标、基本方法和措施、预期效果等信息是重点，它们可为政策动阻力分析提供基础。

　　2. 方法　在政策制定-执行组织结构中，上级的基本方法是培训或者解读，下级则为学习。本步骤在现实执行过程中的具体形式不拘一格，其方法有：组织执行者内部研究学习，把握政策的实质；邀请政策制定者和研究者解读，理解政策的内在机制；利益相关部门研讨，明确与其他政策的联系等。可以利用认知程度分析的方法，明确对政策内涵的理解和把握程度。经常采用的指标有知晓率、态度改变率、行为改变率以及接受程度等。

二、分析动阻力的操作步骤

（一）目标
　　本步骤的基本目标是明确动阻力源及动阻力性质及大小，为制定实施计划服务。
（二）步骤与方法
　　1. 确认利益相关者　第一种方法是以直接利益相关者为起点，通过不同利益相关者之间的关系，可以进一步挖掘间接的利益相关者。政策问题确认中已初步明确了特定领域、关键问题的利益相关者。政策内涵中明确的适用对象、主管机关、执行机构和人员、资源提供机构和人员等是直接利益相关者。比如,在疫情防控过程中,如发现家庭中的成年人是阳性病人,那么未成年人就是间接利益相关者,在隔离措施中不宜一次性把全部成年人隔离,至少要采取措施确保未成年人有合适照护者。

另一种是系统的搜索方法。所谓系统的搜索方法,是指借助于政策问题、作用机制、政策思路和方案等,来把握利益相关者的方法。本方法要求有关主体全面了解前面环节的信息,就是要全面了解"21 项动态任务链"中有关定性定量动态关系。每一类因素的变动都涉及利益相关者,借助这种动态关系,可以逐步明确特定政策所涉及的利益相关者。

2. 确定动阻力源及动阻力的强度 对于政策执行主体而言,只要明确了"政策思路 - 政策目标(体系)- 目标指标 - 具体措施方法"所指向的利益格局,将之与现有利益格局相比较,即可以判断和分析利益相关者的损益性质及大小,从而初步确定动阻力源及动阻力的强度。在操作过程中,现有利益格局以根源和作用机制为主要判断依据,因为其解释了各方利益群体在政策问题形成发展的过程所起的作用。但有必要强调的是,损益不仅仅局限在经济方面,也包括人们对生存、安全、地位、前途、理想和风险等的综合评判。此外,针对特定动阻力源,还需分析认知、其他选择和行为条件,以确定动阻力源及动阻力的强度,具体可通过问卷、逻辑推理、环境分析等方法进行分析。

三、制定实施计划的操作步骤

制定实施计划是基于动阻力分析,设计出若干减弱(消除)阻力、同时增加(保持)动力的执行策略,把政策方案规定的内容转化为可操作实施计划的过程。应把握如下原则:①忠实原则,政策执行计划必须忠于政策的目标、内涵、方案等规定性内容,保证政策的统一性、严肃性和权威性;②民主原则,政策执行的各种行为必须坚持公民参与,维护公民知情权;③法治原则,政策执行要依法进行,杜绝政策执行中的有法不依、执法不严等现象;④创新原则,政策执行主体要在遵循政策精神实质的前提下,坚持从实际出发,采取灵活多样的方式、方法,因时因地制宜,确保政策目标的实现。⑤责任明确原则,应当明确各项执行工作的目标、时间、执行人员、考核标准;⑥指标合理原则,实施计划各项指标应当依据客观的资料和科学的方法。

(一)执行策略设计

1. 目标 执行策略是关于实现政策目标和落实各项措施基本路径的规定。政策执行的策略设计是根据动阻力分析结果,结合执行者掌握的资源,设计并选择相应能够增加动力、减弱阻力的策略、路径和方法。应当明确的是:执行策略是对动阻力的平衡,无论选择何种执行策略,政策执行过程中都存在阻力。

2. 方法 实际操作上,损益方面的策略主要体现在通过其他政策措施来补偿利益受损者,间接起到减弱阻力的作用,另外还可以通过改变认知因素来调整利益相关者动阻力行为的方向和强度,主要手段和方法为宣传教育、沟通(解释政策内涵和改变价值观念)、奖惩等来改变。比如部分目标群体可能由于认知方面的问题,受益者自认受损,受损者主观夸大了受损的范围和程度,实际影响不大的人群也可能误认为获益或受损,这些情况都无形中增大了执行的阻力,削弱了动力,而通过宣传可促使目标群体客观理解损益情况,从而达到消弭误解,化解阻力的效果。特别对于标本兼治的政策,往往比较复杂,要让利益相关者理解、接受与支持,离不开系统地动员与宣传工作。增加动力的一个方法是增加压力程度,如行政措施、责任追究、奖惩办法等;对于不得不执行的政策,阻力可转化为动力,或者至少减弱阻力的大小。

策略选择的基本原则为:第一,在消除(减弱)阻力的基础上,增加(保持)动力;第二,重点选择针对关键利益团体；第三，针对不同利益群体，由于其年龄、文化、背景等不同，要选择不同的策略。在实际执行工作中，执行策略设计尚需考虑执行者自身的资源，包括组织、人员、资产、经费、文化、能力、知识、权威等。

（二）执行工作设计

执行工作设计是根据政策执行策略分别形成达成政策目标的措施，以此建立政策执行计划中的措施体系，设计实现各个子目标的措施和方法，明确各项工作相互之间逻辑关系，确定各项执行工作与所需时间、资源等要素之间的关系，形成政策实施计划。

政策执行策略的目标对于政策目标而言，即构成了次一级的目标，根据政策执行策略的目标，可以分别形成实现政策执行策略的方法和措施，这些措施又构成了次一级的目标；在此基础上，需明确各种方法和措施所需的资源数量质量、落实责任人、时间要求等。本步骤可参考方案研制中的轮廓设想与细节设计中的思路与方法。

（三）工作流程设计

执行工作流程具体表现为，依照执行工作与时间之间关系排列的执行工作"线路图"，其中表明了各项执行工作在不同时间段上的"前后"关系，以及在同一时间段内各项工作"左右"之间的关系。不同时间段的相对划分构成了政策实施计划中的实施阶段，所谓实施阶段，是依据各项执行工作与时间之间的关系，形成的需要在同一时间段内完成的若干执行工作的总和。同一时间段内需要达成的各项执行工作的目标，构成了政策实施计划中的阶段性目标。具体流程设计的方法可参考运筹学、管理学的有关理论，如计划评审技术、甘特图等。

四、配置执行资源的操作步骤

政策实施计划完成之后，明确了达成政策目标所需要进行的工作和配套的资源，在具体展开执行工作之前，首先需要确认所需资源是否落实到位，进而开展配置工作。

（一）常见执行资源

常见执行资源包括有形资源和无形资源两类：有形资源包括执行组织（制度）、执行人员、财力和物力；无形资源包括信息、数据和权威，其中权威资源的配置俗称"一把手工程"，领导的重视是推进工作的必要条件。

（二）配置资源的原则

一是系统性原则。实现政策目标需要各个要素有机结合，各个要素相互影响、相互作用，又协调于系统整体之中。一个复杂的政策系统，通常又分为若干分系统和子系统，构成系统的层次结构。在资源配置时，要从整体最优的观点出发，使各种资源的功能互补，使执行机构运行最优化。这一原则要求执行机构必须既要分工明确，又要密切协作。在实际工作中，责任不清、任务不明，往往是因为边界不清。运用这一原则，可采用网络分析技术、线性规划法、非线性规划法、整数规划法、最优化等技术和方法。

二是人本原则。人、财、物、信息和时间这"五要素"中，人是最活跃的因素，只有充分调动执行者的主动性、积极性、创造性，才能推动政策目标的实现。在配置执行资源时，要注意物质刺激和诱导，增加物质动力；加强思想动员和精神鼓励，增强精神动力；建立竞争评优等奖惩机制，增强竞争压力。

三是有效性原则。配置资源的目的就是为了使各种资源效益的最大、最优化。一般来说，政策目标的实现程度与资源的投入是成正比的，但是，除了资源的有限性以外，这种正相关是有一定限度的，超过了一定限度，将产生效用递减甚至完全无效，造成不必要的浪费。因此，在资源配置中要核算和选择投入资源的强度和规模，力争用较少的资源发挥更大的作用。如组织的配置原则是尽可能利用现有组织，确属需要，可设立矩阵组织等临时组织；人员配置的基本原则是责权利一致,在职责明确的前提下,提供对应的职权和职酬保障;财力和物力的保障则尽可能通过预算和计划的途径进行解决,遵循适度、合理的原则。

四是动态性原则。执行是一个动态的过程,资源的配置也应该随时调整。要根据各种资源的相关程度、作用大小和变化方向,及时调整。在各个机构职能和权限划分上,可以允许有一定的交叉,对执行的状态应该有一定的宽容度,留有一定的余地和弹性。

有关资源配置的方法和原则可参考管理学、运筹学等相关学科内容。

五、管控政策实施的操作步骤

这部分主要介绍协调和控制的有关内容。领导部分的理论和方法可参考管理学中相关论述。

(一)协调

协调实际上是对执行机构的一种"润滑"和"维修"。为了使执行机构与社会环境更好地协调,提高执行机构的适应性,可以建立联络机构和联络员,增强对外部的联系和信息沟通,及时了解环境的变化,及时调整执行计划。

1. 原则　一是目标原则。各种协调行为要始终围绕政策目标进行,同政策目标一致,避免相互抵触。应注意避免协调目标的短期行为,不能只顾眼前不顾长远,只顾局部不顾全局。要注意原则性,协调行为必须在法律法规和政策允许的范围内进行,不能凭领导个人好恶感情用事。二是统筹原则。就是要主要处理好整体与局部、重点与非重点、眼前与长远的关系,从整体利益出发,统筹解决重点与非重点问题,从当前做起,为长远目标服务。三是求同原则。注意寻找和探索协调对象之间的共同点,以此作为协调的基础,求大同存小异。但是,求同不等于与领导百分之百保持一致,不能把领导个人爱好作为协调的标准,必须用法律法规和国家的政策来衡量,必须用多数人的利益来衡量;求同不等于一个模式,不是让大家都一个样,用一个模式到处乱套。四是公正原则。协调要出于公心,一视同仁,不偏不袒,平等待人,尊重别人的人格,不能用特权思想压服别人。

2. 内容、手段和方法　一是与环境的协调。主要是执行机构与社会环境的协调、执行活动与环境的协调、执行者个人与环境的协调,目的是根据实际情况,能动地认识、利用和改造环境。二是执行机构外部的协调。包括与上级关系的协调、与下级关系的协调、与同级不同部门关系的协调等。三是执行机关内部的协调。包括内部的目标一致性协调、权利协调、信息协调、心理协调等。

上级的支持不仅影响政策的执行,与工作绩效和升迁荣辱也有重要关系。与上级的协调不是追求无矛盾的状态,更不是一味地讨好领导,要出于公心,坚持原则、坚持真理、坚持正义,同时,要坚持下级服从上级的组织原则,提高与上级协调的艺术性,特别是要随时进行自我心理调整,注意把握分寸,注意掌握"等距离外交",与所有的上级一视同仁、疏密有度。

与下级的协调一般遵循下列步骤:从"核心层"开始,再经过"骨干层",然后到达"普通层",最后到达"外围层"。与下级协调要注意公正原则,避免受感情、资历、舆论和"背景"的影响;要坚持民主的原则,充分调动积极性,避免事必躬亲;要提高协调的艺术性,通过个人魅力、弹性控制和思想交流等达到协调的目的。

与同级协调时应注意:处理好"责人"与"责己"的关系。当发生矛盾时,应控制情绪,调整视角,换位思考,首先从自己身上找问题。处理好"公正"与"适度"的关系。公正意味着不偏不倚,以事实为依据,而不是"和稀泥";适度就是在注意发表意见的时机和态度,强调的分寸要恰到好处。处理好"回避"和"等待"的关系。当同级之间出现分歧时,暂时回避一下,等待解决问题的时机,有的矛盾可以解决。处理好"合作"与"竞争"的关系。同级部门之间存在竞争,但要防止互不服气，相互拆台，应相互配合，胸怀坦荡，实现合作共赢。

协调的手段主要有：计划的手段、行政的手段、经济的手段、教育的手段、法律的手段等。具体方法主要包括：任务协调法、时间协调法和会议协调法等。

（二）控制

1. 控制的基本程序 可分为三个阶段：一是确立标准；二是衡量绩效；三是纠正偏差。

标准是检查和衡量工作及成果的规范和尺度。没有一定的指标体系，控制就失去了客观依据。这些标准在执行计划中应以时间为坐标，逐一明确。

衡量绩效，是用预定的标准对实际工作的成效和进度进行检查、衡量和比较，找出偏差。进行绩效评价时，通过衡量成绩，可以检验指标体系的客观性和有效性。衡量的频率要适度，控制过多或不足都可以影响控制的有效性。衡量考核过多，不仅增加费用，而且引起人们的不满，影响工作态度；检查考核次数过少，则信息掌握不及时，有许多重大偏差发现不了，不能及时采取措施。政策执行导致的重大变化，是衡量频度考虑的主要因素。

为了保证纠正偏差措施的针对性和有效性，要首先找出偏差产生的原因，然后再选择适当的措施。

2. 控制的依据和标准 在政策实施过程中依据的标准是政策实施计划。控制的基本思想在于发现偏离政策实施计划的行为，给予纠正措施，使执行工作按照实施计划进行。政策实施计划中明确了各个执行部门和执行人员的执行工作，包括需要达成的目标、规定的时间、职责以及相应的工作制度，这些内容都构成了各项控制活动的依据。动阻力分析的结果仍是控制措施的重要依据。

3. 措施方法 控制的基本方法就是建立定期不定期的检查制度，通过与预期目标和实施计划的比较，来发现偏离实施计划的行为，有关工作是否开展以及是否达到了规定的程度，评价执行进展是否处在正常可控的状况，如果出现"上有政策，下有对策"等偏差行为，则需要分析进度提前或延后的原因，及时采纳好的经验，对于一些影响预期目标实现的问题，则需要采取措施加以及时整改，保证政策方案规定的目标如期实现。具体可借鉴执行策略设计有关理论。

控制的方法有多方面，有教育的方法、法制的方法、行政的方法、经济的方法。教育的方法，是通过在思想上施加一定影响，调动人的积极性，提高执行的能力。通过教育、启发、诱导和激励，增强命运共同感、工作责任感、事业开拓感。教育的方式多种多样，对于思想认识方面的，可以采用会议的方式，也可采取讨论、座谈、说理的方式，不能通过压制和惩罚来解决；对于执行的技术性问题，可采用讲授培训、案例分析、业务演习等灵活多样的方式。

法制的方法，包括贯彻国家的法律法规、制定规章制度等，对达不成协议的问题进行裁决，具有严肃性、规范性和强制性的特点。

行政的方法主要借助了职位权力，具有权威性、强制性、层次性、具体性和无偿性的特点，有很强的约束力，正确运用有利于统一目标、统一意志、统一行动，迅速有力地执行政策。运用行政的方法必须要明确行政的目的是目标的实现，防止以权谋私。产生的效果受领导者水平、能力的影响很大，对领导者的素质提出了很高的要求。在强调加强统一领导的同时，也要注意发挥各自的应变性和创造性。

经济的方法，是围绕物质利益，运用各种经济手段，调节各种利益主体之间的关系，以获取更大的经济和社会效益。主要的手段有价格、信贷、税收、工资、奖金、罚款等，不同的手段在各自的领域发挥着不同的作用。运用经济手段时要注意与教育等方法结合，如果单纯运用，会导致讨价还价，甚至把执行机关引到"一切向钱看"上来。

控制的具体方法包括矩阵控制法、例外导向控制法以及各种预算和财务控制的方法，可参考管理学、运筹学有关理论。

本章小结

本章在编写过程中侧重介绍卫生政策执行过程中的基本知识、理论和方法。本章的基本教学目的是告诉读者在政策方案被采纳后，如何科学地将观念形态的政策转化为现实形态政策。

1. 本章介绍了政策执行环节的目标、任务和操作思路，政策执行任务包括明确政策内涵、动力阻力分析、制定实施计划、配置执行资源以及管制政策实施。

2. 明确政策内涵的基本方法包括培训和学习。

3. 分析动力阻力包括如下子步骤：①确认利益相关者；②分析行为影响因素，确定动阻力源及动阻力的强度。

4. 制定实施计划步骤可划分为子步骤：①执行策略设计；②执行工作设计；③执行流程设计。工作流程设计的常用方法则为计划评审、甘特图等。

5. 常见执行资源包括有形资源和无形资源两类：有形资源包括执行组织（制度）、执行人员、财力和物力；无形资源包括信息和权威。

6. 管控政策实施主要包括如下工作：①领导；②协调；③控制。协调的常用方法为任务、时间和会议协调法，控制中的常用方法为矩阵控制法、例外导向控制法、预算和财务控制等。

（苌凤水　王象斌　张　勇）

思考题

1. 请简述政策执行在高价值政策制定程序中的地位和作用。
2. 请简述政策执行的目标。
3. 请简述政策执行的基本步骤。
4. 请论述政策执行中动阻力分析的作用和思路。
5. 2021 年 5 月 24 日国务院印发的《深化医药卫生体制改革 2021 年重点工作任务》中"创新医防协同机制"提及"强化疾病预防控制中心技术指导、人员培训、督导评价等职能，督促各级医疗机构落实疾病预防控制职责。推进高血压、高血糖、高血脂"三高"共管试点，推动疾控机构与医疗机构在慢性病综合防治方面业务融合"。请运用政策执行中动阻力分析思路对该项政策措施进行分析。

第七章　政　策　评　价

政策评价是高价值政策制定程序中的第六步。在经过严格的可行性论证,特定的政策方案被采纳并付诸实践之后,尚需通过政策评价对政策的实施效果和价值作出判断,为确定政策去向和完善政策提供科学依据。遵循高价值政策制定程序,本章主要聚焦"特定领域 -……- 确定去向"21 项动态任务链中的"效果问题 - 归因分析",在介绍政策评价的目的、任务和思路的基础上,阐述政策评价的操作步骤,以及相关理论、方法和基本概念。

第一节　政策评价的目的、任务与逻辑思路

本节主要介绍政策评价的目的、意义,阐明如何围绕政策评价的目的和关键任务,形成评价的目标和可考核指标,并明确实现这些目标和可考核指标的逻辑思路。

一、政策评价的目的与任务

（一）政策评价的目的和意义

政策评价(policy evaluation)是指按照一定价值标准,以具备专业资质的评价者为主体,运用社会科学和自然科学等公认科学方法,在排除环境等非政策因素干扰后,对政策进行价值判断的过程,并以此作为确定政策去向的依据。

高价值政策制定程序的总体目标是"制定高价值政策",政策评价作为其环节之一,也服务于这一总体目标。所以,政策评价的基本目的可概括为"通过评价提高政策价值",即通过明确政策的效果和问题,尤其是分析判断效果和问题的归因,致力于完善政策,提高政策价值。政策评价具体目的包括以下三方面:

1. 致力于检验政策效果　政策评价是检验政策实践效果的过程。政策是否按照原定计划执行,政策预期目标是否达成,政策目标达成对政策问题的解决程度,是否带来社会震荡和影响,是否会引发新问题(副作用),是衡量政策实施效果的主要方面。政策评价通过对上述方面展开系统评价,检验政策效果,分析存在的问题,明确政策价值。这是"通过评价提高政策价值"的基础。

2. 明确完善政策的思路　明确政策效果,尤其是明确政策存在的问题和副作用产生的原因,是完善政策、提高价值的关键所在。影响政策效果的因素主要包括三类:政策思路、政策方案与政策思路的匹配程度、执行过程。政策评价通过归因分析可明确政策问题没有得到解决或者引来新的严重问题的原因,即究竟是政策思路的问题,还是政策方案的问题,抑或是政策执行的问题。明确了问题和归因,为针对性完善政策、提高政策价值提供了方向。

3. 为确定政策去向提供科学依据　政策价值的高低是决定政策去向的依据。一般而言,随着政策价值从高到低,政策去向依次是政策延续(法律化)、政策调整、政策终结。当然,政策目标达成,政策问题已经解决,政策也需要终结。政策评价为政策价值的高低作出了判断,确定了标准,在决定政策去向时就有了客观的依据。

政策评价通过检验政策效果,回答了政策目标达成及政策问题解决的程度,明确了政策价值

高低,为确定政策去向提供坚实的信息支撑;同时,通过揭示效果、问题及副作用的归因,明确政策需要完善之处以及完善之法,为针对性调整政策提供方向。对于政策评价基本目的,检验政策效果是基础,调整完善政策、提高政策价值是根本,最终为确定政策去向服务。

(二)政策评价的基本任务

政策评价研究与实践可能存在随意性的情况,主要是因为缺乏对政策评价目的的清晰认识,或者是思路不明、重点不清。科学的评价思路是实现"通过评价提高政策价值"的关键,评价重点明确可使繁杂的评价工作重点突出、易于操作。因此,研究者或决策者对按照什么思路、重点把握哪些方面才能实现科学评价,要有清醒的认识,即实现"对评价本身的评价"。从政策评价的目的来看,政策评价的重点在于效果评价及效果归因分析。

1. 政策效果评价的依据　任何一项政策从计划到实施,均是为了解决特定的社会问题或是预防将来可能发生的某种社会问题。因此,政策效果主要看政策问题解决或预防程度。当然,政策是否引起社会混乱和震荡,是否产生新的问题(副作用)也成为衡量效果的组成部分。

2. 政策效果归因评价的依据　按照高价值政策制定程序,政策评价的前继环节包括政策问题确认、根源分析、政策方案研制、可行性论证及政策执行五个环节。原则上,无论上述哪一环节出现问题,都会影响到政策效果。概括起来,影响政策效果的因素包括以下三方面:①政策思路性质。标本兼治、治本及治标三种不同性质的政策思路,因其针对解决的因素不同,政策效果差异明显。标本兼治政策思路因其针对作用机制,问题解决最彻底,效果最好;治本策略针对问题产生的根源,效果次之;仅针对问题影响因素的治标策略,因其无法真正解决问题而效果最差。明确了政策思路的性质,政策效果就基本可以定性明确。②政策方案与策略思路的匹配程度。政策方案是基于特定政策思路,围绕着政策目标(体系)、目标指标、具体措施方法细化、资源配套等演化而来。特定政策形成过程中,目标及其指标、措施方法、资源配套等任一方面出现问题,都会带来特定政策与政策思路的不匹配,即使政策思路百分之百解决政策问题,也不代表特定政策就能百分之百解决问题。在政策思路性质明确的基础上,特定政策与政策思路的匹配程度就成为判断的关键。③政策执行的到位程度。预期政策目标需依赖执行而变成现实,如果政策执行不到位,即使是百分之百解决政策问题的政策方案也不可能取得良好效果。因此,上述三方面情况既是影响政策效果的重要因素,也成为判断政策效果归因的评价依据。

表 7-1 展示了政策思路、政策方案、政策执行与政策效果的关系。符合标本兼治的策略思路、方案匹配良好、执行到位的特定政策,无疑其政策目标达成程度高,解决政策问题的能力强,目标外效果即副作用少,引起的社会混乱与震荡不论是长期还是短期都是小的,政策价值自然也是高的。而遵循治标或治本策略思路的政策,方案不良且执行不到位,政策预期目标的达成就会很低,解决政策问题的能力弱,目标外的副作用多,引起的社会混乱及震荡是不明的。为清晰展示思路,表中仅展示了极端状态,政策评价实践中更多的是极端状态之间的中间状态。

可以看出,通过对特定政策思路性质、政策方案与思路的匹配程度、政策执行到位程度的判断,即可实现对政策效果的初步判断。反之,如果明确了政策效果,通过比照可考核目标,亦可实现对政策效果归因的判断,明确政策需要完善之处。

表 7-1　政策思路、政策方案、政策执行与政策效果关系剖析政策评价思路与重点

政策思路	政策方案与思路匹配程度	政策执行情况	政策目标达成程度	解决政策问题能力	副作用(目标外效果)	引起社会的混乱和震荡	政策价值
标本兼治	良好	到位	高	强	少	长期、短期都小	高
		不到位	较高	中	较少	不明	较高
	不良	到位	较低	弱	较多	不明	较低
		不到位	低	弱	较多	不明	低

续表

政策思路	政策方案与思路匹配程度	政策执行情况	政策目标达成程度	解决政策问题能力	副作用（目标外效果）	引起社会的混乱和震荡	政策价值
治本	良好	到位	较高	较强	较少	短期大，长期小	较高
		不到位	中	中	中	不明	中
	不良	到位	较低	弱	较多	不明	较低
		不到位	低	弱	多	不明	低
治标	良好	到位	低	较弱	中	长期、短期都小	低
		不到位	低	弱	较少	不明	低
	不良	到位	很低	弱	多	不明	很低
		不到位	很低	很弱	多	不明	很低

然而，政策效果如何具体评价，效果归因怎么具体判断就需要构建具体、可量化的指标，科学地予以回答，以确保评价思路与重点的现实可操作。在构建评价指标后，就要进入评价实施计划制定、评价资料收集、评价资料分析和报告撰写阶段。这在技术方面并不复杂，其遵循一般科学研究的程序。其中关键点是：围绕评价指标，收集哪些信息，如何收集这些信息，如何保证信息完整地反映政策实际效果等；如何将评价资料信息表达为效果描述，如何依据效果描述做出评价结论。只要评价者对系统的运作规律有足够了解，并且熟知研究的基本程序，完成这些工作并不困难。鉴于政策评价总是在"前后比较、对照比较、现况和标准比较"中完成，所以能否收集到完备的基线信息、对照信息以及标准信息等决定着评价的质量。

综上所述，要明确政策评价的思路和重点，政策评价需要完成以下基本任务：①构建评价指标；②制定评价实施计划；③收集评价资料；④分析评价资料和撰写报告。

上述四项基本任务可作为政策评价过程的定性目标，依据逻辑推理，可将这些目标演化成一系列可考核目标和指标，完成这些可考核的目标（表 7-2），也就意味着进行政策评价的基础已经具备。

表 7-2　政策评价任务及可考核目标

评价需回答系列问题	评价要点及要求	评价任务	可考核目标
政策效果如何评价，效果如何归因	明确评价维度：效果表达及效果可能归因	构建评价指标	1. 是否对政策目标进行了再认识：是否明确"政策问题 - 问题危害 - 影响因素 - 问题根源 - 作用机制 - 政策思路 - 政策目标 - 目标指标"等的可考核指标
使用哪些概念和什么指标表达效果	构建评价指标：全面性、代表性、系统性和可操作性		2. 是否明确了原目标外政策效果（副作用）、潜在社会混乱及震荡的可考核指标 3. 是否针对构建和完善评价指标体系 4. 指标是否具有全面性、代表性、系统性和可操作性
需要收集哪些信息	明确数据收集范围：全面性、系统性、可操作性、时效性	制订实施计划收集评价资料	1. 是否围绕着评价指标体系，明确特定政策评价所需收集的信息
如何收集评价所需信息	制订评价实施计划，落实评价资源		2. 是否明确如何收集评价所需信息，如资料收集方法、对象和范围，以及相应质量控制措施 3. 是否保证资料信息反映政策实际效果
如何保证信息反映政策实际效果	数据质量监控：数据资料完整性、代表性		4. 就上述内容，是否制订评价实施计划

续表

评价需回答系列问题	评价要点及要求	评价任务	可考核目标
如何将信息表达为效果描述	评价综合分析：方法选择科学性、定性定量相结合、多维度组合分析	分析评价资料与撰写报告	1. 一般的科研程序要求和标准 2. 与既定评价计划相比完成程度 3. 关键的结论是否客观公正
如何依据效果描述做出评价结论	做出评价结论：以分析结果为依据，逻辑推理、归因分析。结论科学合理、反映政策实情		
评价结论如何表达	撰写评价报告：面向不同对象、以结论为依据、表达清楚、逻辑严密		

（三）逻辑关系

逻辑关系主要从三方面来阐述，即政策评价与政策制定过程的关系，政策评价与政策执行的关系，政策评价与确定政策去向的关系。了解了这三种关系，就可清晰地了解政策评价要做的工作，同时也就明确了政策评价对制定高价值政策的意义。

1. 政策评价与政策制定过程的关系 政策评价在政策制定过程中的作用，可以通过其在整个政策过程系统中顺序位置体现。政策过程作为一个系统，必然满足系统的基本要求——反馈与动态调整的能力。政策评价环节则是达成反馈与调整的关键环节，是自身修正与调整的转折点，为完善政策提供依据，是部分和整体的关系。从政策制定过程的总体目标——制定高价值政策来看，政策评价作为其系统内部环节之一，必然也为总体目标服务，通过政策评价提高政策价值，体现出政策评价环节与政策制定过程目标的一致性。因此，政策评价是政策制定过程的关键环节之一。

政策制定过程对政策评价的影响，主要体现在政策环境是否有利于开展客观有效的政策评价。在我国，仍有大部分政策过程实际上终止于政策执行，至于政策执行效果的优劣、政策目标的实现程度，多以决策机构的主观评判来判断，或以草率的象征性的政策评价取代科学的政策评价。要解决这些问题，需要体制和机制创新。因此，完善政策评价的思路，还需要着眼于我国政策评价的现状，对体制问题尚需要更深入的研究。

政策评价是政策制定过程的一个中间环节，通过政策评价，人们不仅能够判定某一政策本身的价值，从而决定政策的延续、革新或终结，而且还能够对政策过程的诸阶段进行全面的考察和分析，总结经验，吸取教训，为以后政策实践提供良好基础。因此，政策评价不仅是政策制定过程的关键一环，也是迈向制定高价值政策的必由之路。在把握政策评价与政策制定过程的关系中，应该着重把握政策评价如何为制定高价值的政策提供基础，这就需要政策评价有明确的阶段目标，以及实现阶段目标的框架思路、步骤、原则、方法等，其中科学、合理和可操作是关键。

2. 政策评价与政策执行的关系 一项政策实施后开始对社会产生影响，种种政策价值也逐步得以体现，其价值也只有在执行过程中得以体现，其具体效果必须通过科学的政策评价才能得到客观的总结。在高价值政策制定程序中，政策执行是政策评价的前一环节。从外部逻辑关系看，政策评价当与政策执行有着紧密的逻辑联系。科学的政策执行可以对如下问题做出结论或提供信息：影响政策执行的动力阻力有哪些、克服动力阻力的调整方案是什么、所需的资源是否到位、政策目标实现的程度和范围如何等。同时，这些结论和信息可以为政策评价提供基础。

把握政策评价与政策执行的联系，重在继承上述信息。在这些信息中，最主要的是对政策目标实现程度和范围作出初步判断。政策评价是针对政策实施效果所进行的系统评价，评价结论应全面完整。在政策执行阶段，为了政策的顺利实施和执行，往往对政策目标的实现程度进行动态监控，其结果可以作为政策评价部分结论的参考，但是不能作为评价结论的全部依据。为了达到系统评价的要求,评价阶段所需要继承的信息,除在执行监控中已经得出部分结论外,还应包括目标外的全部执行效果的信息,这就需要对政策执行的全部效果重新进行搜索及确认,以避免因重视目标实现程度而忽视意料外的效果,从而导致评价结论不全面。此外,在执行过程中为了协调各利益集团的关系而进行的动力阻力分析,其分析结论也可以作为政策评价结论中较重要的一部分内容。

另外,政策评价还需从政策方案研制阶段继承相关信息,包括政策思路、政策目标体系以及目标量化信息。一般来说,依照方案研制的科学步骤所进行的工作,尤其是量化的工作,较为全面地体现了特定政策的预期效果目标,因此在通常情况下,这些量化目标的达成程度将是评价政策效果的主要判断依据。全面继承特定政策的预期效果及非预期效果信息,是保障政策评价结论全面客观的重要基础。

3. 政策评价与确定政策去向的关系　在高价值政策制定程序中,政策评价的下一环节是确定政策去向。政策评价可以通过对政策效果的分析,来确定特定政策是否需要调整部分措施、是否需要终止执行、是否进入法律化程序、原政策是否延续执行等。确定政策去向首先需要对政策效果作出全面的判断,需要在政策评价基础上进行系列的分析,才能最终确定特定政策的去向。因此,政策评价结果是否系统、客观、科学,决定着政策去向的科学性和合理性。

从操作主体的角度考虑,政策评价环节与确定政策去向的结合过程,也是研究者与决策者的结合过程。政策评价强调以第三方评价为主,除某些特殊性质的政策外,以决策机关为主体的自评法一般仅作为辅助评价方法,以保证政策评价的客观公正性。可以说,在政策评价阶段,主要的评价设计、实施与结论均要求以第三方为主体展开。确定政策去向阶段,最终需决策者在研究基础上作出决策。

二、政策评价的逻辑思路

将上述目标、任务及可考核的目标和指标,按前后逻辑关系连接起来,可形成如图 7-1 所示的政策评价的目的、任务及逻辑思路图。

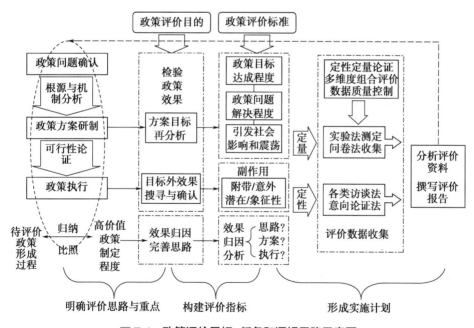

图 7-1　政策评价目标、任务和逻辑思路示意图

（一）构建评价指标的意义与思路
1. 构建评价指标的意义　如前所述,政策效果及其归因分析是政策评价的重点。构建评价

指标就是基于评价思路与重点，通过具体、可量化指标的构建，为收集与分析评价资料等实践操作奠定坚实的基础，使得政策效果及其归因判断现实可操作。

2. 构建评价指标的思路　如前所述，政策效果是政策评价中的关键指标，主要指政策实施后对政策问题的作用和变化程度。按照政策评价思路，特定政策对政策问题的解决程度需要从两个方面来衡量：①政策预期目标的实现程度；②特定政策目标实现对政策问题的解决程度，即判断政策目标实现对政策问题解决的针对性。其中，政策中期望或预期达成的程度就是评价目标实现及问题解决程度的标准。

政策执行是相关利益集团利益重新分配的过程，政策执行在解决政策问题的同时，由于触发相关利益团体的利益而引发一定的震荡或影响。因此，引发的社会影响和震荡也是衡量政策效果的一个方面。可以从不同利益团体对特定政策的回应程度，以及政策客体对特定政策总体回应程度来衡量政策效果。

此外，政策可能会带来在研制政策方案和实施时未预期到的结果，又称之为副作用或政策目标外效果，这也应成为效果衡量的构成部分。评价中可以通过政策实施是否带来目标外效果（副作用）、目标外效果是正面的还是负面的、是否引发新的政策问题等角度来衡量效果。

如果特定政策制定与执行遵循了高价值政策制定程序，也就意味着"政策问题-问题危害-影响因素-问题根源-作用机制-政策思路-政策目标-目标指标-措施方法-可行论证-最优选择-动阻力分析-执行实施"所有动态任务及信息资料齐全。无论是上述哪种效果，只要通过逻辑推导和演绎，并与任务链一一对照即可实现效果表达维度及指标的具体化。比如政策目标（体系）实现的程度指标，其构建依据来源于"总体目标-子目标-指标（值）"，目标实现多大程度消除政策问题和危害的指标则根据"问题-危害-思路-目标"关系来确定。

当然，现实中评价者经常会遇到没有遵循科学思路和方法制定的政策方案，评价概念及指标的构建往往仅能依据模糊的定性描述来表述，评价者和决策者的争议可能会比较大。这类政策的最大问题不在于有无效果，而在于政策制定过程的科学性，以及是否有必要进行系统评价。若确实需要系统评价，则需要针对性弥补前述环节的相关信息才能进行。

需要关注的是，政策效果归因分析中，特定政策思路、政策方案及政策执行情况用的概念及指标，依据高价值政策制定程序对思路、方案及执行环节相应任务及可考核目标，一一比照归纳总结，可实现三方面归因判断的细化与指标化。

（二）制定评价实施计划的意义与思路

1. 评价实施计划制定的意义　制定评价实施计划，是要告诉人们：什么人、出于什么目的、根据什么标准、采用什么方法、对何类政策进行的评价。特定政策的评价就是由这些要素的有机组合所构成的活动过程，评价实施计划就是对上述要求用书面方式做系统、详细的论证与说明。同时，也是为了规范政策评价的技术，保障特定政策评价工作的顺利开展。

2. 评价实施计划制定的思路　政策评价的实施计划需要包括两方面的内容：一是保障评价工作顺利开展的规范和开展评价的必要条件，包括评价主体的定位、各类评价资源的供给程度、所需资料的范围和可获得性，以及评价结果的反馈机制等；二是评价工作的技术规范，包括评价的目标、内容、指标、数据收集和整理分析的方法，以及报告撰写的格式等，它规范着后续评价的所有技术活动。

由此可见，政策评价实施计划的结构一般包括：评价的目的意义、评价的目标、评价内容、评价方法、技术线路、评价产出、评价主体的基础和条件、经费预算、人力安排、日程安排等内容。对于特定政策的评价，是由这些要素的有机结合所构成的活动过程，也是评价实施计划制定的关键。

评价实施计划与项目研究标书大同小异，基本格式也与项目标书类似。详细内容可以参考项目研究标书的撰写。这些结构不是该部分的侧重点，所以这里不详细展开讨论。以下简单介绍评价实施计划各部分内容如何形成，以及方法学方面问题。

（三）收集评价所需资料的意义与思路

1. 收集评价所需资料的意义　资料是完成政策评价的原材料，是整个评价流程中重要的信息来源，全面、系统地收集所需资料是科学分析评价资料的坚硬基石，政策评价的工作也才得以站住脚跟。

2. 收集评价所需资料的思路　政策的直接作用对象是社会目标群体，即使一些针对自然资源等事物所制定的政策，在实施过程中也需要通过对人的行为加以鼓励或限制。因此，政策评价需要获取两类数据，一类是政策直接作用对象对政策的主观感受的数据；另一类是政策运行后社会系统相关参数的变动值。根据评价的目标，数据又可分为政策实施前后的政策对象及社会环境的状态，政策对象与社会环境间的相互关联、相互作用及影响。这个阶段的工作，就是要将上述两类数据收集起来。根据评价指标，明确可能的资料收集对象、可行的资料收集方法，以及如何现场收集等。

需要强调的是，不论使用何种资料收集方法，针对何种收集对象，该阶段的最根本目标是为政策系统运行前后的社会系统各种参数，以及政策评价各项指标客观、准确、量化表达提供相应的素材，这就必须确保所搜集素材或信息真实、全面、系统的数据收集方法（包括评价调查表）要确保信息获取的完整性和真实性，调查样本获取要有科学性及代表性。该阶段与常规研究极为相似，现有的相关学科尤其是统计学、社会学等相关研究及调查方法，均可提供技术支撑。

（四）分析评价资料与撰写评价报告的意义与思路

1. 分析评价资料的意义　分析评价资料包括数据库的建立与资料录入、整理与描述性统计、综合分析并量化表达政策效果，基于此可以形成规整的数据库系统，在数量上、总体上直观地了解政策对象及社会环境的基本情况、特征和变化，便于客观地检验政策的实施效果，为研究者的决策和管理提供可靠的依据。

2. 分析评价资料的思路　评价资料分析遵循一般的数据处理思路。一般而言，分析面临两大任务：一是资料的整理录入，形成规范的数据库；如定性访谈资料对观点的总结和归纳、半定量化处理等；二是根据指标，逐步进行数据分析，侧重于比较政策前后、政策有无等情况下的指标体系变化。

要完成上述两大任务，综合评价需达成以下可考核目标或要求：①根据不同对象、性质的调查表，形成库名有条理、字段表述清晰的原始数据库系统，统一缺失值的处理方法；②按访谈报告的基本格式，对定性访谈的资料逐份总结和归纳其中观点，可半定量处理的，形成规范的表格和数据库；③依据政策评价指标，分别从数据库系统中提取相应的敏感指标，形成针对性的分析数据库；④对掌握的数据和资料，进行简单描述性的分析，归纳政策评价的一般状况；⑤针对政策评价指标，逐个或分工完成指标的分析，重点是政策前后、政策有无之间的指标比较；⑥按政策评价重点及指标的重要性顺序，以提纲加表格的形式，将分析结果列出。

其中，分析方法的选择是关键。因为政策效果表现形式繁多、影响因素复杂，没有适用于所有特定政策的万能方法。选择分析方法时，遵循的基本原则是只要有利于政策效果的表达，任何学科、任何公认的方法都是最佳的。就政策评价的方法学而言，可以大致分为三个层次：一是提供分析思路的方法学，如本章介绍的思路与步骤；二是针对政策评价指标的分析方法，主要包括简单"前 - 后"对比、"投射 - 实施后"对比、"有 - 无"政策对比、"控制对象 - 实验对象"对比（四种方法的详细介绍见第三节）；三是测量政策影响的方法学模型。评价者可以依据特定政策的特点，从不同层次的角度来分析选择。

此外，政策效果描述的常用指标很多，包括总量指标、强度指标、结构指标、比例指标、平均指标、差异指标、比较指标、相关指标、动态指标等，评价者可根据分析需要选择使用。效果指标基本概念及其作用参见表7-3。

表 7-3　政策效果描述常用的 9 类指标概念及作用

指标别	基本概念	作用
总量指标	反映政策研究对象在一定时间、地点、条件下规模、水平的一种综合指标	认识政策研究对象的基本状况,是后续各项分析方法的基础
强度指标	政策研究对象某一总量指标与另一相关的总量指标的比	反映政策研究对象在某一方面的强度、密度、普遍程度等
结构指标	政策研究对象中各种组成部分的数值与整体数值的比	反映政策研究对象各组成部分在整体中的比重,即内部结构,不同的政策研究对象内部结构不同,因而其性质与功能也不相同,结构指标可以认识政策研究对象的内部结构,通过内部结构分析达到对质的认识
比例指标	政策研究对象各部分量的比	政策研究对象各部分之间应有合理的比例,才能保证其稳定与发展。通过比例指标,可以对政策研究对象稳定与发展程度作出判断,并按合理比例进行调整
平均指标	政策研究对象所达到的一般水平,主要用平均数表示	衡量政策某方面基本水准的重要指标,是其他分析的基础
差异指标	反映政策研究对象各部分特征差异程度的指标,包括全距、平均离差等	说明平均指标对总体一般水平的代表程度;说明政策研究对象内部的差异;说明政策研究对象内部分布均衡程度,即差异指标越大,内部分配越不均衡
比较指标	是政策研究对象某条件下的某类数值与另一条件下同类数值的比较	通过历史与现实比较,说明变化程度;通过与先进比较,说明差异;通过相对指标历史变化的对比考察,认识政策研究对象所处的地位变化
相关指标	相互关联程度可以分为不相关、弱相关、强相关三类	分析政策研究对象受其他事物影响的程度,即与其他事物相关性越强,受其他事物影响越大;在已知相关事物未来状态的情况下对政策研究对象的状态进行预测
动态指标	包括增长量、增长速度等	对政策研究对象发展历史进行考察,认识其发展水平、对政策研究对象发展趋势考察,预测研究对象

3. 撰写评价报告的意义　评价报告是评价目的达成的形式标志,完成报告是政策评价的最后环节。评价报告是完整政策评价过程的真实记录,通过政策评价揭示了政策实施的效果,不仅反映了特定政策对社会产生的问题和副作用的归因,也凝结了研究者对所发现问题的解决思路和对策,有利于进一步明确政策未来的走向。

4. 撰写评价报告的思路　为了达到政策评价的目的,需要关注两项工作:一是报告是否完成了既定计划的目标、是否有完备的指标体系和评价内容;二是报告是否符合规范的形式要求。对于前者,按照图 7-2 中特定政策评价重点及指标构建思路和依据,即可检验和判断;对于后者,政策评价报告与一般研究报告框架基本相似,一般研究性报告框架及其要求同样适用。当然,评价报告不是科研文章,报告的主体不应该放在报告思路、运用方法、得出结论的创新上,而是努力如实反映政策的效果与不足,以及效果不足的归因。

需要提出的是,同样的分析结果,不同角色的人员可以得出不同的结论。因此,有必要对决策者、研究者双方的思维及行为特征加以分析,确保评价结论科学合理、客观公正。在这个过程中,应注意平衡几方面的差异:决策者重视结论,评价者重视论据;决策者倾向于积极的结论,评价者保留对消极结论的兴趣;决策者注重宏观,评价者往往会拘泥于微观;决策者注重经验判断,评价者注重理论推导。实际上,兼顾两方的侧重点是撰写报告中的难点,也是撰写报告追求的最佳结果,需要通过决策者与研究者的优势互补来实现。

该阶段的具体目标和可考核指标包括:①是否定性定量明确了特定政策目标的达成程度,是否涵盖了表达政策目标达成的基本指标；②特定政策目标达成对解决政策问题的程度，是否涵盖了表达解决问题程度的基本指标；③是否定性定量明确了特定政策方案中采取措施的合理程度，是否涵盖了表达合理程度的基本指标；④是否定性定量明确了特定政策带来的社会影响和震荡，是否涵盖了表达影响和震荡程度的基本指标；⑤如果政策问题的解决和危害的消除等预期目标没有达到，是否定性定量明确了未达成目标的归因；⑥是否定性定量检验了被评价政策制定过程的科学性、合理性、逻辑性和可操作性；⑦是否在上述结果基础上，提供了确定政策潜在去向的依据；⑧是否按照评价报告的基本格式，完成了规范化的评价报告。

第二节 政策评价的操作步骤

逻辑思路部分明确了为什么要进行评价、怎么实现评价，为具体评价工作提供了指导性思路。本节将遵循上述逻辑思路，阐述政策评价开展的操作步骤，包括逻辑相联的步骤、开展内容及相应方法的使用等，为政策研究者和制定者开展政策评价实践提供科学的可操作依据。依据政策评价思路与重点，特定政策评价步骤可从评价指标的构建开始。

一、构建评价指标的操作步骤

构建评价指标是政策评价步骤中的关键，也是技术层面难度最大的。要顺利构建评价指标，需要遵循以下四个操作步骤。

（一）系统收集信息

首先，要继承和吸收前期政策制定过程中所有工作的信息，主要是从政策问题确认到政策执行4个环节的"特定领域┄┄┄执行实施"等18个动态任务链信息。

其次，运用规范差距分析法，通过将特定政策信息与高价值政策制定程序各环节目的、任务及关键任务可考核目标等的比照，明确特定政策前期制定与执行环节提供信息的不足和缺陷，回答特定政策研制与执行中是否遵循了高价值政策制定程序。

遵循高价值政策制定程序的政策，该步骤仅需系统梳理、归纳信息；对不符合高价值政策制定程序的政策，评价主体则需要有针对性地弥补前期环节的所有信息，为评价指标的构建提供信息支撑。

（二）明确政策问题解决程度及潜在震荡的效果指标

系统收集前期信息后，政策预期目标达成程度及目标达成对政策问题解决程度指标的构建，主要运用层次分析法，根据"特定领域┄┄┄执行实施"动态任务链信息，进行逻辑推导和演绎，见图7-2。

首先，依据"政策目标-目标指标"关系，构建待评价政策的目标及其指标，其指标值反映政策目标的预期实现程度，为评价提供了比较标准；其次，根据"政策问题-问题危害┄┄┄政策思路-政策目标"关系，构建特定政策目标实现对消除政策问题及其危害的指标；再次，基于"影响因素-问题根源-作用机制-政策思路-政策目标"动态信息，从政策思路对政策问题解决是治标、治本、标本兼治的判断，特定政策与策略思路匹配程度的判断，构建特定政策对政策问题解决针对性的判断指标。

依据"动阻力分析"，明确特定政策执行中相关利益团体，尤其潜在利益受损的利益团体；按照"动阻力分析-执行实施"动态关系，在执行环节系统搜寻利益相关者利益实际分配的代表性指标；通过"政策问题-问题危害┄┄┄政策思路-政策目标┄┄┄效果问题"动态关系，明确计算具体回应程度。由此，完成了引起社会混乱及震荡的指标构建。

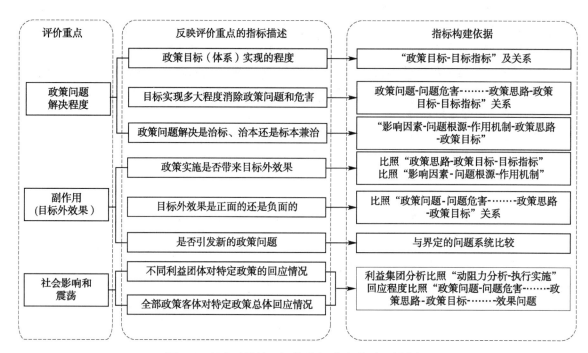

图 7-2　特定政策效果评价重点、指标构建及其依据

（三）确定政策副作用的效果指标

首先通过文献归纳总结特定政策副作用（或目标外效果），然后组织特定政策研究者、决策者、执行者及政策客体等关键知情人，通过头脑风暴或关键知情人访谈等方法，系统搜寻与归纳整理潜在的政策副作用的相关信息。

政策副作用主要包括附带效果、意外效果、潜在效果和象征性效果四种。附带效果（incidental effect）是指在政策实施过程中，对非直接作用的组织、集团、环境产生的效果，成为一项政策的副产品。意外效果（unexpected effect）是指政策执行后所产生的效果出乎政策制定者的预料。是"有心栽花花不开，无心插柳柳成荫"的结果。潜在效果（potential effect）是指有些政策的效果，在短期内不易为人们所察觉，但有可能在今后相当长的一段时间里表现出来。象征性效果（symbolistic effect）是指有些政策的内容是象征性的，对有形效果是微不足道的，其初始用意仅是为了让目标团体以为他们要求的问题已经解决或处在解决之中，从而减轻相应的压力或激发起某种精神。该四种副作用的定义为系统搜寻提供了线索。

基于四种副作用的概念，通过与"政策思路-政策目标-目标指标""影响因素-问题根源-作用机制"信息类比，运用排斥法，类似的排除，不同的保留，对特定政策是否带来副作用进行判断；再通过对保留的部分指标化，构建副作用指标；通过与"政策问题-问题危害……政策思路-政策目标"关系比较，构建目标为效果正面还是负面的判断指标；通过与"界定的问题系统"比较，明确是否引发新的政策问题的判断。

（四）研制政策效果归因评价指标

归因分析指标，也是从政策思路、政策方案及政策执行三个影响政策效果的因素出发，以高价值政策制定程序对每环节的可考核目标为依据，通过与特定政策信息的逐一比较而构建。如"政策思路"的归因判断，需要从政策问题确认中是否找准问题、根源分析中是否明确根源及作用机制、政策思路是否针对根源及作用机制形成三个层面展开。通过对照"特定领域-众多问题-问题界定-优先顺序-关键问题-政策问题"，重点明确和回答"拟解决政策问题的问题界定是否有误，问题的表现形式、涉及范围、严重程度和主要危害等是否明确，政策问题是否是领域内的关键或焦点问题"等考核指标。

遵循上述步骤，可形成特定政策效果评价的重点、指标构建及其依据（图7-2），也能形成政策效果归因评价重点及指标构建(图 7-3)。对一个特定政策的评价,评价主体要做的工作只是对表中的指标,赋予特定政策的内涵。即使对那些按经验直觉制定的政策,表中也给出了构建指标体系的思路。如果评价者熟悉和把握了高价值政策制定程序中的思路、步骤,以及各步骤的目标、任务和方法,构建指标的难度不大。

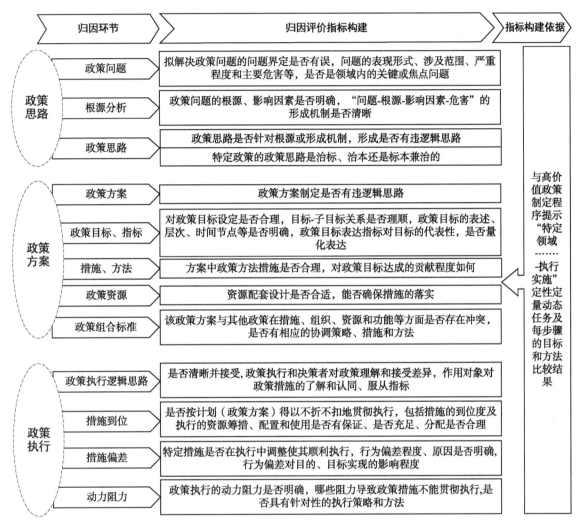

图 7-3 政策效果归因评价重点及指标构建

二、制定评价实施计划的操作步骤

制定评价实施计划阶段所做的工作非常重要,起着承上启下的作用,计划的优劣也决定着评价结果的优劣。

(一)形成评价实施计划

如前所述,政策评价的目的主要是"通过评价提高政策价值"。实施计划中的评价目的、目标就是基于此,结合特定政策实际情况,加以具体化表达。

通过对政策评价重点及指标的进一步细化,结合具体特定政策展开描述,可形成特定政策的评价内容;基于常用的政策评价分析方法,选择适合的特定政策评价的分析思路与方法,依据政策效果描述常用的指标概念及作用(表 7-3),明确评价资料综合分析指标及其界定、计算;通过对定性评价指标的界定、定量评价指标计算公式,明确所需资料采集方法,如需要实验法还是社会调查法等;继而,结合资源配置的可行性和可获得性等现实条件限制,确定资料收集对象、数据收集方法等;通过对政策评价主体、评价制度化及可行性(详见第三节)的分析,明确特定政策评价的制度化程度、特定政策评价的可能资源配置情况,以及特定评价主体的基础与条件。

　　拟采用的分析方法、资料收集对象与方法明确后,综合考虑工作任务、总体评价时间节点、评价资源配置,对评价的时间进度安排、经费预算、人员安排等,用书面方式做系统详细的记述与说明,实施计划书就完成了。

　　评价实施计划的基本框架是在前期信息资料系统全面继承基础上,通过归纳、总结与演绎逐步实现的,见图7-4。

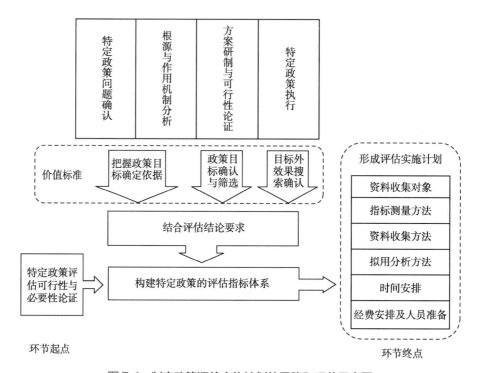

图7-4　制定政策评价实施计划的思路和环节示意图

(二)资料收集、指标测量及分析方法

1. 资料收集对象　除统计资料、文献外,收集资料的对象多为政策客体人群,少数情况下指标测量值的对象是事物。当资料收集对象为多样本时,要明确采取普查还是采用抽样方法进行调查。如果采用抽样方法进行调查,要确定采取何种抽样方法。

2. 指标测量方法　数的评价指标测量是通过问卷调查与定性访谈等社会调查方式获得。问卷调查可获得定量数据,便于后期的定量分析;而定性访谈在发现问题的广度、探索问题原因的深度方面较问卷调查更为有效,往往可以发现一些研究者和决策者都没有察觉或没有引起重视的问题。因此,条件允许的话,以定性访谈作为问卷调查的补充,会使评价结论更为全面。但是,有些指标则需要用实验方法获得,如一项旨在减少城市污染的政策,其评价指标中必然会有空气污染程度的指标值。计划中必须明确需要收集的指标、描述测量方法。

3. 资料收集方法　收集资料方法取决于指标体系中的具体指标,主要为实验法与调查问卷法,同时充分利用现有统计资料中的有关信息,避免重复工作,节省人力、物力与时间。

　　一般来说,定量资料的来源主要包括决策部门提供的政策相关统计资料、政策运行的观察资料。评价者需从决策部门尽可能收集政策的规模、政策作用客体的构成情况、执行者与政策作用对象的接触情况、政策作用对象接受政策后的一般体验、政策成本、政策作用对象参与政策前后的一般表征变化等信息。定性资料主要通过与政策作用对象及相关人员的访谈获得。定性资料可以通过一定处理将其转化为半定量资料,也可以直接以定性方式对评价结论加以描述,作为定量分析的重要补充。

4. 分析方法 政策评价的基本方法包括前后对比分析法、专家评定法和自我评价法等。前后对比分析法是评价中最常用的分析方法，而专家评定法和自我评价法往往受到评价人员本身的立场、能力等因素影响而不易控制，在政策评价实践中可作为前后对比分析方法的补充，不宜单独使用。在简单前 - 后对比、投射 - 实施后对比、有 - 无政策对比、控制对象 - 实验对比四种前后对比分析法中，综合考虑方法设计的严密性及所需数据获取的现实条件，投射 - 实施后对比、有 - 无政策对比分析法是最常用的分析方法（详见第三节的介绍）。

针对特定政策的评价分析中，还需要根据政策评价指标的特点，选用具体的对比分析方法，如按指标体系的复杂程度划分，可分为单指标、简单多指标、复杂多指标系统三类，其具体的对比分析方法选择见表 7-4。

表 7-4 复杂程度不同的指标对比分析方法的选择

指标体系特点	数据处理	分析方法	应用条件
单指标	时间序列分析、回归分析去除政策执行外因素影响	公式运算	政策评价指标单一
简单多指标	时间序列分析、回归分析去除政策执行外因素影响	公式运算	少量多指标，指标间无层次关联
复杂多指标系统	主成分分析法，去除次要指标，按简单多指标处理无量纲化	公式运算	多指标，但政策主要指标明确，少量主要指标可代表指标总体
		层次分析法、专家综合评分法	多指标，指标间有层次关联，主要指标不明确，少量主要指标不能很好代表指标总体

三、收集评价所需资料的操作步骤

政策评价数据收集阶段是实施计划的开端，其工作思路与常规的现场调查和组织工作相似，这里不作详细介绍，仅对这个步骤中一些应该引起关注和重视的问题加以提示。

（一）编制评价调查表的一般原则

围绕评价目标、指标和内容，调查表设计要尽可能选用封闭式问题，选项设置遵守完备性与排他性原则。开放性问题虽有助于发现研究者所忽略的问题，但是难以定量分析，可在典型访谈中加以弥补。问题的设置需要考虑到受访者有能力回答且愿意回答，如有些涉及受访者隐私的问题，直接询问可能造成虚假回答导致效度非常低，可考虑采用敏感问题调查技术进行资料收集。提问力求明确，避免模棱两可，备选项力求简短。提问尽量从正面角度提出，避开否定选项，避开有偏误的选项或用词。

（二）调查过程中应注意的问题

询问受访者时提问用词力求准确、白话化。如果采用封闭式的问题，所提供的答案类别做到适当、完备并互斥；如果采用开放式的问题，应预先编制答案分类原则，以便于准确记录与整理。研究者在为答案编码时，应采取措施避免自身观念的影响；所有问题均应可清晰回答而不模棱两可，充分考虑受访者是否有能力回答问题；提问应回避负面用语，防止受访者可能产生误解而作答不当；避免过于明显的答案偏向。

有效问卷的回收率问题。大部分介绍抽样调查的方法学著作中，都提供可信区间在 95% 时，二项分布的估计抽样误差表，找到这样的著作和表格，从表中可以得到在某一样本量水平下，政策客体对二项选择问题回答情况的误差范围。对其他不同数据类型的统计，其样本量的计算与二项分布的情况相似，计算过程较为复杂，对特定政策的样本估计，可参考统计学社会调查方法中的样本量估计方法。

观察样本应对总体有较好的代表性。在大多数政策评价调查中，因为采集总体资料难度较大，实践中难以操作，多采用抽样的方法进行调查，这就涉及抽样的代表性问题。依据调查总体中的个体数量及离散程度来计算样本量的方法，本身就是对样本代表性进行控制的过程。

（三）常用的抽样人群代表性检验方法

在政策评价调查中，由于很多政策客体的总体参数难以准确获得，而且费用与人力不能保证，进行大样本量的调查，很难完全依据随机抽样原理进行抽样设计。在这种情况下，对观察样本是否可以代表总体，可以通过调查后检验来进行判断。常用的检验方法有：玛叶指数（MYER's Index）测算、拟合度检验（test of goodness for fit）、DELTA（delta dissimilarity coefficient）不相似系数与GINI（gini concentration ratio）集中比等。以下是这四种方法的解释说明。

1. 玛叶指数（MYER's Index）

（1）定义：玛叶指数是判断调查质量的一种方法。它基于一个假设，即在一个不存在任何数据偏好的人口中，以0~9中的任何一个数字结尾的年龄别人口数，应该占总人口的十分之一。实际人口年龄分布与理论分布差数的绝对值之和，即为玛叶指数。

（2）应用：通过计算玛叶指数，可以评估调查数据的年龄分布是否存在偏好或堆积，从而判断调查质量。一般来说，玛叶指数不应大于60，否则可以认为调查数据存在严重的年龄偏好。

2. 拟合度检验（test of goodness for fit）

（1）定义：拟合度检验是统计学中用来判断数据与某个理论分布是否一致的方法。其主要目的是检验观测数据是否符合某个特定的理论分布，如正态分布、泊松分布等。

（2）应用：通过进行拟合度检验，可以选择出与观测数据吻合程度最高的理论分布模型，为后续的数据分析和预测提供基础。

3. DELTA（delta dissimilarity coefficient）不相似系数

（1）定义：DELTA不相似系数是衡量两个数据集之间不相似程度的一个指标。它通常用于比较不同数据集或同一数据集在不同时间点的差异。

（2）应用：通过计算DELTA不相似系数，可以量化两个数据集之间的差异程度，从而帮助我们更好地理解数据的变化趋势和特征。在卫生服务调查等领域，该系数可用于评估调查数据的代表性和一致性。

4. GINI（gini concentration ratio）集中比

（1）定义：GINI集中比是衡量数据集中程度的一个指标，最初起源于经济学领域用于衡量收入分配的不平等程度。在数据科学中，它可用于描述数据集的分布均匀程度。

（2）计算与应用：GINI集中比通过计算各个类别的概率乘以其概率的总和来得出一个介于0到1之间的值。数值越低表示数据集的纯度越高或分布越均匀；反之则表示数据集越集中或存在不平等现象。在决策树等机器学习算法中，GINI集中比常用于评估特征的重要性和选择最佳分裂点。

（四）现场调查中组织与技术保证

由于社会调查或多或少地影响当地居民的正常生活，可能遇到部分来自政策客体不配合的阻力，使得调查计划难以落实。因此，决策机关在调查实施过程中，要进行组织协调及宣传动员，最大程度地使评价调查工作得到居民的理解和配合。该部分工作决策者具有主要优势。

在实施准备阶段，需要依据特定政策的特点，结合社会调查的一般技术原则，设计调查表及访谈提纲。在评价实施阶段研究者可能担任两种角色：在调查工作量不大时，研究者可以亲自进行调查资料收集；在调查工作量较大时，研究者的职责，主要是对调查员的培训及评价工作的动态监控。

四、分析评价资料与撰写评价报告的操作步骤

政策评价的分析阶段，遵循一般的数据处理思路，关键是注意逻辑和条理。具体步骤如下。

（一）分析评价资料

1. 数据库的建立与资料录入　为方便统计分析，需要将现场调查数据资料录入数据库，可运用 FOXPRO、ACCESS、EXCEL、SPSS 等多种软件建库，这是现代研究的基本步骤。需要注意三个问题：一是变量命名力求与变量属性相关，并制作变量名说明，以便于下一步的统计分析；二是录入过程中进行逻辑判断与校验控制，力求避免在数据录入阶段产生人为误差，及时发现缺失值、异常值等并加以处理；三是政策评价的对象和资料来源繁多，需要对众多的数据库按对象等命名，形成一个条理化的数据库系统。

2. 评价调查数据库整理与描述性　统计对录入的现场调查数据和提取的现有统计资料进行合并整理，结合特定政策所构建的统计指标，对各指标值进行描述统计与计算，从不同侧面，定量地、系统地、全面地反映政策运行前后政策对象及社会环境的状态，尤其注重其中的变化。

如在评价调查中还进行了访谈调查，也需对访谈资料进行汇总归纳，主要包括以关键词整理访谈笔记、计算机建档、借助关键词归纳整理等。对特定政策来说，要结合政策效果表达的特点，选取上述一项或多项计量指标进行表达。

3. 综合分析并量化表达政策效果　综合分析是政策评价技术层面的核心步骤，而方法学的正确选用则是其关键。同样的数据资料，如果选用不同的分析方法，得出的评价结论侧重会不一样。对现有统计资料及社会调查的结果，应当运用公式运算、统计描述、比较分析、因素分析、计量经济分析、技术经济分析等多种分析方法进行定量分析，以避免单一方法可能存在局限性。

（二）撰写评价报告

如前所述，完成政策评价报告重点需要关注：①报告是否客观公正地完成了既定计划的目标、指标和评价内容；②归纳结论，形成报告，同时力求报告规范格式达到相关要求。

第一项工作是衡量政策评价计划和实际运作之间是否匹配和统一，如果实施阶段偏离了计划思路，需要检讨原因，排除按个人偏好随意变动的因素，这种变动会带来潜在的不公正、不客观问题。所以，评价报告撰写阶段的可考核目标，可以检验和判断第一项工作的优劣。

第二项工作，首先需要推理演绎，通过概括归纳所有分析结果，尤其是针对同一分析维度及指标的分析结果；继而通过逻辑推理、归因分析等方法，以分析结果为依据，阐述关键结论及其可能原因，形成观点。

最后是报告形式上的规范问题。按照以下框架及内容，如实反映政策效果与不足。当然，评价报告往往会针对不同的服务人群，如决策机关、执行机关、大众传媒等，在内容上有所侧重。

（1）内容摘要：说明政策执行评价的对象——政策名称、进行评价的理由、运用的评价方法、评价后的主要发现与建议。

（2）政策背景与环境简述：描述政策形成的过程、所要达成的目标、可供利用的政策资源及可能的政策环境阻力等。

（3）政策的主要特征简述：强调所评价政策的主要特征，包括政策执行计划的内涵，即政策目标和指标、执行时所用的资源、从事的活动、每项活动负责执行的机构或人员、目标团体的反映情况、已经完成的执行进度、不同区域间因时因地制宜的程度。

（4）政策评价计划和实施过程简述：讨论对评价行为本身的情况，主要反映客观公正、科学合理、真实可信的依据。

（5）主要结论与初步建议：是报告的重点和关键，需将综合分析的主要结论进行定性定量论述，主要是评价目标和指标。初步建议重点围绕政策评价的三个主要目标：政策价值评判、政策去向依据、后续同类政策制定，提供经验教训参考依据。

（6）附录：把主要结论的分析和过程、结果和表述附录在后，并与主要结论之间形成交相辉映的布局。

第三节 政策评价的相关概念与方法

本节主要介绍政策评价相关的基本概念，包括评价主体、评价制度化、政策评价的价值标准，以及常用的评价分析方法及其选用原则。同时，围绕政策评价操作步骤，总结并列出推荐方法，以供读者参考。因为不同的政策，其目的、目标和指标均不相同，还需要读者在此基础上，根据实情选用公认的有利于评价目标实现的方法。

一、基 本 概 念

（一）评价主体

评价主体（evaluating subject）指评价工作的承担者。政策过程其他环节的工作主体，往往是政策制定者，或者是政策制定者和研究者，而政策评价活动的主体，则具有一定的可选择性，这是政策评价阶段与政策过程其他环节的不同之处。因此，在特定政策进入评价前，首先要确定评价主体，即确定以谁为主来进行评价。

不同的评价主体，由于社会地位不同、在政策过程中的角色不同、对政策过程的把握程度不同、技术专长不同等，会直接导致政策评价进程与结果的不同。评价主体的选择标准有三：一是能够做到评价的客观公正性；二是评价材料的占有要有全面性；三是政策的有关各方，即政策的客体和主体对评价主体要有可接受的主观感受。

主体进行的政策评价，可以大致划分为内部评价（interior evaluation）和外部评价（exterior evaluation）两类。内部评价是指由政策制定部门的评价者所完成的评价，具体又分为操作人员自己实施的评价和由机构中的专职评价人员实施的评价。外部评价是指由政策制定和执行机构之外的评价者所完成的评价。外部评价方式多样，有委托进行的评价，有投资或立法机构组织的评价，有研究机构、舆论界、社团、公民等组织的评价等。

内部评价与外部评价各有优缺点（表7-5）。其中，内部评价具有三个优点：一是对于组织及其政策方案以及实施过程有着较为全面透彻的了解；二是具有不断进行监控与评价活动所需要各种条件的制度基础；三是在某一既定组织内，负责政策评价的个人或机构，有机会直接影响政策执行过程，评价结论易于转化为确定政策去向的依据。外部评价具有四个优点：一是利于保证评价的客观性与正确性；二是善于运用科学的评价标准及评价方法，来检验政策的基本理论及政策的实际效果；三是某些时候并不必依赖于组织有限的资源开展评价工作；四是对于政策执行客体的主观感受与需求，可能比内部评价人员有更正确的认识。

通过对评价主体行为特征的分析，如何扬长避短选择适当评价主体，是选择评价主体的工作重点。应该采取的基本策略，是以外部第三方评价为主，在此基础之上，通过制度保障消除其在获取资料、结论反馈等方面存在的障碍，从而达到兼顾评价的客观公正性、方法的科学性及结论反馈的畅通性的目的。

表7-5 四类主要评价主体（内部、外部）评价的优势和不足

评价主体	优势	不足
决策者或执行者	对政策演化过程较全面把握、资料获取便利、评价结论可直接反馈于政策执行	难以保证评价公正客观性，倾向于以经验判断替代科学研究
决策部门内部评价机构	同上，方法学运用优于前者	易受上级领导压力左右，评价易成为论证领导意图的过程

续表

评价主体	优势	不足
外部专业评价机构（政策研究机构）	独立开展评价工作、利于保证评价的客观公正性、专业的方法学运用	全面获取资料难度大，对政策演化过程把握需要学习过程，某些时候过于强调复杂方法运用而忽略实用性，评价结论反馈需要一个向决策者解释的过程
舆论界及客体评价	直接反映政策回应程度、社会影响大、某些情况下利于快速调整政策	非系统整体评价；结论科学性难以保证、对个别利益集团的过分关注反而会对政策的总体实施造成损害

（二）政策评价制度化

政策评价的制度化（institutionalization of policy evaluation），是指将政策评价作为一项经常性的制度，纳入有关政府部门或决策部门的工作日程，构建起预评价、过程评价和结果评价相结合的完整的政策评价体系，克服重政策制定、忽视政策评价的积弊。政策评价制度化的另一层含义，是重视政策评价结果的分析和消化，及时吸收评价的成果，通过政策评价结果的及时反馈更好地为决策服务，不断改进、修订和补充政策的内容，使整个政策过程形成良性循环。同时，政策评价的制度化建设有利于使政策评价走上科学发展的轨道，从而逐渐消除政策过程的盲目状态和主观随意性。

政策评价制度化衍生出两个相关的概念，即政策评价的外部可行性和内部可行性。外部可行性，特指政策评价制度化的保障和条件是否具备，包括思想保障、组织制度保障、人力物力保障等。内部可行性，则指评价所需的内部条件是否具备，包括是否由相对独立的评价者或评价机构组织实施，政策的目标是否明确，决策者与执行者团体内部对政策目的认识是否一致，是否属于非符号性的象征性政策，政策效果是否明确可测量并相对稳定等。

政策评价的可行性分析，主要是分析社会层面难点形成的环境条件，而这些条件往往是相互影响和依赖的。一般而言，如果政策评价缺乏制度化保障，相关人员对政策评价工作要么不重视、要么怀疑甚至排斥，政策评价所需的组织、人力等方面资源难以保障；即使有相应的评价，大多为简单的内部评价，倾向于以经验判断替代科学研究，难以保证评价的公正客观性。而从属的人员或机构进行的内部评价，往往受上级的压力左右，评价易成为论证领导意图的过程。但是，情况也不都是如此悲观，在政策评价缺乏制度化保障的环境下，有以下三种情况，政策外部评价也会受到决策者和政策制定者的高度重视。

第一种情况，政策制定者和决策者对政策过程和政策预期非常有把握。即对"根源 - 影响因素 - 作用机制 - 危害 - 政策思路 - 政策目标（体系）- 目标指标 - 具体措施方法 - 预期效果"之间的定性定量逻辑动态任务有清醒的认识，期望通过评价来判断政策价值，做到心中有数。这种情况大多出现在，制定的政策自觉或不自觉地遵循了高价值政策制定程序，或者政策制定者和决策者对该领域和系统的运作规律非常清楚，或者针对的问题非常简单。

第二种情况，政策制定者和决策者对政策效果有了较为深刻的印象，且是正面的效果。虽然对政策过程把握不大，但并不担心政策评价的政治敏感性。这种情况往往出现在有了较为深入客观的内部评价的基础，心中基本有数，这样就不反对通过评价来判断该政策在当地的价值。

第三种情况，是政策制定者和决策者对政策过程和政策预期没有把握，或者掌握政策的消极效果，但被明令要求进行外部评价。这时与其说是重视评价，不如说是担心评价的不利结果。这种情况是目前大多数外部评价所面临的问题。

毫无疑问，第一种情况是最应该鼓励的，第二种情况次之，第三种情况是政策制定和工作中应避免的。在政策评价缺乏制度保障的环境下，对于独立的研究组织，开展自主的政策评价，总体上应该鼓励和支持。这些独立的评价结果，有三种不同的归宿：一是因为缺乏灵敏有效的评价反馈机制,评价结论即使是科学合理的,也可能成为纯粹的研究结果,失去了政策评价的本来意义;二是在获得科学合理的评价结论之余,致力于建立灵敏有效的评价反馈机制,从而发挥外部评价的作用;三是通过舆论界及客体评价,传递科学合理的评价结论,往往能够直接增加政策回应程度,某些情况下会促成快速调整政策。

在强调政策制定者和研究者优势互补的情况下,政策研究者在政策评价中的角色往往非常尴尬。因为,从某种意义上来说,在政策制定过程能够与制定者优势互补的政策研究者,一定程度上可归类于制定者的范畴,也就是说,不具备外部评价主体的资格。这时,政策研究者可以致力于成为"客观公正""系统科学"的内部评价者。事实上,如果政策研究者和政策制定者,能够围绕高价值政策制定程序优势互补,政策制定者和决策者当属于上述的第一种情况,完全能够接受一个"客观公正""系统科学"的内部评价结果。谨防出现政策研究者的最大悲哀:行为受决策者思维左右,放弃客观公正和科学合理原则而成为"御用专家"(图7-5)。

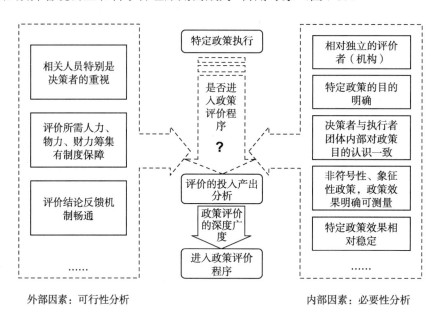

图 7-5　政策评价的可行性分析思路、指标和作用

(三)政策评价的价值标准

政策评价的价值标准(standard of value)是指在政策评价中,用于判断某项政策如何分配价值、如何创造价值、是否具有价值、具有怎样的价值的公认标准,它贯穿于整个评价过程,包括思路设计、方法选择直至影响最终的评价结论。政策评价就是根据这些公认的标准,去判断某项政策的价值的过程。所以,政策评价本质上就是寻求、论证、确定和校正政策价值过程。

因此,要进行政策评价,必须首先确立标准。评价标准直接决定政策评价指标体系,进而决定着评价的方向、评价的结果是否科学合理、评价是否可操作。这里综合多部政策学著作的阐述,推荐以下五项基本的价值标准。

1. 合法性(validity)标准　主要涵盖两个方面的内容:一是符合国家政治利益。如果一项政策与国家政治利益相违背,无论在其他标准方面表现得如何优异,绝不会是一项好的政策,这是评价一项政策的最根本标准;二是符合法制要求。现代社会是法治社会,法律在国家事务和社会生活中具有普遍性和至上的地位,其他社会规范不能与法制的原则相背离,更不能动摇法制的权威和根基。因此,合法性是政策评价的一项重要标准。

2. 合理性(rationality)标准　可从两个方面理解,一是符合目标人群普遍认同的社会常理;二是符合人们的伦理价值观。政策的直接作用对象是社会目标群体,目标群体对政策的接受程度直接影响到政策的实际执行效果。除一般的社会常理外,有必要对目标人群的特殊情况加以分析,如制定民族及宗教政策时,必然要考虑到民族习惯及宗教信仰问题,否则将可能引起目标人群的反感,不仅不能很好地解决政策问题,反而可能引发社会动荡。在人们的价值观中,伦理价值占有相当重要的地位。一项政策在干预社会生活后,会改变人们之间的关系,影响人们的行为。这些变化是否与人们普遍认同的伦理道德相一致,成为人们评判政策的一个重要方面。当一项政策方案能够较好地符合或促进人们的伦理道德,这项方案将被认可;如果一项政策方案违反了普遍的伦理原则,这项方案将很难被人们接受。

3. 投入产出(input-output)标准 旨在了解政策过程中各类资源投入的数量和分配、使用状况,政策的实际产出是否达到了预期的结果,产出是否大于投入等。政策投入又叫政策成本,包括资金、物资和信息、决策者和执行者的数量与工作时间等。对于政策评价来说,政策投入有着双重的意义:其一,足够数量和质量的政策投入,是实现政策评价的前提;其二,政策评价的主要内容是政策产出,即政策效应和政策效益等,而对政策产出的准确评价,则须考虑政策投入。可见,政策投入是政策评价的基础和起点。

4. 系统-功能(system-function)标准 是政策系统内部的标准。它充分考虑到政策的系统特性和系统要求,旨在评价单项政策与整个政策系统的关系和协调程度。一般来说,任何一项政策都有其特定的性质和功能。从系统论的角度看,作为政策系统构成元素的单项政策,其特定的性质和功能,便是该项政策的功能质。而当该项政策一旦投入实施,便立即加入了现行政策系统,并与其他政策相互联系和相互制约,从而具有了自身单独所不具备的新的性质和功能,这便是系统质。任何一项政策,只要它还在使用和运行,都同时兼有功能质和系统质,而功能质和系统质的大小、好坏,则取决于该项政策与其他政策的协调程度。政策评价的系统功能标准,着眼点在于从政策系统内的角度,来评价特定政策功能质和系统质的大小、好坏,也就是评价特定政策在整个政策系统中的地位和作用,因为这种地位和作用,将以政策系统的整体效应的形式,对社会产生影响。

5. 公平与可持续发展(fairness and sustainable development)标准 主要是衡量在政策实施过程中,政策的成本和效益在不同集团和阶层中分配的公平程度,并通过对政策实施前后社会发展总体状况之变动的描述和分析,衡量政策的实施给社会带来什么影响,造成了什么后果,作用程度多深等。

政策的成本和效益在不同集团或阶层中分配的公平程度是指特定集团或阶层所承担的政策成本和效益的比例是否适当,与其他集团或阶层相比是否相当。不过,任何一项政策都不可能完全做到这一点,即总有一部分人的利益需求因新政策的实施而受到支持和实现,同时有一部分人的利益因此而受到约束或损失。

一般来说,政策评价的社会公平标准和社会发展标准是一致的,即达到了政策效益公平的政策,一般都有利于调动人们的积极性,从而促进社会发展。但事实上并不尽然。我国的政策长期以来都很重视和体现社会公平,人们之间的利益关系虽因政策的公平而变得十分单纯与和谐,但社会却因活力不足而发展不够。这促使人们对社会公平及社会公平与发展之间的关系做出新的理解和反思。

(四)政策评价对象和时机的选择

政策评价的对象是指要开展评价的特定政策。关于政策评价对象的选择,需要特别说明一个基本的观点:政策评价是整个政策制定过程的一个必要环节,只有在政策评价基础上,方能科学地确定政策去向,因而所有的政策都需要评价,重大政策必须进行系统评价,这是一条基本准则。但是,评价的形式是多种多样的,并不是所有的政策都需要进行"系统评价",也不是所有的政策都有系统评价的价值,所以才有政策评价对象的选择命题。具体来说,在下列四种情况下不必进行"系统评价"。

一是针对非常简单的政策。对这些政策,熟知系统运作规律的人对其来龙去脉一目了然,没有必要兴师动众展开大规模的评价。但是,何谓简单,需要予以准确界定。

二是没有明确的思路和目标（体系）的政策。大多数情况下，出现这些政策是因为政策制定者依据经验直觉制定的政策，没有严格依照高价值政策制定程序操作。评价这些政策，只要比照高价值政策制定程序中各阶段的可考核目标和指标，逐步作出分析，就能基本确定该政策的缺陷和不足，以及在这些缺陷下能够带来的后果等。

三是政策执行不力，尤其是决策者或执行者之间，对于政策实施所要达成的目的、目标存有明显歧义，因而尚未实质性执行，或者执行未进入成熟阶段，这时的政策方案仍在不时变化中，政策效果尚不稳定，政策评价也就难以获得稳定结论。这种情况源于政策执行简单化，如常见的现象是政策等于一纸文件，文件一发就觉得政策已经执行。

四是没有符合资质的政策评价主体。这种情况分为两种：一种是选择的评价主体有"花瓶"和"傀儡"的迹象，这种评价与其说是评价，不如说是浪费资源的"做秀"；另一种是评价主体的价值观不符合公正客观原则（类似回避制度中需要回避的对象），或者不具备政策评价的技术能力。出现这种情况，实际上不是不要评价，而是另外选择合适的评价主体的问题。

政策评价时机的选择有三层含义。一是政策评价内容的覆盖时间，这取决于政策评价的基本目的。政策评价重在判断政策效果，同时通过实践效果验证前期的政策思路等研制工作，也就是检验"根源 - 影响因素 - 作用机制 - 危害 - 政策思路 - 政策目标（体系）- 目标指标 - 具体措施方法"之间的定性定量逻辑动态任务是否科学、合理、符合逻辑和可操作，同时，为确定政策去向提供科学依据。从这个角度分析，政策评价的内容覆盖整个政策制定的全过程，全过程的概念需要政策制定者准备好全过程工作的数据和结论。这也是内部评价的必要工作。

二是政策评价的工作计划和基线调查时间，这是为了客观判断政策效果。政策评价作为政策过程不可缺少的环节，在政策制定的初期即应予以规划，并基本明确评价的指标体系、规划必要的资源，同时为了比较，在政策实施前就需要启动基线调查工作。无论是内部还是外部评价，这项工作都不可或缺。

三是政策评价正式启动的时间，这是基于政策评价重在判断政策效果这一特点。政策评价的启动通常是在政策实施一段时间后，当政策效果开始趋于稳定时进行的。这无论对于内部评价还是外部评价都是最重视的工作。现实中，往往有很多人把政策评价误解为就是这段时间的工作。政策评价就启动时间而言，可划分为短期、中期和长期评价，这三个概念的时间精确表述，视不同政策不一。

二、常用政策评价分析方法及其选用原则

在现有的政策科学理论中，公认的四种比较评价方法包括：简单"前 - 后"对比分析法，"投射 - 实施后"对比分析法，"有 - 无"政策对比分析法，"控制对象 - 实验对象"对比分析法，这些方法用于评估政策实施前后的效果变化，以及政策实施对目标群体的影响。通过这些对比分析，可以更全面地了解政策的实际效果及其影响范围。

（一）简单"前 - 后"对比分析法

简单"前 - 后"对比分析法如图 7-6 所示。这种方式是将政策执行前和执行后的两种情况进行对比，图中 A_2-A_1 便是政策的效果。这种方法简便明了，但无法明确 A_2-A_1，即该项政策的效果是由政策本身引起的，还是其他因素造成的。

（二）"投射 - 实施后"对比分析法

"投射 - 实施后"对比分析法如图 7-7 所示。这种方式是将政策执行前的趋向线 $O_1 \sim O_2$ 投射到政策执行后的评价时点 A_1 上，并将 A_1 与政策执行后的实际情况 A_2 对比，以确定政策的效果（A_2-A_1）。这种方式更加准确，比前一种方式更进一步，但困难在于如何详尽地收集政策执行前的相关资料、数据，以建立起政策执行前的趋向线。

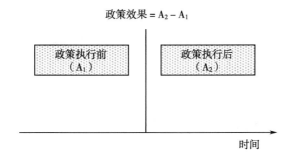

图 7-6　政策效果的简单"前 - 后"对比分析法

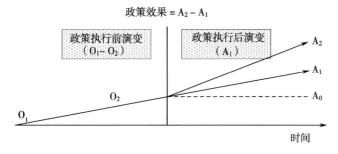

图 7-7　政策效果的"投射 - 实施后"对比分析法

（三）政策"有 - 无"对比分析法

如图 7-8 所示，政策"有 - 无"对比分析法，实际上是有对照的对比分析，在政策执行前和政策执行后两个时点上，分别就实施政策和未实施政策两种情况进行前后对比，然后再比较两个对比的结果，以确定政策效果。图中，A_1 和 B_1 分别表示政策执行实施组和对照组特定指标的基准情况。(A_2-A_1) 为有政策条件下的变化结果，(B_2-B_1) 为无政策条件下的变化结果，则 $[(A_2-A_1)-(B_2-B_1)]$ 便是政策执行的实际效果。其优点是可以在评价中对不同政策目标或其他政策要素的情况进行比较，较精确地测量出一项政策的效果。

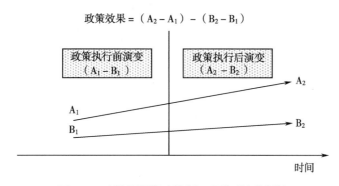

图 7-8　政策效果的政策"有 - 无"对比分析法

（四）"控制对象 - 实验对象"对比分析法

"控制对象 - 实验对象"对比分析法如图 7-9 所示。该种方式是社会实验法在政策评价中的具体运用。评价者将政策执行前后同一评价对象分为两组，一组为实验组，对其施加政策影响；一组为控制组，不对其施加政策影响。然后比较这两组在政策执行之后的情况，以确定政策的效果。图中，A_1 和 B_1 分别为政策执行前实验组和控制组的情况，A_2 和 B_2 分别为政策执行后两组的情况，(A_2-B_2) 即是政策的效果。这种分析方式排除了非政策因素的影响，所得到的政策效果较为准确，但却要求政策执行部门的大力支持和配合。

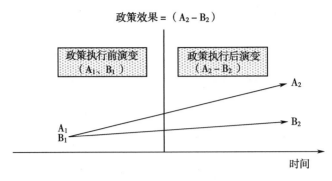

图 7-9 政策效果的"控制对象 - 实验对象"对比分析法

四种对比分析方法各有其优缺点,根据政策的重要程度、资料获取特点、评价时间要求、评价经费保障情况等,在特定政策评价中依据政策的实际情况进行选择。一般来说,简单"前 - 后"对比分析仅是一般性的研究方法,它只提供了评价分析的设计思路,由于无法去除政策执行以外的因素对政策效果造成的影响,因而一般不推荐使用;而"控制对象 - 实验对象"对比法在理论上是比较完美的分析方法,严格按照实验设计的"对照"原则进行实验控制,结论最具有说服力,但是在政策实践中,这种分析方法需要投入大量的人力、物力及时间资源,受这些资源条件的限制,多数政策的评价难以应用此方法。因此,"投射 - 实施后"对比分析、"有 - 无"政策对比分析法成为了评价工作中最常用的分析方法。表 7-6 对四种方法进行了比较。

表 7-6 四种对比分析方法的比较

方法别	应用条件	优点	不足	精度	推荐程度
简单"前 - 后"对比分析法	政策运行前后两个时间截面数据资料	简便,对数据资料要求低,易实现,分析成本低	无法排除干扰因素影响,测量精度低	低	除非干扰因素影响极小,一般不推荐
"投射 - 实施后"对比分析法	政策运行前后时间序列资料	较为简便,可排除部分干扰,优于简单对比	仅排除时间相关干扰,误差仍存在,时间序列资料难获得或成本高	较高	推荐
"有 - 无"政策对比分析法	政策环境相近的两个地区,有无政策对比	排除大部干扰因素,结果较精确	两对照地区不易寻找,评价周期较长,投入较高	较高	推荐
"控制对象 - 实验对象"对比分析法	遵循实验设计对照原则,政策干预实验	理论上可完全排除干扰因素,结果最为精确	实验设计要求高,评价周期长,投入高	最高	重要政策推荐

三、政策评价各操作步骤对应具体方法小结

政策评价的操作步骤有四步:构建评价指标、制定评价实施计划、收集评价所需资料、分析评价资料与撰写评价报告。

第一,构建特定政策评价指标中,围绕"根源 - 影响因素 - 作用机制 - 危害 - 政策思路 - 政策目标(体系)- 目标指标 - 具体措施方法 - 预期效果"等信息展开,其常用方法为系统分析法、层次分析法、规范差距分析法与焦点小组访谈等。

第二,依据政策评价目的、评价指标及评价可行性,制定评价实施计划中,常用方法为对照政策评价实施计划基本框架及要求,归纳总结前期所有资料信息,推荐方法就是归纳与演绎法。

第三,依据评价实施计划收集所需资料中常用的方法有实验法、常规资料提取法、社会调查

方法和意向论证法,资料质量控制中常用的方法为调查质量控制措施、数据质量与代表性检验方法。

第四,分析评价资料与撰写评价报告,评价资料整理分析中,数据库的建立与资料录入中需按照不同软件的要求,遵循一定的条理进行处理;描述性统计中使用常规统计方法即可;综合分析、定量表达常用的方法有对比分析、单因素统计分析和多因素统计分析。撰写并提交评价报告阶段常用的方法为逻辑推导和归因分析,报告需符合一定的格式。

本章小结

1. 作为政策评价程序中的重要一环,政策评价是指按照一定价值标准,由具备专业资质的评价者作为主体,运用公认的科学方法,排除环境等非政策因素的干扰,对政策进行价值判断的过程。基本目的可定位于"通过评价提高政策价值",即通过明确政策的效果和问题,尤其是效果和问题的归因等基础上,致力于完善政策,提高价值。

2. 为实现"通过评价提高政策价值",政策评价需要从政策效果及其归因维度展开评价。其中,效果需要从政策目标达成、政策问题解决、引发影响及震荡以及带来的副作用等来衡量。围绕这一思路,政策评价的操作步骤包括构建特定政策评价指标、制定评价实施计划、收集评价所需资料、整理分析评价资料和撰写并提交评价报告等四步。

3. 评价主体是评价工作的承担者,常见评价主体可分为决策者或执行者、决策部门内部评价机构、外部专业评价机构及舆论界与客体评价四种。客观公正性、评价材料占有全面和可接受性等三条标准成为选择的标准。政策评价制度化是指将政策评价作为一项经常性的制度,纳入有关政府部门或决策部门的工作日程。旨在引导重视评价及其结果的消化,消除政策过程的盲目状态和主观随意性,以形成科学决策。

4. 政策评价的基本方法包括前后对比分析法、专家评定法和自我评价法等。前后对比分析法是评价中最常用的分析方法,专家评定法和自我评价法仅作为方法补充,不宜单独使用。简单"前 - 后"对比分析、"投射 - 实施后"对比分析、"有 - 无"政策对比分析、"控制对象 - 实验对象"对比分析四种前后对比分析法中,综合考虑方法设计的严密性及所需数据获取的现实条件限制,"投射 - 实施后"对比分析、"有 - 无"政策对比分析法成为了评价工作中最常用的分析方法。

(王 颖 白常凯 郝 模)

思考题

1. 为什么要进行政策评价?

2. 为实现"通过评价提高政策价值",如何理解政策评价的思路与重点?

3. 简要介绍政策评价的4项任务和考核指标,举例说明其现实意义。

4. 为衡量一项已实施政策的效果,需要从哪些方面重点展开,如何构建评价指标,请举例说明。

5. 比较内部和外部评价的优势和弊端,以及如何弥补的推荐思路。

6. 为什么要进行政策评价可行性分析,制度化与否对政策评价可行性的影响是什么?

7. 简述常用的政策评价分析思路和四种比较方法,以及各自的优缺点。

第八章　确定政策去向

影响政策价值的因素众多，政策制定和执行是决定政策价值的重要基础而非全部。政策的周期性特征决定了高价值政策制定是一个循环而不断提升的过程。因此，在政策评价的基础上，确定政策的去向至关重要。

确定政策去向是高价值政策制定程序中的最后一环。本章将具体阐述"确定政策去向"的基本概念和原理、目标、思路和操作步骤，以科学确定政策去向，为制定高价值的政策服务。

第一节　确定政策去向的目的和逻辑思路

这一节的内容主要包括三个方面：一是确定政策去向的目标和意义，以及确保实现目标的基本任务；二是基本概念；三是逻辑思路。

一、确定政策去向的目的和意义

（一）目的

政策去向（policy direction）即政策的可能归宿，也可称为"政策命运"或"政策变化"等。政策的可能归宿大有三种：政策延续（policy continuance）、政策调整（policy change）和政策终结（policy termination）。政策延续的最高形式是政策法律化（policy legislation）。考虑政策与法律具有明显区别，政策的归宿也可认为有四种。确定政策去向的目标就是科学合理地确定政策的归宿（图8-1）。

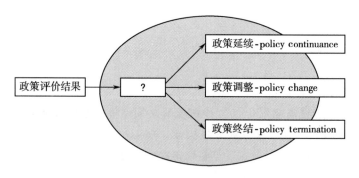

图8-1　本环节应解决的基本问题

（二）意义

政策循环发展规律告诉我们，高价值的政策研制是实践、认识、再实践、再认识而不断完善的过程。确定政策去向的意义就在于，通过将政策自然演变的过程转化为一个主动干预的过程，从而促进实现产出高价值政策的目的。

确定政策去向应围绕制定高价值政策的目标展开，依据科学的步骤与方法，控制人为因素，防止把确定政策去向本身当作目的，对政策随意调整和更新，使得政策失去了相对稳定性和严肃性。

二、确定政策去向的基本任务

政策去向可理解为人们的若干选择，所以科学确定政策去向的本质是回答如何进行科学选择，从逻辑推理出发，首先应该需要完成以下两个任务：采集评价信息和明确基本去向。需要注意的是：明确政策基本去向不是终点，更重要的是要告诉决策者如何调整、如何终结，如何延续（法律化），即要确定具体内容（图8-2）。

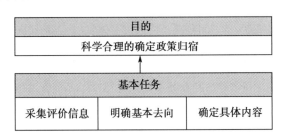

图 8-2 确定政策去向基本任务

确定政策去向是个看似简单但实质较为复杂的阶段，在这个阶段，政策制定者和研究者仍需要密切合作，才能够确保实现政策目标、取得预期效果。其基本职责如下：政策制定者不能认为政策执行即完成任务，要有政策周期的理念，积极思考和判断政策的下一步去向，并及时做出决策；政策研究者要密切关注已出台政策的执行进展和效果，适时开展研究，向政策制定者提出如何优化调整政策的具体建议；对于需要法律化的政策，更需要双方在熟悉法律化条件的基础上，协同配合开展研究与实践，从而促进法律化目标的早日实现。

三、确定政策去向的基本概念

下文将对本章有关概念进行解释。由于在高价值政策制定程序中，明确涉及法律概念的只有本环节，所以首先将从政策与法律之间的关系展开论述。

（一）政策与法律之间的关系

首先需要强调的是，法律与政策在本质上是一致的，法律也是政策的一种表现形式，政策与法律表现形式划分具有一定的主观性和历史性。但不得不承认，政策与法律之间确实还存在着种种差别，这也是要把"政策法律化"作为四个基本政策去向之一的原因。简而言之，政策与法律之间的联系是绝对的，区别是相对的，广义的政策涵盖法律，但人们生活中习惯把那些成熟、稳定且经立法机关制定的政策称作是法律。归纳政策与法律之间的联系和区别见表8-1，其中的关键区别在"约束力和强制力"，这也是法律的关键特征。"政策法律化"过程其实就是围绕政策与法律之间关系（区别和联系）所展开的具体实践，并且法律的特征决定了，不是任何政策都有必要或有可能上升为法律，政策法律化必须以满足一定的条件和标准为前提。

表 8-1 政策与法律之间的区别和联系

关系	类型	政策	法律
联系	1. 政策与法律的同一起源		
	2. 政策与法律在本质上是一致的		
	3. 有些重大政策在条件成熟后，可以上升、转化为法律		
	4. 重大基本政策常常用以指导法律的制定和实施，同时法律又是保障政策顺利执行和实现政策目标的有力工具和重要保证		
	5. 政策应以宪法和法律为依据		

续表

关系	类型	政策	法律
区别	1. 制定和制定主体	政策的制定相对灵活,有些政策的制定不一定经过严格规范的程序;主体数量多、分布广,既可是政党,又可是国家机关	制定法律要依照严格的法定程序和法定权限;主体单一,仅能由立法机关制定,没有授权的其他机关无权制定
	2. 表现形式	各种各样,如决定、决议、纲领、宣言、通知、纪要等	标准文本
	3. 适用范围和调整对象	政策虽然本质上是阶级意志、利益的集中体现或表达,但也可能是不同政治主体或利益群体的意志和利益的表现;政策只对政策对象有效	法律是统治阶级内部协调一致的意志和利益的反应;法律对特定地区的所有人都是有效的和适用的
	4. 调整的社会关系	尽管两者所调整的社会关系有交叉,但政策所能调整的社会关系更宽泛,可渗透到社会生活的各个领域,如政治、经济、文化、民族、外交、军事等	不能深入社会生活各个领域的所有方面,如民族、宗教等领域的许多问题不能用法律来硬性规定
	5. 约束力和强制性	相对较弱,有些政策要靠宣传、教育、说明、劝导等方式贯彻执行,并使人们自觉遵守;对违反政策的行为只能用行政手段给予处分或强制遵守政策	有至高无上的权威性和强制力,要求特定地区所有公民必须严格遵守法律;对违反法律的行为必须绳之以法,给予强制性惩处
	6. 生命周期	政策和法律的稳定性是相对的。许多政策是根据当时的政治、经济、社会发展的实际制定的,往往具有临时性的特点。为适应不断变化的政治、经济和社会形势,及时解决新出现的社会问题,政策经常面临着要进行修改、调整,甚至被彻底推翻,所以客观上造成:政策相对灵活多变,生命周期较短,具体政策尤甚	一个特定地区的法制是统一、严肃和权威的,立法不可随便更改,即制定或修改法律都是慎重的事。正因为此,法律一般比较稳定,生命周期更长一些
	7. 对行为的规范程度和操作性	多要求人们参照执行或视条件执行,规范行为的程度远不如法律,政策条文有时不具备很强的可操作性	法律是一种严格的行为规范,标准文本规定人们在一定的社会关系中应做什么、能做什么、不能做什么,并授予公民权利,规定义务和惩罚措施,条文具体明确,具有很强的操作性
	8. 控制社会的作用	政策协调的方式比较适合那些急于解决的、暂时的、尚未定型的社会关系	那些需要严格界定、严肃对待、比较稳定的社会关系,则需要具体、明确、肯定的法律规范与调整
	9. 适用性	制定和执行都要体现原则性和灵活性相结合的原则。政策的灵活性,绝不是主观随意性。正确的灵活性,要以原则性为前提,以稳定性为基础;但不能因此就把上级的政策当作教条,照本宣科地执行政策,这并不是真正地执行政策	法律的制定要体现原则性和灵活性相结合的原则,但法律的执行只能讲严格依法办事,而不宜讲灵活性。法律的执行,之所以不具有灵活性,是因为法律规范具有普遍的约束力和强制力,在法律面前人人平等,任何组织或个人都没有超越宪法和法律的特权

(二)政策去向及其特点

1. 政策延续　政策执行一定时间后,通过政策评价发现政策效果良好,负面作用可控,政策环境也基本没有变化,而且政策问题尚未解决或长期存在,于是政策就以原有思路、目标、方法和措施继续执行下去,这样一个过程被称为政策的延续。政策延续意味着原政策方案本身即是高价值的方案。

政策延续的最高形式是政策法律化。政策法律化除了要满足政策延续的要求以外，还需要符合一定的条件。政策法律化即政策执行一段时间后，在政策评价基础上，把那些效果良好并且符合有关条件的政策纳入立法程序，将其上升为法律，使政策获得人人必须遵守的法律效力及国家强制力保障的过程。政策法律化能够促进和保障实现政策目标。政策法律化往往与政策延续密切相关，一般说来，政策法律化就是把高价值政策固定化、程式化，它是政策自身成熟的标志。

2. 政策调整 政策执行一定时间后，通过政策评价发现政策尚有价值，但政策系统存有某些问题，于是有针对性地对政策系统的相应环节或方面做出一定的修正，从而确保或进一步提升政策效果，这一过程被称为政策调整。

政策调整具有三个特点：第一，政策延续性。政策调整是在原有政策基础上进行的调整，不是零起点的调整，不是丢开原有政策方案、丢开已经投入的政策资源以及产生的影响而重新开始。第二，政策调整的改进性。因为政策调整具有政策延续性，是在原有政策基础上进行的调整，并且是针对发现的差距采取措施加以调整，所以政策调整还具有改进性的特征。所谓改进性，即意味着要保留原有政策方案的合理方面，充分利用已有的基础和资源，同时考虑旧方案在政策对象中的影响，做到有针对性地改进政策。政策调整可以从政策方案或政策执行两个方面进行改进。第三，政策的双重优化。这是政策调整的一项重要的特点，它是政策调整改进性的进一步体现。政策的双重优化有两层含义：一是政策调整后，经过修正的政策方案相对于过去的方案是优化过的；二是选择并最终确定的调整方案也是许多可供选择的调整方案中最优的。政策调整的意义体现在对政策的完善，政策调整有利于尽快实现政策目标和保持政策正效力，对于避免政策制定陷入"头痛医头、脚痛医脚"的恶性循环也很有裨益，并最终能够促进更快更好地制定高价值政策，解决政策问题。

3. 政策终结 政策执行一段时间后，通过政策评价发现政策问题已经解决，或者达成政策目标无望而有更好的潜在方案，或者政策实施引发重大不良后果等原因，导致目前政策价值总体低下，需要采取必要的措施和手段有针对性地终止有关内容，这一过程被称为政策终结。政策终结并不意味着全盘否定，往往与政策调整、出台新措施或新方案等联系在一起。政策终结往往意味着新一轮政策制定过程的开始。总的说来，政策终结有利于节省政策资源，尽快实现政策目标，也能够促进政策优化。

政策终结自身有一些特点。第一，强制性。由于各种原因，政策终结往往并不是一个自发的过程，而是法定主体行使法定权力的一种行为，以国家强制力为后盾。如果没有法定主体的命令，政策就仍然处在运行状态，一旦终结指令发出，政策停止运行，它就失去了效能。如2021年9月26日，国务院决定废止以下行政法规：《计划生育技术服务管理条例》《社会抚养费征收管理办法》和《流动人口计划生育工作条例》。第二，连续性。有两层含义：一是为了更有效地解决政策问题和保证政策过程的连续和稳定，政策终结往往是一个政策被另外一个政策取代，即政策终结同时标志着启用新政策，或者终结一项措施的同时往往需要出台新的替代性措施；二是不论何种形式的政策终结，都不是孤立的，而是政策历史的延续和政策过程的扬弃，所以在这种情况下，新政策的"新"就具有了相对性，政策终结往往伴随或隐含着政策调整，比如新的措施一般不会与原有措施毫无关系，总会受到过去措施的不同程度的影响和制约。正是由于政策的延续性和衔接性，使得新政策能够在旧政策的基础上推动政策向前发展。可见，政策终结与政策调整的关系密切。第三，多样性。政策终结从终结原因、终结内容到终结方式等方面均表现多样性的特征。从原因看，既有完成任务的终止，也有突发事件造成的终止，还有失效或法律化的终止等。终结内容可能涉及执行措施、政策本身和政策执行部分或全部，还可能需要终结政策机构和政策功能。从政策终结的方式来看，既有政策废除、政策替代，又有政策合并、政策分解、政策缩减等。

四、确定政策去向与前后环节的关系

根据高价值政策制定程序,确定政策去向处于政策制定科学程序最后一个环节。确定政策去向之前的环节是政策评价,其后便是新一轮的政策制定。

(一)与政策评价的关系

确定政策去向与政策评价之间存在密切的联系,联系两个环节的基本中介就是政策评价信息的反馈(图8-3),没有反馈信息,确定政策去向的科学性就失去了的基础。

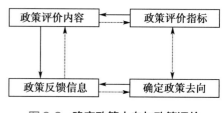

图 8-3 确定政策去向与政策评价之间的联系

(二)与新一轮政策制定过程的关系

本环节是高价值政策制定程序的最后一环,从某种意义上可以说,政策终结是政策发展的逻辑起点。以下从总体和四个政策去向的层面来分别阐述两者之间的联系:

第一,从总体来看,一方面"社会问题具有关联性、阶段性,由此导致了相应政策问题的层次性、相继性。也就是说,一个政策问题的解决要以解决一个或若干个政策问题为前提。"一个特定政策的执行情况将对其相关的后续政策的效果产生重要影响,并且有可能是后续政策发挥正常效力的前提和保障。另一方面,确定政策去向的信息能够为政策制定和执行人员提供有益的经验,有助于科学开展新一轮的政策制定。

第二,确定为政策延续,意味着原政策即是高价值的政策,原有政策继续执行,而如果决定启动法律化过程,那意味着需要依照法律制定程序开展工作。

第三,确定为政策调整,需对政策思路、政策方案或执行进行调整,这可以理解为进入下一轮政策制定过程。

第四,确定为政策终结,除了政策目标已实现情况外,它往往与新政策出台同时发生。

五、确定政策去向的逻辑思路

以下针对确定政策去向的三个基本任务逐一介绍逻辑思路。

(一)信息准备的意义和思路

1. 信息准备的意义　为了保证确定政策去向的科学性,有必要进行信息准备。本环节的前面环节是政策评价,于是系统收集政策评价信息成为首要的工作,它也是科学确定政策去向的基础。

2. 信息准备的思路　信息准备主要涉及两类信息:第一类信息来源于政策评价,第二类信息为新形势下的政策环境信息。

根据政策评价理论,评价的总体目的是判定政策的价值,所以政策评价能够提供的核心信息就是有关政策价值的信息。从图8-4可见,通过考察"政策效果和影响"即可以反映政策价值的实际情况。根据政策制定科学程序的逻辑过程,政策效果的直接决定因素是"执行过程",科学执行的重要基础是政策方案及其背后起支撑作用的政策思路。对于上述执行过程、政策方案和政策思路三类信息,政策评价均可提供。此外,政策价值还受到人们的主观认识能力和客观政策环境的影响,所以有必要收集新形势下的政策环境信息,包括政治、经济和文化等方面,可能涉及宏观、中观和微观层面。

换句话说,政策评价能提供的核心信息就是政策思路、政策方案、执行过程、政策效果和影响等方面的政策价值信息。接下来如果能明确政策价值与政策基本去向的关系,则可以为确定政策的基本去向提供判断基础。

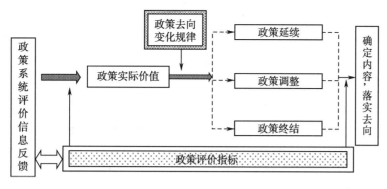

图 8-4 "政策价值"影响因素及其与"政策去向"决策的关系

（二）明确基本去向的意义和思路

1. 明确基本去向的意义　由于几种去向存在明显差异，为了避免"差之毫厘谬以千里"，确定去向有必要首先明确未来的基本政策去向。从确定政策去向的目的来看，确定基本政策去向是正确确定具体内容的前提和基本保证，因此本步骤是个过渡性的关键步骤。

2. 明确基本去向的思路　从基本逻辑来分析，确定政策基本去向思路的核心是明确政策去向变化规律，即政策价值与政策去向之间的对应关系，只要明确了这个关系，利用政策评价得来的政策实际价值信息，就能对政策基本去向作出判断（图 8-5）。以下对政策去向变化规律的相关理论和分析过程加以详细论述。

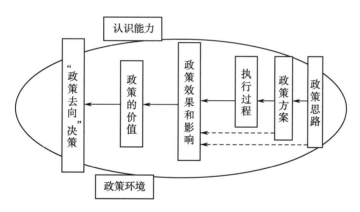

图 8-5 明确基本去向的思路

根据人们的常识和政策四个去向的概念，政策价值与政策去向的基本对应关系如下：政策价值从高到低，依次为政策延续、政策调整和政策终结，当然政策终结有一种情况是，政策目标已达成，政策问题已经解决且不会复发，这也属于高价值政策的情况。高价值政策的基本去向应该为延续（法律化）或终结，中等价值政策的基本去向往往是政策调整，低价值政策对应的基本去向主要为政策终结。由于政策评价可提供政策效果及其归因的信息，因此只要建立政策效果及其归因与政策价值之间的对应关系，即可明确政策的基本去向。

政策效果和影响指标众多，可以利用"政策解决问题的能力"和"引起社会的混乱和震荡"这两个维度来对政策的价值进行初步的判断。政策效果归因主要包括三类影响因素：政策思路、政策方案与政策思路的匹配程度、执行过程，显然这三类因素的重要性不同，影响政策价值的最主要因素为政策思路。政策思路的质量从高到低可分为标本兼治、治本和治标的思路。理论上，对于标本兼治、治本的政策思路，如果政策方案和执行过程良好，其基本去向为延续，如果方案和执行过程有问题，其基本去向是调整，除非引起的社会混乱过于激烈而不得不选择终结；而如果是治标的思路，方案和执行过程良好，基本去向仍为调整，即要想法设计出标本兼治或治本的思路，如方案和执行还有问题，其基本去向为终结；如政策思路本身就存在问题，则基本去向是终结。

  表 8-2 为政策价值与政策效果及其归因之间关系示意表,根据政策方案与政策思路的匹配程度可分为良好和不良两类,执行过程顺利与否可分为顺利与不顺两类,于是可以明确对应的政策解决问题能力,比如在标本兼治的政策思路下,如政策方案能体现思路且执行顺利,那么解决问题能力一定是强的。政策解决问题能力属于正面指标,结合"引起社会的混乱和震荡"这一负面指标,可对政策的价值作出初步的判断(表 8-2),从而明确基本去向。

表 8-2　政策价值与政策效果及其归因之间关系示意表

归因			政策效果		政策价值
政策思路	政策方案与思路匹配情况	执行情况	政策解决问题的能力	引起社会的混乱和震荡	
标本兼治	良好	顺利	强	小	高
		顺利	强	大	中
		不顺	弱	小	低
		不顺	弱	大	低
	不良	顺利	中	小	低
		顺利	中	大	低
		不顺	弱	小	低
		不顺	弱	大	低
治本	良好	顺利	强	小	高
		顺利	强	大	中
		不顺	弱	小	低
		不顺	弱	大	低
	不良	顺利	中	小	低
		顺利	中	大	低
		不顺	弱	小	低
		不顺	弱	大	低
治标	良好	顺利	弱	小	中
		顺利	弱	大	低
		不顺	弱	小	低
		不顺	弱	大	低
	不良	顺利	弱	小	低
		顺利	弱	大	低
		不顺	弱	小	低
		不顺	弱	大	低

  基于前述理论分析,可以进一步总结出如图 8-6 所示的政策去向变化规律,该图直观地呈现了政策价值与政策去向之间的对应关系。随着政策价值的增加,政策延续的可能性由零趋向于最大接近 1,政策调整的概率则是一个类似正态分布的曲线,政策终结的变化规律与政策延续相反——由概率接近 1 趋向于 0;并且在每个特定政策价值点上,三种政策去向(政策延续、政策调整和政策终结)的概率总和近乎等于 1。由于政策与法律还是存在明显区别,政策法律化不单单取决于政策价值,一个政策要上升为法律,必须符合一定的条件,因此严格说来,很难在图 8-6 中同时画出政策法律化的概率曲线图,但其变化趋势与政策延续应是一致的,只是两者不是重合状态,而且政策法律化概率曲线只能用虚线表示。

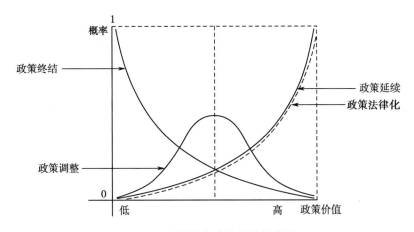

图 8-6　政策去向变化规律示意图

分析图 8-6 可以有如下重要发现:除了政策价值处于高或低的极端状态时,勉强可以看到政策去向选择是唯一的,一般来说,特定政策价值状态对应的政策去向都不唯一而是多种政策去向。因此可以推论明确:具体政策的政策去向很可能是复杂的组合形式,即对于一个显示了特定价值的政策,部分内容延续、部分内容调整、部分内容可能需要终结是个大概率事件。基于这一规律,印证了前述提及的本步骤是过渡性的关键步骤观点,明确具体内容是达成环节目的的必经之路。

（三）确定特定政策去向具体内容的意义和思路

1. 确定特定政策去向具体内容的意义　明确基本去向以后,更重要的是确定具体内容,明确具体完善方向,以便为新政策周期提供基础。

2. 确定特定政策去向具体内容的思路　政策效果归因于政策思路、政策方案或政策执行,于是要提升政策价值、改善政策效果,或者降低社会混乱和震荡,可从这三个方面来考虑。应该说,在明确政策基本去向基础上,通过归因分析,明确具体内容应没有多大难度。具体来说,主要是确定政策调整或终结的内容。但必须指出的是,最终确定政策去向的内容还有许多细节需要把握,比如政策调整的优先次序、策略、时限、步骤、实施注意事项等具体内容;政策终结往往会遇到较大的阻力,这部分任务属于新一轮政策制定过程考虑的内容,可以参考借鉴本书其他章节中的有关理论和方法。

第二节　确定政策去向的操作步骤

在第一节中,重点回答了确定政策去向的目标、任务和逻辑思路,本节将详细介绍确定政策去向的操作步骤:信息准备、明确基本去向和确定具体内容。

一、信息准备的操作步骤

前文已经明确,要"科学地确定特定政策的政策去向",首先就需系统收集政策评价环节的信息。这部分内容将介绍目标、步骤和常用方法等。

（一）目标与原则

本步骤的目的是全面、客观和准确收集有关信息。为此,需要获取适当质量的信息,所谓"适当质量"指的是政策评价指标科学、全面,定性定量的信息充分。从确定政策去向环节来说,本步骤起着承前启后的作用:首先,本步骤起着联系政策评价的作用;其次,本步骤是达成确定政策去向目的的前提和基本保证。

对本步骤来说,需要把握的主要原则是信息的效率和质量平衡。其中信息的质量原则是第一位的,单纯有"量"而没有适当的"质",再多的信息也于事无补,而如果信息的广度不够,政策制定者和研究者就无法全面了解政策的运行现状及其结果,如果仅仅根据片面的信息做决策,最终将增大决策失误的概率。但需要注意的是,由于收集信息的任务主要是在政策评价阶段完成的,本步骤主要起到反馈、整理评价信息的作用,所以本步骤需要讲求效率,应把精力重点放在分析处理信息上。

(二)步骤

1. 熟悉政策背景 本步骤主要需要熟悉特定政策的政策背景、历史沿革、立论依据、政策目标、政策特点及执行过程等情况;还需考虑收集其他相关信息,如政策问题、政策环境信息等。

以政策问题为例,需系统回顾问题确认的过程,以考察该政策问题的重要性、紧急程度以及与其他社会问题的关系是否清楚,是否已经明确界定该问题的表现形式、涉及范围、严重程度和主要危害等,如问题已变化或问题确认存有错误,须考虑基本去向即为终结。

比如说,上海1994年7月1日开始实施的医疗费用"总量控制、结构调整"政策(简称"总控"政策)的基本情况是这样的,研究表明,社会普遍关注和指责卫生系统的首要问题是医疗费用过快增长带来的负担(58.6%,文献论及率,下同),具体涉及药品(31.6%)和检查项目(25.0%)。有关研究显示,1983—1993年,上海市医疗费用年增长率高达31.8%,高于同期GNP增长16.1个百分点。其中1990—1993年,医疗费用年增长率高达39.2%,超出GNP增长12.6个百分点,超出职工人均工资增长率14.6个百分点,超出农村居民人均收入增长21.3个百分点。在这种情况下,基于医疗费用过快增长问题的明确性和严重性,上海市于1994年出台了该政策,其思路为坚持严格控制药品费用的过度增长,同时适当调整医疗服务收费标准,通过调整医院业务收入结构,理顺医院补偿机制,将医疗费用控制在社会经济能够承受的范围以内。为此该政策的基本内容包括两条,第一就是实行医药费用总量控制,把1994年的医药费用增长幅度控制在24%以内;第二就是调整医疗服务收费标准,力图通过提高技术劳务收入的比例来提高医院业务收入的"含金量",并在医药费总量控制的总目标下,设立了次均门诊(住院床日)费用及次均门诊(住院床日)费用中药品费比例两项指标。

2. 明确效果和影响指标的应有状态或取值 明确基本去向的主要信息来源是政策效果和影响指标(表8-3),针对"总控"政策的实际情况,政策评价中确定的政策效果和影响指标见表8-4。为了判断有关指标的达成状况,需要明确特定政策相关指标的应有状态或取值。"总控"政策效果评价阶段其指标的应有状态或取值见表8-5。

表8-3 政策效果和影响指标层次和构建依据

一级	具体指标构建依据
政策目标	政策预期目标的达成程度
	特定政策问题的解决程度
重点解决的问题	重点问题的解决程度
正面的社会影响	包括预期的和非预期的正面影响或副作用
政策效率	分配、布局、管理和动态效率;成本效果、成本效益比值;机会成本。兼顾或重点考虑公平、公正
政策效益	各种以货币表达的经济指标
政策回应度	政策对象满意度
有关社会问题的不良变化	所带来的新问题的数量、性质、优先次序
	主要新问题的表现形式、范围、严重程度和危害等
	原有问题是否更加严重
负面的社会影响	在政策对象、政治、经济、环境、生态、社会发展、社会结构、伦理道德等方面所表现出的不良影响或负面作用

表8-4 "总控"政策的政策价值判断指标

一级指标	具体指标
政策目标	医药费用总量控制目标达成与否
	次均门诊(住院床日)费用增长比例控制目标达成与否
	上一指标中药费增长比例控制目标达成与否
	总收益率的变化幅度
	医疗服务收益率的变化幅度
	医院的净收益
	技术劳务收入比例的变化幅度
	药品收入比例的变化幅度
	医药费用实际增长率与合理增长率的差异
社会影响	预期的和非预期的正面影响或副作用
	负面的社会影响
政策回应度	政策相关主体对该政策的效果的认可程度
带来的新问题	所带来的新问题的数量、性质、优先次序
	主要新问题的表现形式、范围、严重程度和危害等

表8-5 评价时相应指标的应有状态与实际状态或取值

具体指标	评价时的应有状态或取值	评价时的实际状态或取值
医药费用总量控制目标达成与否	已达成	短期效果(24.2%),中期评价(年均16.6%)
次均门诊(住院床日)费用增长比例控制目标达成与否	已达成	政策自身决定难以达成
上一指标中药费增长比例控制目标达成与否	已达成	已达成
总收益率的变化幅度	提高5%~6%	已达到
医疗服务收益率的变化幅度	提高7%~8%	已达到
医院的净收益	≥0	1994—1996年,净收益至少增加10亿元
医药费用实际增长率与合理增长率的差异	最好不高于合理增长率(≤0)	1995年为-0.3%
预期的和非预期的正面影响或副作用	政策缓解了卫生系统与社会的矛盾;医院经营方向出现合理的扭转;医院的补偿机制正在出现合理转变;医院及医务人员的职业道德有可能从机制上得以规范;政策营造了一种与社会医疗保险有效接轨的环境;促进了卫生系统学科建设	
负面影响	从评价来看,除了存在一些潜在问题之外,基本没有显著的负面社会影响	
政策相关主体对该政策的效果的认可程度	政策效果得到了各方的广泛认可(80%~90%)	
所带来的新问题的数量、性质、优先次序	政策指标的合理度问题、医院受益不均衡、"鞭打快牛"和鼓励次均费用、财务制度不健全、地区适宜性问题等	
主要新问题的表现形式、范围、严重程度和危害等	控费政策引发医院相应行为变化,突出表现为年底"休克控费"和"追足总量"现象	

3. 明确有关指标的实际值 针对前述指标,根据相应具体目标建立时的思路,在政策系统评价的基础上,可以明确政策效果和影响指标实际的取值或状态,见表8-5。

从理论上来说，在系统评价的基础上，明确各评价指标的实际取值或状态应该没有难度，但需注意的是，对于一些重要的但评价环节没有搜集的指标，本环节需要补充搜集有关信息，才可能做出科学决策。在极端情况下，如果政策没有评价，那将为本环节开展工作带来很大障碍，甚至没有必要再"大张旗鼓"地进行去向研究，只需要凭经验、快速调查等方法进行决策，当然这样决策是否能提升政策价值是值得怀疑的。所以在条件允许的情况下，应补充进行政策评价，在评价基础上再来考虑政策去向，对于重要政策更是如此。

二、明确基本去向的操作步骤

针对特定政策，在明确政策效果和影响指标实际值或实际状态的情况下，尚无法一步到位地确定政策去向，需要先对政策的价值作出综合判断，以判断该政策的基本去向。

（一）目标与原则

本步骤的目标就是判断特定政策的基本去向。政策去向与政策价值的变化规律决定了特定政策的政策去向很可能是组合形式。因此需要把握原则性和灵活性平衡的原则。所谓原则性即遵循如下要求：高价值政策的基本去向为延续（法律化）或终结，中等价值政策的基本去向往往是政策调整，低价值政策对应的基本去向为政策终结；所谓灵活性即根据特定政策的实际情况进行全面综合分析，根据客观实际情况做出有关决策。

（二）步骤与方法

1. 实际和应有状况的比较 通过各指标（政策效果与影响指标为主）的实际状态和实际值，与评价阶段应有的状态和取值的比较，明确各指标的现状。

明确指标现状的思路如下：就单个定性的指标来看，通过应处状态与实际状况的对比，要么本指标实际状态达到或优于应处状态，要么未及应处状态；而对某个定量的指标，则进行应该达到值与实际值的比较，比较的结果可能会出现三种情况（图 8-7），根据指标的比较结果就能对该指标所处状态作出定性判断。通过前述比较，可以就每个指标的现状做出判断，需要指出的是，指标的定性判断是决策的主要基础，定量判断为定性判断服务。

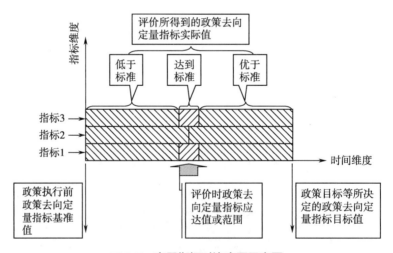

图 8-7 定量指标对比应用示意图

例如前述的医疗费用"总量控制、结构调整"政策案例，根据表 8-5 可以较为容易地确定各指标的现状，总体说来，"总控"政策的执行控制了医疗费用过快增长，实现了政策控费目标，有效调整了医院业务收入结构，提高了技术劳务收入，降低了医院对药品依赖性，并且医院调整技术劳务的政策性收益大于药品控费的潜在损失；同时，政策带来的潜在好处是缓解了卫生系统与社会的矛盾,医院经营方向出现合理的扭转,医院的补偿机制正在出现合理转变,医院及医务人员的职业道德有可能从机制上得以规范,政策营造了一种与社会医疗保险有效接轨的气氛,促进了卫生系统学科建设;评价证实政策效果和价值得到了有关政策主体较高的认同率;当然"总控"政策也有一些问题,但发现这些问题往往涉及微观操作和政策细节且影响局限,总的看来"总控"政策立论依据具有足够的科学性,该政策所针对的问题根源和作用机制,得到了医院管理者较大程度的认同,此外,有的问题并不是该政策本身的问题,单纯"总控"政策并不能解决这些问题,如财务制度不健全、地区适宜性问题等,这也提示在政策配套性方面还有待研究和完善。

2. 分析指标的达标情况 把各指标的现状与应有状况进行比较,以明确该政策价值定位。分析表 8-5 可见,医疗费用"总量控制、结构调整"政策效果指标基本达标,政策效果和影响良好。

3. 判断基本去向 依据"政策解决问题的能力"和"引起社会的混乱和震荡"两个维度排列组合对应的政策价值状况,可做出政策去向基本判断的示意图(图 8-8),于是可以很方便地把握各政策去向对应的政策效果,从而给出政策去向的简易判断标准:"解决问题的能力强,同时引起社会混乱和震荡小"的政策往往选择"政策延续",符合有关条件的情况下也可法律化;对于解决问题能力弱的政策很可能选择政策终结,当然对于已达到政策目标,并且该类问题不可能反弹的情况,也可选择终结;需要调整的政策往往解决问题能力强同时引起的社会混乱和震荡大、解决问题能力弱同时引起的社会混乱和震荡也小。

根据表 8-5,得出基本结论:政策解决问题的能力强同时引起的社会混乱和震荡基本可控,因此"总控"政策的基本去向应为政策延续或法律化。"总控"政策被列为中央卫生工作会议推广内容,同时在深化"三医联动"改革进程中,被列为城镇医药卫生体制改革指导意见的一个重要政策,这种状况可以认为该政策一定程度上已实现了法律化。虽然"总控"政策的政策去向被确定为政策延续,但"总控"政策是现阶段政府部门为医院发展进入良性循环创造条件和建立良好环境的重要中间步骤,仍有进一步完善的必要,未来在有更好政策替代或政策环境改变的情况下,不排除部分措施需要终结。本步骤只能作为一个过渡性的步骤,须进入下一个步骤以确定相应的完善内容。

需要注意的是,图 8-8 仅是示意图,在确定特定政策基本去向的过程中需要具体问题具体分析,比如解决问题能力强的政策但如引起的社会混乱和震荡过大,也可能需要终结,又比如第二和第三格中也可能出现部分内容选择政策延续的情况。出现上述现象的背后逻辑都基于政策去向变化规律图,实际生活中往往多数选择的都是去向组合。最后,确定政策基本去向尚需考虑信息准备过程中收集的政策环境等其他信息,比如新政策或法律的出台,可能需要终结一些政策。

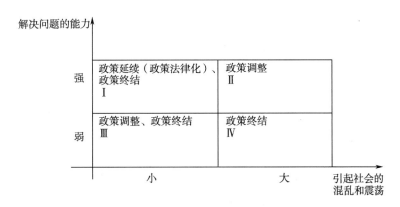

图 8-8 确定政策去向的简易判断依据示意图

本步骤中所使用的基本方法是比较的方法,其他常用的方法是推理和分析论证的方法,如归纳、演绎的方法、模型方法、意向调查和专家咨询等。

三、确定具体内容的操作步骤

（一）目标

前一步骤就特定政策的基本去向作出了判断，本步骤的目的就是在明确基本去向的基础上，确定特定政策去向的具体内容。

（二）步骤与方法

1. 明确政策效果决定因素有关指标的现状　政策效果决定因素的层次和构建依据见表 8-6，本步骤主要工作是采集政策评价中相关指标的信息，明确特定指标的现状。假如政策评价没有确定有关指标或遗漏重要指标，本步骤需要进行弥补并开展评价工作。

表 8-6　政策效果决定因素指标的层次和构建依据

一级	二级	具体指标构建依据
政策思路		政策问题的根源、影响因素和作用机制是否明确及其程度
		特定政策的政策思路是治标、治本还是标本兼治的
		从政策效果来看，政策思路是否正确、存在偏差的程度
政策方案	政策目标	政策目标的表述、层次、时间节点等是否明确
		政策目标是定性、定量（半定量）还是定性定量结合
	政策措施	政策措施、方法及其文字说明是否明确，与政策目标之间的逻辑关系
		对操作程序、执行细节是否有足够把握
		执行主体、使用对象、运用期限及解决问题的主要方案是否明确，是否有必要的备案
政策执行	政策资源	政策资源的筹措、配置和使用是否有保证
	政策组合标准	与其他政策在措施、组织、资源和功能等方面是否存在冲突，是否有相应的协调策略、措施和方法
	政策执行力	动力阻力是否明确，是否具有针对性的执行策略和方法
		执行部门的资源以及意愿情况
		作用对象对政策措施的了解和认同、服从指标
		是否按计划执行
		行为偏差的程度、原因是否明确
		行为偏差对目的、目标实现的影响程度

2. 以指标现状为线索依托，确定具体内容　前文明确了政策的基本去向，接下来以政策效果决定因素为线索，可确定具体内容。本节将对确定政策调整和政策终结内容进行重点介绍。

（1）确定政策调整内容：从宏观来看，特定政策的调整内容存在如下可能性，第一是政策思路，第二是政策方案，第三是政策执行，第四是上述的组合形式。当然假如政策问题确认就有问题，那整个政策制定程序都需要重新运作一遍。对于单纯执行的问题，主要是进一步严格执行，基于动力阻力分析增加动力、减少阻力；单纯政策方案的问题，就调整政策方案；政策思路的问题，如治标的思路，则争取研制出标本兼治的思路，至少是治本的思路，相应设计新的方案。借助于评价信息明确了是哪方面存在问题之后，可以把政策调整内容初步确定下来。进而依据具体指标层面的信息，就可以"有的放矢"地确定具体内容，比如政策目标等。至此，就顺利地确定了特定政策的调整内容。

（2）确定政策终结内容：对于政策终结来说，其同样要经过类似确定政策调整内容的分析过程，政策终结的依据大体同样可分为三种：一是政策执行有问题；二是政策方案存在问题；三是政策思路有问题；四是一些组合情况，可以首先根据问题的来源对大致终结内容作出判断，其关系见表 8-7。

表 8-7 政策终结的依据与政策终结内容的对应关系

政策终结问题来源	对应的可能终结内容
政策执行	执行措施、政策执行和政策执行机构三者中部分或全部
政策方案	执行措施、政策方案和政策执行均应终结
政策执行和政策方案	执行措施、政策方案和政策执行均应终结
政策思路	执行措施、政策方案和政策执行均应终结,可能需要终结政策功能
政策思路和方案	执行措施、政策方案和政策执行均应终结,可能需要终结政策功能
政策思路和政策执行	执行措施、政策方案和政策执行均应终结,可能需要终结政策功能
三者均有问题	执行措施、政策本身和政策执行均应终结,还可能需要终结政策机构和政策功能中的一者或两者

在基本把握了政策终结内容的情况下,第二步,围绕具体指标可以明确政策终结的微观依据,就能够基本明确潜在的政策终结具体内容,比如经评价发现政策价值不高的宏观原因是政策思路有问题,微观原因是政策问题已经发生变迁,则基本可以确定政策终结的内容,即执行措施、政策本身和政策执行,但政策功能是否需要终结尚无法确定。

政策终结的内容当中,政策功能和政策执行组织终结的困难往往较大。针对政策功能终结,需要分析特定政策的目的是否有问题或确已达成;针对政策机构,不能够局限于特定政策本身的问题,还需要从政策环境、该机构理论上具备的功能及其功能完成情况(历史、现状和未来)等较为宏观方面进行分析。

3. 政策法律化　法律的特征决定了"政策法律化"必须要求一定的条件(表 8-8)。

表 8-8 政策法律化条件

条件类别	条件及说明	判断方法、指标及思路	应用提示
基本条件	1. 有立法必要:即对社会生活有重大影响,如对特定地区的社会政治、经济、教育等全局性事务有重大影响	(1) 重点根据政策问题的有关指标来判断,同时其他指标(表 8-3)也可能用以解释立法的必要性 (2) 政策影响的性质、深度和广度等说明特定政策影响巨大,比如社会发展等 (3) 经验判断、专家咨询、意向调查等	尽可能借此提高立法质量尤其是前瞻性,但同时需要考虑怎样使之与确保立法的严肃性方面取得平衡
	2. 经过实践检验成熟的或比较成熟的、具有长期稳定性的政策	(1) 该政策的价值往往较高,于是可以重点选取一些"政策效果和影响"的指标来说明 (2) 一旦取消,特定政策问题可能即反弹 (3) 可以考察一下政策实施已经经历的时间以及不同地区范围的政策效果	就一般情况而言,不成熟的政策过早上升为法律会造成危害性后果。相对于第一条件,本条件具有一定的灵活性,特别是在改革开放和完善市场经济中,很多社会关系要靠法律及时调整,不能机械地等待政策在实践中反复检验、完全成熟才上升为法律
隐含条件	1. 实践检验证明是正确的政策	符合"政策延续"的要求,并经过前述法律化条件的论证即可,本条件不需要进行特殊的论证	这个条件一般来说是对政策法律化隐含的要求,因为它也是对政策制定过程的基本要求。政策往往反映的是局部利益、短期利益,因此在政策法律化过程中,尤其要从更高的层次上深刻理解"正确"的含义,更加关注全局的、长远的利益,使得制定的法律能够在更长的时期内发挥其应有的作用

续表

条件类别	条件及说明	判断方法、指标及思路	应用提示
隐含条件	2. 实践证明在现在和将来一段时间内能长期发挥效力的政策	(1) 从法律化来看，本条件隐含了前述所有条件的要求，同时还是在基本条件 2 外的对基本条件 1 的有力补充和诠释 (2) 论证前述条件的有关指标在此同样适用	"效力"概念是站在更高的层面上来看待政策，政策效力的概念是用于评价所导致的社会事实，所以可以理解本条件是对政策法律化条件 1 和 2 在最终功能上的综合，本条件结合隐含条件 1 有助于保证正确科学地使用政策法律化
	3. 社会条件许可	(1) 社会政治、经济、文化、法律、国际环境等方面 (2) 利用政策环境分析的相关信息说明	对于特定地区来说，重点理解其强调的主导政治思想，本条关系到立法时机的选择

　　表 8-8 把政策法律化条件区分为"基本条件"和"隐含条件"两个类别，这是因为从重要性角度出发，"基本条件"对于政策法律化来说是必不可少的条件，"隐含条件"是说特定政策满足基本条件的同时，也隐含着必须满足其他三项条件，不能认为"隐含条件"是可有可无的。两者的关系是："基本条件"是"隐含条件"的发展和具体化，"隐含条件"是"基本条件"后盾，它们之间是密不可分的关系，但又不是可以替代的关系。举例来说，政策法律化需要稳定的环境，如国家行政许可法的实施，将可能使得国务院有关部门原来制定的计划（我国法律的一种表现形式）搁浅，这个法律的出台对于这些（计划所规定的）政策内容的法律化来说就构成了一个最重要的制约条件，其他条件暂时还没有发挥作用的机会。总之，在强调"基本条件"的同时不要忽视"隐含条件"，它们总的目的是体现立法的严肃性，同时也是确保立法质量。对政策法律化来说，政策法律化条件为有关政策主体提供了利用现有信息思考和说明"政策法律化"必要性的框架。首先可以评估政策的总体效果，如果发现政策价值较高，那么可以运用政策法律化条件所确定的框架进行分析判断法律化的可能性，然后根据考察的结果来确定相应的实际政策去向。

　　总体来看，政策法律化需要着重关注政策实施的时间跨度、地区范围以及政策环境的变化，要以更加长远和战略的眼光来看待特定政策的影响和效果，而不是以一次评价或单一主体评价作为依据。所以必要的时候需要补充收集一些信息，比如政策影响的性质、深度和广度等方面深层次信息，一旦发现政策确实有必要上升为法律，则要在信息内容、质量和形式等方面为特定政策能够进入立法程序提供支持。起草法律草案工作有一套严格的程序，可以参考专门的立法技术和理论著作。

　　值得说明的是，法律也是分层次的，本质上政策与法律是一致的，所以如环境、时机尚不够合适与成熟，除了可以采取措施促进早日满足条件以外，还可以首先制定较低层次的法律，将来再提升层次。

　　本步骤中使用的方法，主要是逻辑演绎的方法，还可能用到之前环节中使用的方法，如政策方案研制有关的理论和方法等。

四、确定政策去向的原则

　　在确定政策去向的过程中有一些原则需要遵循，如信息原则、反馈原则和系统的原则等。

　　"确定政策去向"的基础是"政策评价"，政策系统评价的结果信息是本环节的基础；从本环节的目的来看，明确特定政策去向的过程，本身即是获取政策系统评价信息及其利用的过程，并且本环节内部前一阶段所产生的信息同样也是后继阶段的基础。所以信息原则是本环节的首要原则。信息原则包括信息的"质"和"量"，即信息要准确和充分，但由于存在成本的问题，所以只能要求在现有条件下,尽可能地确保信息准确和充分。

反馈原则包括两层含义:第一,确定政策去向本身即是反馈原则的一个典型应用案例,如果能真正确保每一个政策的执行都能不偏不倚地如期实现政策预期目标,那么本环节基本上就是多余,甚至政策评价的意义也要大打折扣,但这种理想情况的发生概率很低;第二,反馈的思想贯穿本环节思路、步骤的始终。反馈的基本含义就是一个系统(或一个运动过程)输出信息的一部分反送到输入端,使之与输入端进行比较。输入端可以理解为标准或者参照物,从政策过程的整体来看,政策目标是非常关键的一个要素,每一个政策过程理论都必须围绕它展开,确定政策去向环节当然也不例外,政策目标在本环节中承担着主要的标准或参照物角色,本环节的许多思路、步骤都需要综合政策评价信息(输出)和政策目标(输入)来展开。此外,可从如下角度来看反馈原则的必要性:正是因为本环节强调信息的质量原则,所以同时不得不强调反馈原则,因为信息的质量很难事先就作出准确判断,只有在操作过程中才能真正体验到,这时就需要及时对有关信息进行反馈,于是可以理解,对于本环节的操作步骤,只有根据下一步骤的反馈信息,才能真正判断是否已达成有关目的。

系统原则:所谓系统的原则,就是要强调一个全面整体的观念。不论在信息反馈的过程中,还是在明确政策去向的过程中,都需要以系统的眼光来进行信息反馈和问题分析,不能只看到局部问题而忽略了整体问题,并且同时还要注意把握关键问题。

本章小结

本章在编写过程中侧重介绍确定政策去向过程中的基本知识、思路和方法。本章基本教学目的是教会读者如何科学确定政策去向。

1. 确定政策去向的操作步骤有三步:第一,信息准备;第二,明确基本去向;第三,确定具体内容。

2. 信息准备的目的是系统采集有关评价指标的信息。信息准备包括如下子步骤:①熟悉政策背景;②明确效果和影响指标的应有状态或取值;③明确上述指标的实际值。

3. 明确特定政策基本去向操作过程可分为如下子步骤:①各指标实际和应有状况的比较;②分析指标的达标情况,明确政策价值;③判断基本去向。

4. 确定具体内容的子步骤为:①明确政策效果决定因素有关指标的现状;②以指标现状为线索依托,确定具体内容;③必要情况下,开展政策法律化的相关工作。

(苌凤水)

思考题

1. 政策的可能归宿包括哪几种?
2. 请简述确定政策去向的目标和基本任务。
3. 请简述政策法律化基本条件和隐含条件及该二类条件之间的关系。
4. 请论述政策去向变化规律的含义及其意义。
5. 2021 年《国务院办公厅关于推动公立医院高质量发展的意见》中"加强全面预算管理"一节提及:定期公开医院相关财务信息,主动接受社会监督。请运用所学的理论分析该内容的未来可能去向。

第九章 政策制定与政策研究的优势互补

本书依次介绍了政策制定科学程序的七大步骤以及每个步骤的逻辑思路、操作步骤和方法等，同时也反复强调了制定高价值政策需要政策制定者和政策研究者相互配合、共同努力。本章将介绍政策制定者和政策研究者之间，围绕制定高价值政策优势互补的机制。

第一节 政策制定与研究优势互补的现实需要

第一章概述中提到了卫生政策学面临四大挑战，这四大挑战对政策制定与研究会产生较大影响。由于政策特别是高价值政策制定与研究的理论和方法体系还不完善，造成如下局面：政策制定缺乏技术支撑，政策研究缺乏方法支持，政策研究与政策制定隔离，政策的科学性、合理性、逻辑性和可操作性得不到保证，成为制定高价值政策的四个瓶颈。这些问题在政策制定与研究实践中，主要表现为学科之间的分离、研究与实际的分离、研究者与决策者的分离、方法学上的分离，成为制约高价值政策制定的关键。如何有效解决这些关键问题，需要政策制定者和政策研究者优势互补，实现四个结合：学科之间的结合、研究与实际的结合、研究与决策的结合、定性与定量方法的结合，并遵循政策制定科学程序，才能制定出高价值的政策。

一、政策制定与研究实践中存在的关键问题

1. 学科之间的分离 政策科学是在吸收其他学科尤其是政治学、经济学、社会学、管理学、心理学、哲学、统计学、运筹学等学科知识和方法的基础上形成和发展起来的。政策研究与制定是政策科学的重要组成部分，涉及复杂的社会现象和特定领域的公共事务，要保证政策的高价值，同样需要吸收应用其他相关学科的知识和方法。对特定政策的研究与制定，相关学科会从各自的领域范围和方法学角度给出相应提示，但对政策制定科学程序各环节关键问题的认知和方法的把握，则需要相关学科知识的融会贯通，需要多种方法的综合运用。而目前各学科的理论和方法相对隔离，难以交叉融合，未能围绕高价值政策制定这一目标形成科学、系统、完善的理论和方法体系。

2. 研究与实际的分离 卫生政策问题纷繁复杂，具有阶段性特点，即使在同一时间，不同国家、不同地区面临的问题也不尽相同，所以不同国家、不同地区研究者与制定者关注的焦点问题不同。对于同一国家、同一地区的研究者与制定者，由于处于不同环境，具有不同知识背景、经验和社会阅历，对相同焦点问题的看法也会不一样。由于目前缺乏科学、系统、完善的理论和方法支撑，政策研究者往往更多关注现有政策问题的分析，研究导向上侧重于对政策问题的评价，而常常陷入对策略或政策得失的议论；或者专注于特定方法技术的研究和开发，而忽略了对事物本源或根本性问题的探索和挖掘，造成政策研究的表象化，与国情和实际脱离。

3. 研究者和决策者的分离 现有政策理论与方法对高价值政策的研究与制定指导不足，难以得到研究者和决策者的共同认同，不能促成双方的合作，造成政策研究者与决策者之间的分离。政策研究者与决策者各自的角色定位、规范约束和教育背景不同，双方基本的行为倾向是按照各自的理解和经验来研究和制定政策，造成政策研究与政策制定的脱节。带来的直接问题就

是：研究者的研究结果不为决策者所用，决策者的需求不为研究者所知；而且双方相互指责，难以合作并实现优势互补。

4. 方法学上的分离 政策研究对知识面和方法学的要求极广，涉及环境、人文和管理等不同的知识领域。政策研究在研究方法上，采取借用、修正和发展原则，也就是说任何学科的研究方法，只要有助于达成制定高价值政策的目的，均可使用。所以政策研究具有复杂的方法体系，表现为综合研究方法的应用，既用到定性方法，又用到定量方法。但目前这些理论和方法还没有被充分吸收、借鉴、融合、应用到卫生政策研究中，卫生政策研究的理论和方法相对不足和薄弱，缺乏权威的、公认的理论和方法，造成政策研究者各取所需：有的学者关注定性研究，注重案例；有的学者关注定量研究，强调建模。总之，各有各的套路，各有各的步骤，研究结果差异较大，造成研究范式的混乱，影响了研究结果的准确性和科学性。

二、解决关键问题的根本途径在于政策制定与研究的优势互补

高价值政策制定具有特定的科学程序，需要科学、系统、完善的理论和方法支持，需要政策制定者和政策研究者的共同参与。但是由于在政策制定与研究实践中出现了四个分离，不能发挥政策制定者与研究者的优势和长处，难以形成互补协作，造成政策研究难以探究根源、政策制定难以产出高价值的政策。因此，解决四个分离问题，根本途径在于围绕高价值政策制定目标，建立政策制定与研究优势互补机制，并遵循政策制定科学程序，实现政策制定与研究的优势互补。

产出高价值政策是卫生政策学发展的终极目的和核心任务，也是政策制定者和政策研究者的共同目标和价值追求。高价值政策源于科学制定，政策制定科学程序是一套科学、系统、完善的理论和方法体系，是制定高价值政策的基本思路和方法步骤，也是政策制定者和政策研究者共同遵循的依据、优势互补的平台、发挥作用的载体。实现政策制定者和政策研究者的优势互补，需要建立目标明确、原则清晰、稳定运作的机制，保障双方优势和长处的发挥，共同服务于高价值政策制定。

建立政策制定与研究优势互补机制，可以促成政策制定者和政策研究者的结合，发挥双方的优势作用，形成制定高价值政策的合力。建立优势互补机制，可以运用政策制定者的政治优势，调动多方面的人才资源，更多地融合相关学科的理论和方法，有利于实现相关学科的结合。建立优势互补机制，可以在研究者和实际工作者之间建立桥梁和纽带，把研究方向、研究成果与工作需求密切联系，实现研究与实际的结合。建立优势互补机制，可以充分发挥研究成果的指导作用，挖掘政策制定者的信息资源，实现定性与定量的结合。

围绕高价值政策制定目标，遵循政策制定科学程序，通过政策制定者与政策研究者的优势互补，可以实现上述的四个结合，有效解决四个分离问题，从而打破前面提到的影响高价值政策制定的四个瓶颈，产出高价值政策成为可能。

三、政策制定与研究是相互依存的互补关系

政策研究与政策制定是一个事物的两个方面，政策研究是政策制定的基础，高价值政策制定是政策研究的最终目的，两者统一于高价值政策制定，是相互依存的互补关系。

1. 政策研究是政策制定的基础 政策制定是一个复杂的系统工程，需要一定的理论指导和方法技术支撑；离开了科学的理论指导和方法技术支撑，政策制定就是盲目的活动。只有在政策研究所取得理论成果指导下，才能更自觉地遵从政策制定科学程序，制定出高价值政策。政策制定的主要目的是解决卫生事业发展存在的突出问题，政策研究的主要目的是对政策本质和规律的研究和把握。尽管不同的卫生政策指向的政策问题不同，但总有一些共同的规律可以遵循。规律的客观性决定了规律只能发现和遵循而不能违反和创造。政策制定过程需要首先分析、明确目前

存在的问题并找到焦点问题,确定焦点问题需要通过深入实际的调查研究和定性、定量的论证分析,这都是政策研究中总结出的行之有效的规律和方法。充分运用和借鉴这些研究成果,就能提高政策制定的效率和质量,起到事半功倍的效果,避免走弯路,为高价值的政策制定奠定基础。

2. 高价值政策制定是政策研究的最终目的 认识的目的在于实践,政策研究是为了制定高价值的政策。政策研究过程是运用科学的理论和方法为政策制定服务的过程。一般的政策研究类似于传统的科研过程,具有明确问题、探索未知的目的性,但系统的政策研究除了积累知识和方法获得研究成果之外,更重要的是通过积累的知识和方法,获得共性的、规律性的认识,并指导政策制定,为政策制定服务,其根本目的是帮助政策制定者研制出高价值的政策。

3. 政策研究与政策制定是一个事物的两个方面 两者统一于高价值政策制定。政策研究与政策制定是政策科学发展的两个重要组成部分,或者说是认识论上的两次飞跃。政策研究通过对政策制定的研究认识政策的规律性,是认识的第一次飞跃,为高价值政策制定提供理论基础;高价值政策制定是在政策研究理论成果指导下进行的,是政策研究的目的和归宿,是认识的第二次飞跃。两者一是在实践中形成理论,二是在实践中应用理论,共同目标是制定高价值的政策,表现为在共同目标下的全方位互补关系。制定高价值政策需要政策研究者和政策制定者的密切协同,建立优势互补的机制,实现政策研究与制定的协同创新,共同推进双方发展。

第二节 政策制定与研究中的三类重要关系

政策制定和政策研究是制定高价值政策必不可少的两个方面,两者具有不同的特征,能否发挥政策制定者和政策研究者的作用,实现政策制定和政策研究的优势互补,形成密切协同的机制,是制定高价值政策的关键。这一节将着重介绍"政策制定和政策研究""政策研究和自然科学研究""政策制定者和政策研究者"之间的区别和联系,以体现双方的优势互补。

一、政策制定和政策研究

政策制定和政策研究存在必然的联系,两者的目的、特征和过程范式不同。协调好政策制定和政策研究的关系,对提高政策价值至关重要。表 9-1 大致列举了政策制定与政策研究的区别、联系,给出了相应的提示和建议。

表 9-1 政策制定与政策研究的区别、联系以及提示和建议

项目		政策制定	政策研究	提示和建议
目的		解决问题,走向未来	明确问题,探索未知	各有侧重但相互补充。如何互补,关键在于聚焦问题,明确最需要解决的问题是什么
基本特点	1. 选择性	责权、焦点、利益原则	兴趣、空白、创新原则	选择的原则有差异,但个人兴趣和社会需求可以结合。政策选择原则难以变化,理解才能协作
	2. 阶段性	不同阶段不同问题	同一命题不断深入	研究者只有不断明确不同阶段问题,确立研究主题,才有可能影响政策制定
	3. 普遍性	普遍执行的规范	公认知识的积累	政策好坏影响极大,协助制定好的政策需要研究者投入
	4. 特殊性	解决特定领域的特定问题	独特的知识和方法要求、独特的研究程式和逻辑步骤	把握政策研究的特殊性,有助于实现政策制定的科学性

续表

项目		政策制定	政策研究	提示和建议
基本特点	5. 权威性	政府或公共权威行为	研究者个体、团体行为	权力和知识如何互补
	6. 强制性	规定行为方向范围	无	政策好坏影响深，协助制定好的政策需要研究者投入
	7. 政治倾向性	体现统治者意志	表达爱好者产出	如何客观公正
影响和效果		即时、巨大	缓慢、持续增加	政策预期产生什么积极和消极影响是判断成功和失败最有效指标，也是研究能否转化为政策必须回答的前提
程序和过程		政策制定科学程序 1. 政策问题确认 2. 政策问题根源分析 3. 政策方案研制 4. 政策可行性论证 5. 政策执行 6. 政策评价 7. 确认政策去向	政策制定科学程序中每个步骤都能演化出无数科研项目，单一研究类似一般科研过程。但系统的政策研究应围绕政策制定科学程序中每个步骤的特定目标展开，表现为多主题、多步骤、多目标	两者程式不一，理解和针对政策制定科学程序中不同阶段的问题展开研究，方能改进政策制定

（一）政策制定和政策研究的目的各有侧重

政策可以分为问题导向型和未来导向型等不同类型，政策制定的目的是"解决问题、走向未来"，政策研究的目的则是"明确问题、探索未知"，两者侧重点不同，但从中可以看到互补之处。政策制定的主要目的是解决问题，只有明确问题才能解决问题，问题越明确越容易解决；目前面临的问题需要明确，未来出现的问题也需要明确。而政策研究的主要目的是明确问题、探索未知，明确问题为合理解决问题提供了坚实的基础，探索未知为走向未来提供了明确的方向。

政策制定与政策研究的最终目的是制定高价值的政策。围绕这一共同目标，遵循政策制定科学程序，政策制定和政策研究各有侧重。政策制定者要制定政策解决问题，首先需要找准问题、确定根源、找到治本策略，制定政策方案、推进政策执行、掌握实施效果、明确政策去向；政策研究者要明确问题并为如何解决问题提供科学、逻辑、合理的依据，要回答好如何筛选确定关键问题、如何分析明确问题根源、如何科学研制政策方案、如何论证确定最优方案、如何科学推进政策执行、如何检验评价政策效果、如何科学判断政策去向。遵从政策制定科学程序，双方的优势可以得到充分发挥，实现全方位的互补。

（二）政策制定和政策研究的特征不同

1. 选择性特点 政策问题涉及面广，由于"要做的事情太多，需要选择最应该做的去做"，所以政策制定和政策研究都存在"选择性"特点，但影响选择的因素不同。

政策制定的选择性主要受下列因素影响。一是社会的反响。在面对众多问题时，政策制定者往往对那些社会反响大而强烈、危害严重或涉及面广的问题做出反应。二是利益原则。包含两方面的意思，一方面政策总是体现统治者的意志和方向，另一方面政策必须体现和平衡政策目标群体的利益。三是责任和权力原则。特定政策的制定是相应部门的特定职权，同时也是一种特定的责任。责任的作用是两极的，拥有相应职权的部门理应承担政策制定的责任，如果无需承担这种责任，就很难保证制定出相应政策特别是高价值政策。另外，政策制定也有时间上的敏感性，要考虑政策的历史沿革，要求恰当把握现有问题和状况，以更好地走向未来。

政策研究的选择性主要体现在超前性。如何做别人没有做过的事情，也就是说填补空白和求得创新等，是研究者和研究团体所追求的。由于研究者和研究团体的兴趣不一，对研究领域的理解和判断不一,对同一政策的研究也会产生不同的研究主题。政策研究的选择性,主要源于研究者和研究团体的兴趣、对空白和创新的追求。这种选择性也体现了政策研究具有相对的自主权。

政策制定的选择性受多种因素影响,如果决策者不能主动把握潜在的问题,就有可能造成政策制定的被动应对。而政策研究的选择性有太多主观的色彩,如果不能把握核心问题,就有可能造成政策研究的偏差。围绕高价值政策制定目标,政策制定者和研究者可以优势互补,做出共同感兴趣的选择,共同选择遵循政策制定科学程序,共同把握各环节的逻辑思路和方法步骤,共同筛选确定核心问题,共同研制高价值的政策,实现个人兴趣选择与社会需求选择的结合。

2. 阶段性特点 政策制定者和研究者往往面临众多的问题,这些问题的时效性和必要性随着时间的推移也在不断变化,今天面临的问题并不都是昨天的问题,也不会都是明天所要关注的问题,这构成了政策制定和研究的另一个共性——阶段性特点。

阶段性特点在政策制定和研究领域具有不同的表现形式。政策制定的主要目的在于解决问题,在当前重点问题得到解决或基本缓解后,其他问题有可能造成社会反响更大更强烈、危害更严重或涉及面更广,就会成为新的重点问题,这就要求政策制定者做出新的反应。当时间和环境变迁时,社会关注的优先问题会出现变化,也需要新的政策予以解决。因此,政策制定的阶段性特点除了表现为不同时期的不同问题外,还表现为政策制定针对的问题往往是不连贯的。

而政策研究不同。由于研究者或研究团体的兴趣,政策研究的阶段性特点往往表现为同一领域的不断深化,即研究针对的问题往往具有连贯性。很少看到研究者尤其是成功的研究者,在自己的研究中不断改换研究领域和方向。这种特征从一定程度上表明研究者更加重视研究的深度。

双方这方面的差异,对政策价值的体现是不利的。政策制定者和研究者可以进行协同创新,将政策研究的阶段性和政策制定的阶段性统一到政策制定科学程序中,遵循统一的步骤和方法,定期观察和分析在特定区域或范围内,随着社会环境的变化已出现和正在出现的一系列新的与卫生事业有关的社会问题,共同找准核心问题并进入政策制定科学程序,实现政策研究深入和政策制定过程的结合。

3. 普遍性和特殊性特点 政策的普遍性表现为政策是普遍推行的行为规范和行动方案。任何一项政策均体现为"在特定范围内普遍执行"的特点。特定范围指的是政策制定者或部门的职权范围以及时间上的阶段性。众所周知,政策制定者不仅在特定时期内面临不同的众多问题,在不同国家、地区、领域和部门的政策制定者,也面临不同的众多问题,而且具有不同环境、素质、知识背景、经验和社会阅历的决策者,对相同问题的看法也会不一样,因此政策具有特殊性,表现为特定政策只能解决特定领域的特定问题。

政策研究承担着知识积累、明确问题等的普遍职责,表现为普遍性。不同的政策研究在研究领域、研究主题和研究过程上存在差异,并且政策研究具有独特的知识和方法要求、独特的研究程式和逻辑步骤,体现了政策研究的特殊性。

政策的普遍性体现了政策的影响力,与政策的价值状况存在必然联系,低价值的政策影响面小,高价值的政策更容易得到普遍执行。政策研究者应发挥自身优势,协助政策制定者制定出高价值的政策,以增强政策的普遍性和影响力。同时政策研究者应掌握政策研究的特定程式和方法要求,遵循政策制定科学程序,解决特定领域的特定问题,实现政策研究和政策制定在特殊性上的统一。

4. 权威性和强制性特点 政策制定主要是权威机构或政府的职责,规定着所管辖范围的行为方向或准则,因而具有权威性。制定的政策要求在特定范围必须执行,不能随意变更和违反,具有强制执行的特点,表现为强制性。政策的权威性不是一成不变的,政策的价值越高,政策权威性越大;高价值政策制定者的施政能力越强,所制定政策的权威性也越大,反之亦然。强制性和普遍性均意味着一项政策的好坏将带来截然不同的影响和结果。强制执行一项低价值或负价值的政策势必会带来相反的结果。

政策研究一般对社会不具备明显的强制性,其权威性是通过研究成果对社会的影响和在同领域内知识积累和创新的程度来表达的。研究的价值能否达到，也是研究者能力的衡量标准。一般而言，研究成果对社会的影响和在同领域内知识积累和创新的程度越大，研究个体或团体的能力越被公认，其权威性也越大，反之亦然。这种权威性，表现为一种非权力影响力。

政策制定和政策研究在权威性和强制性上的差异，提示了政策价值的重要性，制定高价值政策需要权力和知识的互补、需要政策制定者和研究者的结合。政策研究的权威性体现在知识积累和创新的程度，建立在科学和合理性基础上；政策制定的权威性主要体现在职责授权，与制定的政策价值密切相关。双方互补有助于政策制定的科学合理，政策制定的科学合理将保障政策价值的实现。

5. 政治倾向特点 政策总是在一定程度上体现统治者的意志，即具有明显的政治倾向。这在现实中可能带来潜在的矛盾，由于政策应该体现统治者和利益集团的双重意志，明显的政治倾向会影响统治者意志和有关利益集团利益的平衡、决策者个人（团体）利益和利益集团利益的平衡等。如果政策较少地体现利益集团的利益，而过多地体现决策者和统治者的利益，那平衡就会被打破，政策解决问题的能力必然打折扣，政策的价值就可能往零或负的方向发展。

典型的政策研究往往主要反映研究者和团体的爱好和产出，体现了自然科学和人文科学等诸学科知识的积累，从其本身来讲不带有政治倾向。但是由于政策研究一般服务于政策制定，最终的目的是制定政策，完全回避政治倾向也是不可能的。

制定高价值政策，政策制定者应平衡好不同利益集团的利益，避免过分的政治倾向，力求做到公正客观和科学合理，而这恰好是政策研究的优势，需要政策研究者的协同和互补。

（三）政策制定和政策研究的影响和效果不同

由于政策具有普遍性、权威性、强制性等特点，政策制定的社会影响巨大，产生影响的速度快，与政策的价值密切相关。高价值政策直接对社会产生巨大而积极的影响，而低价值政策则会给社会带来较小甚至是消极的影响。政策研究对社会的影响是缓慢而逐步积累的，政策研究的影响是通过能否出现高价值政策而产生，是间接的。

政策制定和政策研究的影响和效果不同，体现了双方具有直接互补的基础，政策研究具有科学支撑和方法优势，有助于制定出高价值的政策，从而增加政策的社会影响力，产生好的实施效果。

（四）政策制定和政策研究的程式不同

高价值政策制定遵循特定的程式即政策制定科学程序，包括政策问题确认、政策问题根源分析、政策方案研制、政策可行性论证、政策执行、政策评价和确认政策去向 7 个逻辑相联的步骤，并且每个步骤都具有特定的程序和方法体系。只有严格按照这一特定程式进行，才有可能制定出高价值的政策。

政策研究也具有独特的研究程式和逻辑步骤。政策制定科学程序中每个步骤都能演化出无数研究项目，单一研究程式类似一般科研过程，但不能照搬自然科学"假设 - 检验"研究程式，系统的政策研究需要围绕程序中每个步骤的特定目标展开，表现为多主题、多步骤、多目标，具有完整的技术路线，表现为多种综合研究方法的应用。

政策制定者和政策研究者应围绕共同目标，将政策研究程式统一到政策制定科学程序中，发挥各自优势，各有侧重，密切协作，把握 7 个环节的特定问题，共同建立"特定领域 - 众多问题 - 问题界定 - 优先顺序 - 关键问题 - 政策问题 - 问题危害 - 影响因素 - 问题根源 - 作用机制 - 政策思路 - 政策目标 - 目标指标 - 措施方法 - 是否可行 - 何者最优 - 动阻力分析 - 执行实施 - 效果问题 - 归因分析 - 确定去向"之间的定性定量逻辑动态关系，最终为制定高价值政策提供依据和指导。

二、政策研究和自然科学研究

政策研究具有特定的方法体系，吸收了自然科学的研究方法，但政策研究和自然科学研究又存在不同。从表 9-2 可见，两者在研究目的、知识和方法要求、研究程式、特点和常见问题等方面,均存在明显的差异。作为政策研究者来讲,要把握政策研究的特殊性,提高研究结果的科学性,以更好地为高价值政策制定提供服务。

表9-2 政策研究和自然科学研究的区别、联系以及提示

项目	自然科学研究的特点	政策研究的特殊性	提示
目的	1. 积累、理解与改造环境、社会知识 2. 为政策制定提供参考	(1) 改进政策制定是核心目标 (2) 如何运用已经积累的知识是宗旨(政策制定系统的改进),知识积累为次要目的 (3) 重在权力-知识的关系; (4) 不是提供参考,而是如何决策、如何培养能力	各学科的目的和内涵必然存在差异,但这种差异不应成为学科"优劣"的判断标准
知识和方法要求	1. 涉及一个或几个特定领域 2. 学科特点决定所需知识,期望创造性和理性 3. 直觉、经验具有相当作用,排除超理性和非理性 4. 往往强调特定的学科研究方法	(1) 涉及环境、人文、管理知识 (2) 强调"有系统的知识、有结构的理性、有组织的创造性" (3) 直觉、经验、超理性和非理性具有相当作用 (4) 研究方法,采取借用、修正和发展原则,任何学科研究方法,只要有助于达成政策研究目的,均可取用 (5) 简便直观的方法优先	政策研究具有独特的知识和方法学要求,忽视这些要求将使得政策研究成为"阳春白雪",被决策者忽视或者仅仅发表几篇论文
研究程式	遵循一般科学研究程式:理念和兴趣;假设和命题;制定研究方案;收集资料、处理和分析资料;检验假设和解释结果。自然科学研究程式"假设-检验"适用,分化,单主题多见	面对需要作出政策反应的实际问题,自然科学研究程式"假设-检验"基本不适用。系统组合型研究,遵循政策制定科学程序要求	政策研究具有独特的研究程式和逻辑步骤,若忽略将使得研究成为杂乱无章的几篇文章,其结论很难有说服力,如何能要求决策者按提供的"思路"去操作?那意味着让决策者承担无谓的风险。在这一状况下,决策者、研究者最终将不可能互补
特点	1. 一般不具政治敏感性 2. 重科学性,回避艺术性 3. 研究和教学相互依存	(1) 具有政治敏感性 (2) 科学、艺术二重性 (3) 研究、教学、决策相互依存性	如何消除政治敏感性是政策研究能否转化为实践的关键之一
常见误区和问题	基本没有,若存在,危害不如政策研究大	(1) 不确定性、不可预知性、风险性(信息过少),导致回避、忽视 (2) 效用与标准不明确 (3) 时间、经费、成本限制导致不完全性 (4) 预设观点(假设)、资料错误、本位导致偏见 (5) 时间限制、分析思路制约导致阐释目标偏移 (6) 过分注重量化、模型、细节和客观资料,导致简单问题复杂化 (7) 研究者和决策者隔阂导致目标差异 (8) 决策者"神话"导致御用研究 (9) 用模型替代决策者,研究者替代决策者,决策者替代研究者,导致角色模糊,结果偏性	这些误区和问题,主要发生在政策研究者一方,如何减少和消除,是这个学科发展的基础,也是决策者与研究者结合的条件

政策研究的核心目的是改进政策制定，重在运用已经积累的知识和方法，去研制高价值政策。自然科学研究的目的是积累、理解与改造环境社会知识，研究的结果可以为政策制定提供参考。强调政策研究的特殊性，在于把握政策研究的特殊规律，围绕高价值政策制定，促成政策研究与政策制定的优势互补，平衡好权力与知识的关系，使政策研究不仅仅是为了提供参考意见，更重要的是服务于高价值政策制定。

政策研究对知识面和方法学的要求极广，涉及自然、人文和管理等不同的知识领域。政策研究强调"有系统的知识、有结构的理性、有组织的创造性"，但也不排除直觉、经验、超理性和非理性的作用。在研究方法上，采取借用、修正和发展原则，也就是说任何学科的研究方法，只要有助于达成制定高价值政策的目的，均可取用，但是简便直观的方法优先。自然科学研究对知识面和方法学的要求，往往涉及一个或几个特定领域，不同学科的特点决定所需用的知识，期望创造性和理性，研究中直觉、经验具有相当作用，但是排除超理性和非理性，往往强调特定的学科研究方法。把握政策研究的特殊性，在于掌握政策研究独特的知识和方法学要求。忽视这些要求将使得政策研究成为"阳春白雪"，趋同于一般研究或者仅仅发表几篇论文。

政策研究遵循政策制定科学程序，围绕程序中每个步骤的特定目标展开，多主题、多步骤、多目标是基本特征。自然科学研究程式遵循"假设 - 检验"思路，单主题多见。忽略政策研究独特的研究程式和逻辑步骤，将使得所谓的政策研究结果成为杂乱无章的几篇文章，其结论很难有说服力；如果要求决策者按提供的"思路"去操作的话，意味着无谓的决策风险。

政策研究具有三大特点，一是政治敏感性，二是科学和艺术二重性，三是研究、教学、决策相互依存性。自然科学研究除少数外，一般不具政治敏感性，重视科学性而回避艺术性，研究和教学相互依存。把握政策研究的特殊性，在于尽可能地消除政治敏感性、增强科学性，这是政策研究转化为实践的关键之一。

政策研究鉴于其复杂性，常见下列九大研究的误区和问题：一是研究中回避和忽视那些具有不确定性、不可预知性和风险（信息过少）特征的部分；二是效用可能没有明确的公认标准；三是受时间、经费、资源的限制，常常导致研究缺乏完整系统性；四是由于预设观点（假设）、资料错误、本位等原因导致结论偏见；五是分析思路制约导致阐释目标偏移；六是过分注重量化、模型、细节、客观资料，导致简单问题复杂化；七是研究者和决策者隔阂导致目标差异；八是决策者"高大全"神话导致御用研究；九是角色定位模糊，比如用模型来替代决策者，研究者替代决策者，决策者替代研究者等，使得结果偏性。这些误区和问题，主要发生在政策研究者一方，如何减少和消除，是这个学科发展的基础，也是决策者和研究者结合的条件。对自然科学研究来说，政策研究的上述误区基本不存在，即使存在，其危害也不如政策研究大。

明确上述政策研究的特殊性，主要在于明确政策研究的特殊内涵，深刻把握政策研究独特的知识和方法要求、独特的研究程式和逻辑步骤，特别是要注意消除政策研究中的九大误区，提高政策研究的科学性、权威性和社会公认度，为政策研究与政策制定的结合和优势互补创造条件，为高价值政策制定奠定基础。

三、政策制定者和政策研究者

政策制定和政策研究具有不同的特征，政策研究主要通过各种研究分析方法与技术，来帮助决策者制定政策。从中可以体现，政策制定者和政策研究者具有各自的职责，双方在特征上既有区别又有联系，也反映出互补的基本关系。

表9-3 政策制定者和研究者的区别、联系以及提示

项目	政策制定者	政策研究者	提示
主体	权威机构、利益集团	科研工作者或科研团体	
角色	决策者、主导者、责任人	参谋者、协助者、旁观者	角色把握
影响力	权力和影响力大但有时空限制	权力与影响力小但持久渐强,无时空限制	互补,但怎么互补
压力	压力巨大,决策者直接受来自个体、家庭、团体、组织、领导、社会、区域、国家、国际;经济、政治、社会、文化、民俗;人力、物力、财力、时间、精力的巨大压力外在环境因素构成重点压力,依赖性大	压力较轻,科研者主要受个体、家庭、团体、人力、物力、财力、时间、精力压力内在个人因素构成压力重点,依赖性相对较小	如何进行系统的政策环境分析,降低和减少决策者压力,增加动力,即提示在这样的环境下,决策者是否能够解决特定问题,将是研究者与决策者协作的基础之一
行为特征	注重眼前、担忧未来,应急、偶然性较大,可自控程度小	注重未来,担忧眼前,从容、必然性明显,可自控程度大	角色的差异导致行为倾向和方向的差异,双方需要理解和协作
行为规则	遵循人事、行政、决策程序,少鲜明的个人特征,少标新立异	遵循学科规律,可以拥有个人或团体鲜明特征,鼓励标新立异	在特定条件下,不同角色不得不遵循角色规范,理解方能协作
对政策的态度和兴趣	1. 重在怎么做和做的影响(操作),即"我应该怎么办",很少假设 2. 因责任、风险等后果,惧怕失误,为了减少失误甚至可以少做不做 3. 当局者迷,风险、制约、责任和担忧是关注重点 4. 紧张、焦虑、事前把握 5. 反思自我:得归因于自身能力和努力,失归因于机遇和外界条件	(1) 重在提出要做什么(理论),即"假如我将怎么办",浓重假设气息 (2) 对假设的错与对无压力、责任、风险等,指责失误、少做不做 (3) 旁观者清,职责、影响力和失误是关注重点 (4) 逍遥、理性 (5) 批判他人:得归因于机遇和外界条件,失归因于他人能力和努力	这些差异主要由不同社会角色的社会心理特征所决定,褒与贬不是解决差异的方法,如何针对这些差异的原因,探索"怎么才能解决问题"的途径、方法和技术,减少决策风险是研究者最佳的政策研究思路,简单地指责决策者不关注和解决某些特定问题是解决不了问题的

　　表9-3中,展示了政策制定者和政策研究者之间的特征、区别和联系,主要包括各自的主体、承担的角色、拥有的影响力、感受的压力、基本行为特征、基本的行为规则,以及双方对政策的态度和兴趣所在。从中可见政策制定者和政策研究者在这些特征上呈现全方位互补的关系,简要阐述如下。

(一)双方的主体和承担的角色

　　政策制定者主体是权威机构或者相应的利益集团,而政策研究者主体为研究个体或团体。这两类人群在国内总体受教育水平较高,均具有崇尚理性、强调科学的基本特征,但教育背景各异、分属于不同的领域,具备的政策科学知识参差不齐;而且由于现有政策理论和方法的不足,很难把握政策研究和制定的特殊规律,成为双方共同面临的难以逾越的瓶颈。这两类人群的基本行为倾向,表现为"扬长避短"的本能,各自按角色规范、受教育背景、理解和经验来制定和研究政策,造成双方既没有明确的共同目标,也看不到优势互补的倾向,由此带来了诸多的理论和现实问题。

　　那么在这种状况下,特定政策制定者和研究者之间关系又是如何呢?政策制定者的角色被定位为政策的主导方与责任人;而政策研究者则是参谋者和协助者,在缺乏围绕共同目标同舟共

济的氛围时，一定程度上是政策的旁观者，这种角色定位在现实中更是如此。毫无疑问，在把握和建立双方的关系上，政策制定者更为主动，可以说，政策制定者期望建立什么样的关系，现实中双方可能就处于什么样的关系。若政策制定者认为政策制定是自己的职责，不需要政策研究者的协助和交叉，那么很可能在相当长的时间内双方各行其是。政策制定者若遵循优势互补原则，就会主动寻求政策研究者的协助，从而发挥双方的作用，逐步实现优势互补。

另外，政策研究者的角色虽然被动，但只要把握适当，也能够为了共同目标，达成共识，形成相互信任的氛围，从旁观者转变成同舟共济者，在优势互补中发挥应有的作用。政策研究者同时需要注意解决两个最常见的问题：一是角色错位。政策研究者作用的有效发挥，能够增加政策的合理成分，所以政策研究者往往会有"政策制定者"的自我感觉；二是自认为提供的是参考，所以按自己的意志"知无不言"，不能把握和注意政策制定者的担忧，一定程度上"直言"是没有责任感的表现。

在高价值政策制定中，政策制定者要发挥主导性和主动性，主动把政策制定过程纳入政策制定科学程序，主动查找把握 7 个环节的关键问题，主动寻求政策研究者的协同和优势互补；而政策研究者要变被动为主动，定期观察和分析特定领域出现的新问题，主动开展超前研究，主动与政策制定者联系，明确关键问题，分析问题根源，产出高价值政策。发挥双方的主动性和各自优势，关键在于将各自的关注和进程主动纳入政策制定科学程序，主动寻求另一方的协助，实现优势互补。

（二）双方的影响力和感受的压力

政策制定者和研究者双方的影响力不同。政策制定者拥有职务带来的固有影响力和权力，而这些是政策研究者所不具备的。政策制定者的影响力和权力，受到时间的限制和空间的制约，即受到任期和职务高低的影响。政策研究者所具有的往往是由于能力和个人特征所带来的影响力，也称之为"个人魅力"。这种影响力虽然相对于职务的固有影响力和权力而言，不是那么明确而且弱小，但是随着政策研究者不懈地努力会逐步增强，且不受时间和空间的制约，会持续增强并长期伴随。

从影响力的差异来看，政策制定者与政策研究者也是一种互补的关系。互补可以在三个层面展开：一是政策制定者的固有影响力和权力与政策研究者的"个人魅力"之间直接互补；二是政策制定者可以借用固有影响力和权力去增加自身能力和个人特征所带来的影响力；三是综合运用上述两层面的互补方式。提升政策制定者和政策研究者的影响力，关键是围绕制定高价值政策的共同目标，共同遵循政策制定科学程序，在 7 个环节中各有侧重，发挥各自的优势和长处，共同推进政策制定实施，产出高价值的政策。

政策制定者和研究者双方感受的责任和压力不同。作为政策的主导方与责任人，政策制定者感受着巨大而直接的责任、压力和风险，这些风险和压力，主要来源于外在环境，自控程度不高。也就是说政策制定者对周边环境的依赖性大，任何来自个体、家庭、团体、组织、领导、社会、区域、国家、国际，或者经济、政治、社会、文化、民俗，再者人力、物力、财力、时间、精力的因素，都可能成为政策制定者的巨大压力。

政策研究者由于没有赋予明确的政策制定责任，因而没有直接的压力。所以，如果没有优势互补机制的存在，政策研究者往往以旁观者自居，压力较轻，主要是围绕研究目标实现与否展开，个体、家庭、团体、人力、物力、财力、时间、精力等会产生压力，文章和成果也成为主要追求的目标和压力来源，而其他方面的压力则不明显。

弥补这种差异，基本的方式就是形成优势互补机制。为了共同目标，政策研究者可以在承担责任、风险共担中发挥更为主动的作用。任何能够减少压力和风险的研究，以及能够分担责任的研究者，也正是政策制定者所期盼的。

（三）双方的基本行为特征和行为规则

政策制定者和政策研究者具有不同的行为特征。一般而言，政策制定者因责任、风险和压力的影响，往往更注重眼前、担忧未来；同时因为职务固有影响力的局限性，行为的偶然性较大而自控程度小，往往更注重应急的事、不得不做的事等。政策制定者遵循既定的人事、行政、决策程序等行为规则，不允许有过于鲜明的个人特征，标新立异对政策制定者而言是贬义词。政策研究者则遵循学科规律，行为规则是科研程序，可以拥有个人或团体的鲜明特征，标新立异一般是被鼓励的，注重未来，担忧眼前，显得从容，因为研究结果的必然性明显，且自控程度也大。

在特定条件下，双方不得不遵循各自的行为规则行事，只有互相理解才能有效协作。围绕高价值政策制定，双方应努力将遵循政策制定科学程序作为共同的行为规则，在协作中利用各自的优势和特点，形成短、中、长期的共同目标以及系统的共同发展策略，共同推进政策的制定实施。

（四）双方对政策的态度和兴趣

在不同的压力感受下，双方对待政策的态度、视角和行为特征各异。政策制定者重在怎么做和做的后果，由于责任和风险而惧怕失误，因为失误意味着失败，所以，为了减少失误宁愿少做甚至不做；对政策的成功往往归因于自身能力和努力，对失败则抱怨机遇和外界条件。因此，对那些能够减少失误且增加成功机会的研究是政策制定者所期盼的。

而政策研究者注重强调应该怎么做，行为从容、理性，更多地关注政策效果、制定者职责和影响力，喜欢指责失误、少做和不做，显得逍遥和事后诸葛亮。对政策的成效归因于外界条件，而政策的失误则归因于制定者的能力和努力。现实中，如果双方缺乏理解，且没有在理解基础上形成优势互补机制，那么双方可能在各自轨迹中自褒与他贬，差异很难弥补。

消弭这种差异，重要的是进一步强调制定高价值政策的共同目标，双方达成共识，遵循政策制定科学程序是共同职责，个人兴趣与政策需求相结合，产出高价值政策是共同追求。政策制定者依托政策研究者，共同探索"怎么才能解决问题"的途径、方法和技术，以减少决策风险。

第三节　政策制定与政策研究优势互补机制、原则和实现途径

政策制定科学程序，强调基本思路符合逻辑、研究方法公认、过程可操作、进展和结果可考核，即政策制定科学程序建立在"逻辑性、科学性、可操作性和合理性"（简称四性）基础之上。政策制定科学程序追求"四性"，是为了研制高价值的政策，也就是说高价值政策的基本特征是具备"四性"。所以，政策制定者和研究者的优势互补，是围绕着如何提高"四性"展开的，优势互补机制（mechanism of complementary advantages）是政策制定科学程序的核心原则之一。

一、政策制定者和研究者的优势互补机制

政策制定者和研究者各有各的长处和短处，各自拥有相对的优势和劣势，而且一方的长处和优势很可能是另一方的短处和劣势。所谓的优势互补，是指围绕一个特定的目标，政策制定者和研究者借用各自的长处和优势，相互协作配合，形成"相加"或者"相乘"的效应，以制定高价值的政策。优势互补对实现目标能起到事半功倍的作用。

图 9-1 所示的是政策制定者和政策研究者的优势和长处。从图中可见，政策制定者的优势（policy maker's advantages）在于更重视"逻辑性和可操作性"，但并不排斥"科学性和合理性"。相对而言，政策研究者的优势（policy analyst's advantages）在于更强调"科学性和合理性"，但并

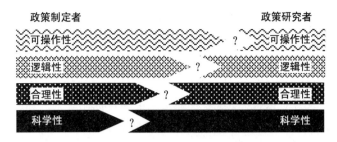

图 9-1　政策制定者与研究者各自的优势

不排斥"逻辑性和可操作性"。

　　从各自的优势看，政策制定者和政策研究者之间存在着天然的互补关系，在科学性、合理性、逻辑性、可操作性、权威性等方面具备全方位互补的基础。从各自的需求看，政策制定者需要政策研究者提供理论指导和方法支持，减少政策失误；政策研究者需要政策制定者提供研究素材和对象，丰富研究成果。如果能将这种互补关系在政策制定过程中体现出来，其效益将不仅仅是双方作用的相加，而应该是相乘作用，制定高价值政策也就不是一句空话。

　　但是，如果双方只重视自身的偏好，两者之间自然会出现各自为政、各行其是，甚至互相冲突、互相指责的现象，最终导致研究停留在理论阶段，"纸上谈兵"，不具备指导实践的作用；而政策制定免不了被指责依据经验直觉"拍脑袋"。所以，如何建立一套机制，将政策制定者和政策研究者之间天然的互补关系，在政策制定过程中固定下来，就显得极具理论和现实意义。

　　建立政策制定者和政策研究者之间优势互补的机制，一是需要明确共同目标，将制定高价值政策作为共同追求，这是优势互补的基础。二是确定实现优势互补的平台和载体，强调遵循政策制定科学程序，按照高价值政策制定 7 个逻辑相联的步骤，把握政策问题确认、政策问题根源分析、政策方案研制、政策方案可行性论证、政策执行、政策系统评价、确定政策去向的逻辑思路和操作步骤，各有侧重，优势互补。三是把握实现优势互补的方法和技术路线，建立"特定领域 - 众多问题 - 问题界定 - 优先顺序 - 关键问题 - 政策问题 - 问题危害 - 影响因素 - 问题根源 - 作用机制 - 政策思路 - 政策目标 - 目标指标 - 措施方法 - 是否可行 - 何者最优 - 动阻力分析 - 执行实施 - 效果问题 - 归因分析 - 确定去向"之间的定性定量逻辑动态关系。在政策制定过程的各个步骤中，找准把握核心问题，对重要的结论、观点等，进行定性定量多重论证，在论证基础上不断修正和完善，直至被各方接受。例如，在政策制定和研究过程中，常用的多重论证和检验的方法和程序，包括"焦点问题深入访谈（研究者与实际工作者），文献定性和定量论证，现实数据定量模拟验证，对卫生服务组织、提供、支付和消费四方的意向调查"等。运用这套方法和程序，对主要思路和观点进行多重论证和检验，可明确其逻辑性、科学性、合理性和可操作性。虽然论证过程看似烦琐，但能起到防范"理论与实践"脱节、增加政策"四性"的效果。四是需要明确优势互补的基本原则和实现途径，这也是下面部分的讲述重点。五是进一步了解在政策制定科学程序的各个步骤中，基于优势互补双方的侧重和注意点，明确双方的职责和任务。

二、优势互补的基本原则

　　建立优势互补机制，需要政策制定者和研究者在观念和行动上遵循下列原则，以弥补双方之间潜在的隔阂："共同目标、双赢策略；诚信服务、成果共享；有机分工、优势互补；共同发展、风险共担"。

（一）共同目标、双赢策略

　　所谓的共同目标（common target），是指政策制定者和研究者确立双方共同认可的努力方向。所谓的双赢策略（win-win strategies），就是当共同目标达成时，政策制定者和研究者的工作目标均能够高标准完成，对社会、事业的发展及个人价值的体现均能起到良好的促进作用。在此基础上，双方应该能够本着共同的基础，协调达成合作的短期、中期和长期目标。共同目标是实现双赢的前提，实现双赢是达成共同目标的保证。

从原则上讲，"制定高价值政策"是政策制定者和研究者共同追求的最高目标。但从操作层面讲，这一目标过于抽象且难以把握，需要将抽象的最高目标化解为具体的指标，以便目标的达成和逐步实现。可按照政策制定科学程序，将"制定高价值政策"化解为具体的目标，需要包含下列几层含义。

一是共同确定现实中的焦点问题或者事关事业发展的重大问题、也就是迫切需要解决的问题，并回答好"为什么应该解决这个问题"。众所周知，在特定的社会宏观环境和一定的发展阶段，社会系统和作为社会有机组成部分的卫生系统，必然会面临一系列的社会性问题，但是，并非所有的社会性问题都会转化为政策性问题。因此，政策制定者和研究者需要定期观察和分析在特定区域或全国范围内，因社会环境变化而出现的一系列新的与卫生事业有关的问题，并在众多的问题中，筛选确定社会反响大而强烈、危害严重或涉及面广的问题，根据定性定量分析，确定焦点问题或关键问题，进入政策制定科学程序。

例如，农村居民作为二元结构社会中的弱势群体，最需要医疗保障，但是多年来却最缺乏保障，导致农民因病致贫成为社会反响大而强烈、亟待解决的突出问题。对于政策制定者和研究者来讲，需要共同对这一突出问题做出深入调研和分析，共同确定"农村居民缺乏医疗保障"是否是焦点问题就是潜在性的政策问题。

二是共同分析问题的根源和影响因素，确定目前阶段是否有条件能够解决这些问题，也就是回答好"这个问题目前是否有条件解决"。特定政策制定会受到外在环境的影响和制约，个体、家庭、团体、组织、领导、社会、区域、国家、国际、经济、政治、社会、文化、民俗、人力、物力、财力、时间、精力等方面都可能成为制约因素，这些因素最终会影响政策的制定和实施。因此，确定焦点问题以后，政策制定者和研究者还需要进行科学、系统和客观的政策环境分析，明确问题的根源和影响因素，是否存在制约因素，解决焦点问题的条件是否已经具备。只有目前已经具备条件能够解决的问题，才能进入政策制定科学程序。

例如，20 世纪 80 至 90 年代，全国各地为解决农村居民缺乏医疗保障焦点问题，对农村合作医疗进行了不断探索，但是从总体上始终没有摆脱"春办秋黄、散在和流于形式"的局面，究其原因，是由于缺乏宏观政策支持和配套，而不具备解决焦点问题、实施合作医疗的条件，使得地方政府的散在探索流于形式。

三是针对目前已经具备解决条件的焦点问题，共同研制政策方案，确定"怎么做"的问题。对于潜在性政策问题，政策制定者关注的重点是"是否应该做""是否能够做""应该怎么做"，只有具备了上述三个条件，才会纳入政策制定议程。应该做和能够做的事，也是政策制定科学程序期望解决的问题。政策研究者需要根据政策制定者的需要，提供针对根源的解决焦点问题的宏观策略、相应的关键技术、经多重论证后形成的可操作政策方案、措施和指标以及政策实施逻辑步骤。研究与决策相结合、理论与实践相结合，政策制定者与研究者优势互补，高价值政策制定才可能实现。

举例来说，自 2003 年国务院在全国进行农村新型合作医疗试点以来，随着宏观政策的支持和配套，各地的热情空前高涨，地方政府的探索有了强有力的动力。实施合作医疗、解决焦点问题的条件已经具备，政策制定者和研究者需要进一步探讨"怎么样设计、推进新型合作医疗"，并拿出可操作的、经过多重论证的操作方案。特别是要明确实施新型合作医疗的关键技术，确定"农民就医风险在哪、付多少医疗费会因病致贫、消除特定风险和因病致贫需筹资多少、特定筹资额能解决什么问题、怎么确定报销费用段和比例"等。只有解决了众多的技术难点，才能提供一个完善的政策方案。

四是共同论证评价政策方案的可行性，确定最优方案，回答"何者为优"的问题。综合各方面因素，依据治本、治标和标本兼治的政策思路，可以形成不同的备选方案。政策制定者和研究者需要共同判断政策方案在政治、经济、技术、社会、文化等方面的约束条件，明确备选方案是否可行，同时比较分析方案的潜在效果、必要性和合理性等，择优选择和推荐现实中的最优方案。只有找到解决焦点问题的治本策略，形成最优的政策方案，才能提高政策的价值。

五是共同推进政策执行，对政策效果做出科学评价，保证制定的政策能够最大限度地解决重大问题，而且引起的震荡尽量最小，或者至少引起的震荡或新的问题严重程度和反响低于老问题，这是高价值政策的现实标准之一。达到了前面所述的四个目标，并不代表政策方案一定会成功，而可能仅仅保证了不会出现太大的失误。不失误是前提，在不会有大的失误基础上，要力求取得最大的成功。因此，政策研究者和制定者应该共同努力，分析政策执行的动力阻力，找到保持（增加）动力、减弱（消除）阻力的策略和措施，推进政策的高效执行，并科学评价政策思路的社会效果和影响，为确定政策去向提供依据。

六是明确政策的制定实施对政策制定者和研究者的工作目标、任期目标或者履历发展有何积极和消极影响。在设计具体目标时，要考虑双赢策略，也就是当共同目标达成时，保证政策制定者和研究者的工作目标也能够高标准完成，并且对履历发展起到良好的促进作用。对于政策制定者来讲，主要是体现政绩；而对于政策研究者来讲，主要是学术上的提升和影响。通过高价值政策的制定实施，能够使政策制定者得到工作肯定和新的政绩，使政策研究者获得更大的学术提升和影响。

（二）诚信服务、成果共享

从概念上讲，政策制定者和政策研究者是相对分离的两类职业人群，具有不同的优势和行为特征，但是两者的角色又不能截然分开，政策制定者可以同时兼为政策研究者，反之亦然。由于具有共同的目标，两类人群既相对分离又相互兼容，两者具有合作的基础，也有合作的障碍。要实现共同目标，双方必须要合作；要保持合作，必须要做到诚信服务；要保证诚信服务，需要相互信任，需要成果共享，实现双赢。在达成合作目标的前提下，政策制定者要把政策研究者看作是工作伙伴和利益共同体，坦诚沟通目前政策相关的工作情况、存在的问题和各方的反应，并发挥自己的职业优势，为政策研究者开展研究提供政策支持、数据支持、现场支持等；政策研究者需要多从政策制定者角度考虑问题，毫无保留地向政策制定者阐述工作进展、反馈研究数据、共同使用研究结果，为政策制定者制定高价值的政策提供研究服务和技术支持。政策制定者和研究者只有充分发挥各自的优势，诚信服务对方，才能共同促进目标的实现，才能共享政策制定、研究和实践的系列成果。

诚信服务是双方合作的基础，而成果共享则是表达诚信服务、实现双赢的基本途径。成果共享，需要政策制定者和研究者双方具备下列理念：一是成果共享需要双方共同努力创造成果。政策制定和研究的过程也是理论和实践结合的过程，实践需要理论支撑，理论来源于实践并需要实践检验，双方应该在诚信服务的基础上，共同追求更高更好的成果，实现理论和实践的双丰收。二是成果共享只是诚信服务、实现双赢的基本途径和表达形式，政策制定者的关注点是"有理论支撑的实践"，政策研究者的重点则是"经过实践检验的理论"，理论和实践缺一不可。三是成果共享是一种表现形式，有诚信服务作为基础，这个形式可以通过双方协商得到明确、规范。如论文发表、成果申报和推广运用等研究成果，可以采用"交叉署名"的方式，以体现成果共享原则。

（三）有机分工、优势互补

从前面论述可以看出，政策制定者和研究者具有不同的职责和基本特征，两者在角色定位、影响力、行为特征、遵循的规则、对政策的态度和兴趣等方面存在不同，但存在全面互补的基础。政策制定者的基本特点是具有广泛的影响力和权威性，他们在职责范围内管理和使用资源，只要努力就可以使用更多的资源做更多的好事。但是限于时间、精力等的制约，政策制定者在制定特定政策时，往往难以开展系统科学的专题政策研究。由于缺乏政策研究的支持，决策失误和决策低效的可能性大幅度增加，所以他们迫切希望开展超前的政策研究，这也是防止出现决策失误的最佳途径。

与政策制定者相比，政策研究者虽然不具备较大的影响力和权威性，但他们具有更多的政策研究优势，科学研究思路清晰，掌握并能熟练应用政策研究的理论和方法，有更多的时间和精力开展系统科学的专题政策研究。政策研究不能脱离政策制定本身，两者具有全面互补的基础。专业从事系统政策研究的团体与个体，只有寻求到政策制定者的理解和接受，才能顺利完成研究课题，才能将研究结果转化为现实可操作的政策，同时结合实践结果检验政策思路，研究的价值才能充分体现。

政策研究和政策制定需要全面结合、优势互补。建立在科研基础上的政策制定过程，基本具备研究的特征。当政策制定作为一个超前的系统研究过程时，政策制定者和政策研究者的侧重点和侧重程度明显差异（如表9-4），因此，根据各自特征合理分工、优势互补、发挥作用显得更为重要。

表9-4　政策制定作为研究过程时双方的侧重差异

政策研究过程	侧重程度		互补的重点
	制定者	研究者	
思路形成	****	****	如何形成共同目标，科学把握重点、空白
设计申请、表格设计	***	*****	如何使研究更加系统规范、科学、可操作
现场组织	*****	***	如何真实、有效、有序
资料整理、资料分析	**	****	如何处理好定性与定量、理论与实践关系
报告撰写、论文发表	****	****	如何提高质量
成果总结、申报	****	****	如何实现科技进步、治理创新
研究成果转化	*****	***	如何成为有效的政策

注：*指侧重程度，*越多，侧重程度越大

一是在命题设计方面。政策制定者作为一个长期关注特定领域的群体，对存在问题的把握能力毋庸置疑，只是在如何"科学把握"工作重点和空白，如何系统、规范、科学、逻辑和可操作地做好命题设计方面显得力不从心，而这些恰好是政策研究者的优势。政策制定者和研究者可以共同承担命题的设计，其中政策制定者主要承担课题设计中理论与实践结合的部分，政策研究者承担理论、原理、方法与技术的提供。原则上可由政策研究者围绕共同确定的命题，先行完成课题申请报告、调查表、调研方案和实践操作方案的草案，然后双方协商完善，以形成理论实践互补的研究氛围。

二是在现场组织方面。现场组织能力是政策制定者的强项也是研究者的弱项，为降低研究现场调研的成本，制定者承担命题现场调研的组织、实施和协调工作；研究者主要承担现场调研的技术培训、指导和质量监控工作。双方有机分工、共同努力，确保现场调研的真实、有效和有序。

三是在数据整理方面。调研数据录入、处理和分析，是政策研究者的强项，由其组织人员集中快速进行数据计算机录入更可行。这里双方均应遵循共同目标原则，研究者应当避免为求得数据而利用制定者；获得的数据应该共享，录入的数据库一式两份，双方可各保留一份；政策制定者应利用掌握资源的优势，提供需要的翔实资料，给予必要的财力支持。

四是在研究成果方面。研究报告撰写、学术成果总结以政策研究者为主；行政报告、工作实践成果总结以政策制定者为主，由政策研究者协助完成。研究成果的实践转化主要是政策制定者的职责，但要继续吸收政策研究者参与，做好政策评价，科学推进政策执行。研究的中间和最终成果，如论文发表、成果申报和推广运用等，原则上根据研究的进展情况，双方首先共同商议课题总体报告的框架、内容构成和潜在的论文命题，以双方协商的原则共同商议各自承担的部分，形成理论和实践互补的思路，以求取得科技进步和工作治理的创新。

如前所述，政策制定者和研究者之间，在理论上、事实上有着天然的互补关系。如果能将这种互补关系在政策制定过程中体现出来，其效益将不仅仅是双方作用的相加，而应该是相乘。所以，有机分工与优势互补，追求的是政策制定者和研究者之间相加尤其是相乘效应。例如，一个特定政策制定群体因为其出色的工作能力，工作绩效被评价为 10 分，而一个特定政策研究群体也因为其突出的研究能力，工作绩效被评价为 8 分。双方如果能够围绕共同目标，做到诚信服务、有机分工、优势互补，仅仅是优势的相加，就能形成 18 分（10+8）的工作绩效。如果双方真正实现了全方位的优势互补，其产生的效果就不仅仅是相加了，有可能是相乘的效果，这也就意味着共同目标被更高更好地达成。

（四）共同发展、风险共担

政策制定和政策研究作为两个相对独立的职业，有各自的职业目标。由于在我国政策科学尚处于引进和消化阶段，缺乏政策制定和政策研究优势互补的科学理论和方法体系，造成长期以来，政策制定者和政策研究者围绕各自的目标开展工作，互不交叉，或者交叉很少。因为双方缺乏共同的目标造成各自为政，甚至因为各自的缺陷相互指责。

虽然近年来也出现了政策制定者和政策研究者的合作，但多数都是"略有交叉"的情形。政策制定者根据自己的工作需要，在压力下选择不得不做的主题，或者自己感兴趣的主题，寻找有关的政策研究者围绕主题咨询或开展调查研究，在一定程度上也体现了政策制定者和政策研究者的互补性。然而，这种形式仍然存在明显的缺陷。

第一，双方没有共同的目标。政策制定者是绝对的主导方，双方坐在一起围绕的是政策制定者的工作目标、工作安排和工作需要，是领导画圈、命题，由政策研究者填写内容与答题。

第二，双方缺乏共同发展的基础。政策研究的基本作用是围绕特定目标进行长期超前的系统研究，而政策制定者关注的只是工作主导下的政策调研或咨询。由于没有共同发展的基础，双方很难全盘形成共识；由于研究缺乏针对性，在被动回答问题时，政策研究者往往只是依据以往的研究经历和对该主题的熟悉程度，谈一些自己的看法提供参考，至于正确与否、是否具有政策价值则很少考虑。

第三，政策的风险主要由政策制定者承担。政策研究者在提供参考意见时，很少抱着"同舟共济"的心态，也很少在谈看法时，准备随时承担成功的荣耀和失败的风险。没有风险共担意识，难以形成实质性合作。

第四，由于合作的基础不稳固甚至具有滞后性，当双方在某些问题上形成共识、迫切需要进一步研究时，往往发现已经失去了政策研究从容超前的时间条件。

解决的办法，需要政策制定者和研究者牢固树立共同发展、风险共担的意识，共同围绕制定高价值政策的目标，共同遵循政策制定科学程序，明确分工，各有侧重，实现完全交叉和优势互补。双方充分协商、互动，制定长期的共同发展策略和计划，并按照政策制定科学程序，共同进行超前的政策研究，共同推进成果的应用和实践，共同使用发展的成果。政策制定者需要把政策研究者放在平等的合作地位，形成合作团队和利益共同体；政策研究者应摒弃仅仅"提供参考"的心态，树立"合作共赢、风险共担"的意识，共同推进政策制定和研究，确保提供的政策建议和方案达到"基本思路符合逻辑、研究方法公认、过程可操作、进展和结果可考核"的标准，共同产出高价值的政策。

三、优势互补的实现途径

明确了优势互补的机制和基本原则，并不是说政策制定者和政策研究者就能在政策制定中真正实现优势互补，双方的结合还需要通过行之有效的方式和途径，真正发挥优势互补机制在高价值政策制定中的关键作用。采取的方式和途径可以考虑以下几点。

（一）政策研究先行并贯穿政策制定全过程

政策研究具有明确问题、探索未知的先天优势，只有发现问题、明确问题，才能通过政策制定解决问题。因此，凡出台政策都应先研究后制定，通过调查研究、科学分析，发现问题，找准症结，研制政策方案，推进政策实施。政策研究还应贯穿政策制定全过程，遵循政策制定科学程序，双方相互交融，实现优势互补。一方面，国家可以出台专门政策，把政策研究纳入政策制定过程，通过立法加以规定；另一方面，每一个政策制定者都应树立政策研究优先意识，明确政策制定是一个先研究后制定的过程，需要双方优势互补，才能制定出高价值政策。

（二）组建政策制定者与政策研究者参与的合作团队

既然制定高价值政策需要政策制定者和政策研究者的共同参与，那么早参与更容易推进优势互补机制的形成和作用发挥，提高政策制定的效率。政策制定者一般是政策制定的主导方，在政策问题关注开始就应邀请或吸收政策研究专家或团队参加，共同组建高价值政策制定合作团队，共同商定双方职责及在整个进程中的工作分工，明确双方的责权利。

（三）建立协同创新的平台

合作团队建立后，政策制定者与研究者要围绕制定高价值政策的共同目标，共同明确并遵循优势互补的基本原则，建立优势互补的工作机制，明确工作的目标、工作的方法、各自的职责分工，通过团队建立、机制完善、理论指导、方法支持，搭建协同创新的平台，推进政策制定与研究的协同创新和共同发展。

（四）建立定期沟通交流机制

由于双方的工作性质不同、投入的时间精力不同，组建的合作团队本身是一种相对松散的工作架构，因此建立定期交流合作机制、发挥双方作用非常关键。可以建立定期会商制度，定期组织召开调研会、专家咨询会、专题讨论会、项目调度会、有关情况通报会等，在政策制定科学程序的关键节点充分沟通交流，分析问题，弥补不足，发挥优势，形成决策，确保政策制定按照科学程序稳步实施。

（五）共同确定整体方案并推进实施

政策制定科学程序纷繁复杂，7个步骤环环相扣，每一个步骤又具有各自的目标、操作思路和方法技术，把握重点不同，研究方法不同，操作实施不同，政策制定者和政策研究者需要明确每一步骤各自的分工和职责。因此，围绕政策制定科学程序，双方有必要共同确定政策制定研究总体实施方案，明确目标思路，熟悉环节过程，更重要的是明确各自的职责分工，充分发挥各自的优势，推进方案实施。

（六）共同产出成果，共同提升影响

政策制定者的关注点在于制定高价值的政策，也就是获得最大的政绩，但不排除学术成绩；政策研究者的关注点在于学术造诣，但不排除政治影响。双方的期望所得本身不存在矛盾，同样可以实现互补。遵循成果共享原则，产出成果采取共同署名、交叉署名方式，体现双方的贡献。政策研究者可以辅助政策制定者总结经验、归纳材料、挖掘典型，扩大社会影响；政策制定者可以帮助政策研究者进行理论和方法的总结，扩大学术影响，由此实现双赢。

第四节　政策制定科学程序中双方职责概述

前面几节介绍了政策制定者和政策研究者双方具有天然的全方位互补的特征，重点阐述了政策制定者和政策研究者优势互补的机制和原则。实现政策制定者和政策研究者的优势互补，制定高价值的政策，需要在政策制定科学程序中遵循优势互补的基本原则，发挥优势互补机制的作用。表9-5中展示了政策科学制定过程的每一个步骤，期望达成的基本目标，以及实现这些目标政策制定者和政策研究者各自必须承担的基本职责。双方在沟通互信前提下，逐步完成各自

的职责,意味着双方在遵循优势互补的机制,也意味着在共同追求高价值政策这一目标。

表9-5　政策制定科学程序各步骤中政策制定者和研究者的基本职责

步骤和目标	双方职责	
	政策制定者	政策研究者
1. 政策问题确认,目标 特定领域确定 界定存在问题 确定关键问题 政策问题确认	(1) 明确职能范畴 (2) 交流对问题的系统把握程度 (3) 对关键问题把握程度和依据 (4) 明确各方压力、兴趣和侧重 (5) 引导政策问题确认研究重点	(1) 沟通职能范畴的理论界限 (2) 系统搜寻和精确界定问题 (3) 确定众多问题优先顺序 (4) 确定关键和焦点问题 (5) 定性定量论证关键问题
2. 政策问题根源分析,目标 明确影响因素 确定问题根源 确定问题作用机制	(1) 确立哪些问题为工作重点 (2) 哪些问题需进行系统根源分析 (3) 哪些问题可进行一般根源分析 (4) 引导研究者进行问题根源分析	(1) 沟通关键问题范畴 (2) 明确问题影响因素 (3) 明确根源数量和影响程度 (4) 建立问题作用机制和模型 (5) 定性定量多重论证关键结论
3. 政策方案研制,目标 明确三类策略思路 标本兼治、治本和治标 针对研制方案 目标措施、方法资源	(1) 明确三类策略研制优先顺序 (2) 明确期望提供哪些细节:思路、 目标、措施、方法、资源 (3) 明确制定者和研究者分工	(1) 定性定量研制三类策略思路,尤 其是标本兼治思路 (2) 按优先顺序进行目标量化、轮廓 设计和细节构想 (3) 定性定量多重论证关键结论
4. 方案可行性论证,目标 政治可行性 经济可行性 技术可行性 社会文化可行性	(1) 倡导和鼓励可行性论证 (2) 确定可行性论证对象、范围 (3) 明确论证方案的优先顺序 (4) 沟通可行性论证的关键指标	(1) 明确论证方案优先顺序 (2) 按可行性论证步骤组织论证 (3) 论证结果多重论证 (4) 重点政治经济技术文化
5. 政策执行,目标 避免政策执行简单化 明确政策执行动力阻力 严密政策执行逻辑程序	(1) 倡导政策执行的科学性 (2) 鼓励展开动力阻力研究 (3) 科学制定宣传和执行程序	(1) 科学研究政策执行过程 (2) 明确政策内涵 (3) 分析动力阻力和策略 (4) 研制执行的逻辑程序 (5) 研究政策资源配置 (6) 研制政策过程监控标准
6. 政策系统评价,目标 政策是否按计划实施 政策是否达到预期目标 政策目标和解决问题关系 政策的社会影响 政策效果和问题等	(1) 倡导政策评价,并力求制度化 (2) 鼓励政策第三方评价	公正、客观评价
7. 确定政策去向,目标 政策延续:依据 政策调整:依据 政策法律化:依据 政策终结:依据	依据政策评价结果确定政策去向	(1) 研制特定政策去向标准 (2) 依据评价结果提供去向依据 延续?调整? 法律化?终结?

在政策问题确认阶段,政策制定者和研究者的共同目标是明确在一个特定领域内究竟存在哪些问题、这些问题的优先顺序、关键问题以及能否进入政策议程等。在这一环节,政策制定者的主要优势在于对特定领域的把握和对众多问题的直观认识以及实践体会,政策研究者的优势在于对定性定量方法的运用和技术支持。围绕共同目标,实现优势互补,政策制定者的工作重点

在于明确政策问题涉及的特定领域和部门的职能范畴，与政策研究者交流对问题特别是关键问题的分析和把握，明确各方的压力、兴趣和侧重点，引导政策研究者确定研究目标和研究重点；而政策研究者的主要职责是通过科学的分析方法，系统搜寻和精确界定存在的问题，确定众多问题的优先顺序，并通过定性定量论证进一步确定关键和焦点问题，同时与政策制定者一起共同探讨确定关键问题能否成为政策问题。

在政策问题根源分析阶段，政策制定者和研究者的共同目标是针对特定的政策问题，明确其根源、影响因素和作用机制。政策根源分析过程是一个偏重技术的科学研究过程，需要综合运用文献归纳、专家论证、卫生系统宏观模型、层次分析、逻辑推理、模型定量模拟等方法，更能发挥政策研究者的长处和优势。政策制定者的工作重点在于对政策问题进行分析，确定哪些问题是工作的重点和政策的空白点，并引导和鼓励政策研究者针对这些政策问题开展超前的根源分析研究；而政策研究者的主要职责是发挥技术优势，通过因素分析、建立模型、定性定量多重论证，分析问题的影响因素并确定问题的根源和作用机制，为政策方案研制提供依据。

在政策方案研制阶段，政策制定者和研究者的共同目标是研制相应的治本、治标和标本兼治的政策思路，并设计、形成特定的政策方案。由于政策制定者实践经验丰富，具有制定实践政策的特定职责，在政策方案研制中起到主导作用，承担统揽大局的责任，其主要任务是明确标本兼治、治本和治标三类策略研制的优先顺序，并根据工作需要提出期望得到的思路、目标、措施和方法资源，进而对制定者和研究者做出分工安排；而政策研究者的主要职责是定性定量研制三类策略思路，特别是标本兼治思路，并按优先序进行目标量化、轮廓设计和细节构想，对结论进行定性定量的多重论证，最终辅助政策制定者研制完成政策实施方案。

在方案可行性论证阶段，政策制定者和研究者的共同目标是论证和评价特定方案的政治、经济、技术以及社会文化的可行性，并比较分析方案的潜在效果、必要性和合理性等，择优选择确定最优方案。围绕这一共同目标，发挥政策制定者的实践优势和政策研究者的技术优势，实现双方的优势互补。政策制定者的主要职责是确定可行性论证对象、范围，明确论证方案的优先顺序，并与研究者沟通确定可行性论证的关键指标；政策研究者的主要职责是按可行性论证步骤组织多重论证，明确论证方案优先顺序，论证方案政治经济技术文化等的可行性。

在政策执行阶段，政策制定者和研究者的共同目标是明确政策执行动力阻力、严密政策执行逻辑程序、促进政策的有效实施。由于政策制定者常常兼具政策执行者的角色，在政策执行过程中发挥着主导作用，对政策执行的难点、关键环节、动力和阻力有深刻的认识和把握，但是缺乏科学的分析和技术支撑，需要政策研究者的参与和互补。在这一阶段，政策制定者的主要职责是通过科学的程序、广泛的宣传推进政策执行，更重要的是引导和鼓励政策研究者开展动力阻力研究，以改进政策执行。政策研究者的主要职责是科学研究政策执行过程，分析出现的动力阻力和应对策略，研究政策资源配置，研制政策执行的逻辑程序和监控标准，为政策制定者提高政策执行效率提供科学基础。

在政策系统评价阶段，政策制定者和研究者的共同目标是依据政策的实践效果，判断政策价值、检验政策思路。政策评价过程是按照一定的价值标准，由具备专业资质的评价者作为主体，运用公认的科学研究方法，包括社会科学和自然科学研究方法，排除政策执行过程中环境等非政策因素的干扰，对政策的发展变化，以及构成其发展变化的各种因素进行价值判断的过程。政策制定者作为政策执行的主体，需要得到客观的评价和监督，应该积极引导政策研究者开展政策评价并形成制度化，以确保及时反馈政策实施情况并提高实施效果。政策研究者应通过科学的方法对政策实施情况做出公正、客观的评价，了解政策是否按计划顺利实施，政策目标是否达成，是否解决了关键问题，政策的社会影响和实施效果是什么，是否还存在新的问题等，为政策制定者完善政策、改进政策实施提供指导。

在确定政策去向阶段，政策制定者和研究者的共同目标是依据政策评价对政策价值的判断，确定政策去向。在这一阶段，政策制定者的主要职责是根据前面的政策评价结果和政策研究者对政策去向的科学分析，对政策延续、调整、法律化或终结做出进一步判断并推进政策的进一步完善；政策研究者的主要职责是研制去向标准，并依据评价结果提供去向依据，为政策制定者调整政策提供依据。

本章小结

　　围绕制定高价值政策这一目标，本章介绍了政策制定与研究优势互补的必要性，政策制定和政策研究、政策研究和自然科学研究、政策制定者和政策研究者的特征及双方的区别和联系，明确了政策制定和政策研究优势互补机制、遵循的基本原则和实现途径，并围绕优势互补简要介绍了政策制定科学程序中双方的职责和任务。

　　1. 政策研究与制定实践中存在的关键问题是：学科之间的分离、研究与实际的分离、研究者与决策者的分离、方法学上的分离。解决问题的根本途径在于围绕制定高价值政策的目标，遵循政策制定科学程序，促进政策制定者和研究者的优势互补，实现学科之间的结合、研究与实际的结合、研究与决策的结合、定性与定量方法的结合，解决四个分离，打破四个瓶颈，为高价值政策制定提供基础和保障。

　　2. 政策制定与政策研究的目的、特征和过程范式不同，政策研究与自然科学研究相比具有特殊性，政策制定者与研究者的角色定位、影响力、压力、基本行为特征、行为规则、对政策的态度和兴趣等存在不同，但双方存在天然的互补关系，具有全方位优势互补的基础。

　　3. 政策制定者与研究者的优势互补，是指围绕一个特定的目标，双方借用各自的长处和优势，相互协作配合，形成"相加"或者"相乘"的效应，以制定高价值的政策。优势互补的基本原则是：共同目标、双赢策略；诚信服务、成果共享；有机分工、优势互补；共同发展、风险共担。实现优势互补的主要途径有：组建合作团队，建立协同创新平台、沟通交流机制，确定整体方案、职责分工，共同推进实施、产出和提升影响等。

　　4. 围绕高价值政策制定目标，在政策制定科学程序中，政策制定者与研究者具有各自的优势和侧重，实现优势互补，双方在每一步骤中承担相应的职责和任务。

（张建华　马安宁　郝　模）

思考题

1. 简述政策制定和政策研究优势互补机制的概念和基本内涵。
2. 举例说明优势互补机制的基本原则。
3. 详论政策制定者和政策研究者双方全方位优势互补的基础。
4. 简述围绕共同目标、政策制定者和研究者在政策制定科学程序中的基本职责。
5. 简述政策制定者和政策研究者对政策的不同态度，以及消弭这种差异的基本思路。

第十章　政策制定与研究优势互补机制应用案例

2003 年严重急性呼吸综合征（severe acute respiratory syndromes，SARS）的危机警示：我国疾病预防控制体系薄弱。党中央、国务院明确提出了建立健全疾病预防控制体系的要求。如何建设，由此被提上更突出的议事日程。本章将以此为案例，阐述政策制定者与政策研究者如何基于优势互补机制开展合作，并在决策支持和研究产出两方面均取得丰硕成果的过程。

第一节　案例概述

2003 年初，SARS 在我国流行，暴露出疾病预防控制工作存在着诸多问题。为解决这些问题，党中央、国务院提出了"建立健全疾病预防控制体系"的建设目标，时任国务院副总理吴仪明确要求："当务之急是针对存在的问题和薄弱环节，通过明确职能、落实责任、深化改革、优化队伍、定编定员和保障经费等措施，尽快提高各级疾病预防控制中心的能力"。为此，2003—2013 年间卫生部牵头开展了近 10 年的研究与实践探索，出台了一系列政策，促进了体系的建设与发展，取得了预期成效。

在工作之初，疾病预防控制体系"存在哪些问题""要做哪些事情""需要什么样的工作条件""出台什么样的政策"等一系列问题引起了卫生政策制定者和研究者的思考。如何解决上述问题，使研制的政策既具有科学性，又能符合工作实际，并有效促进整个体系的发展？需要政策制定者和政策研究者通力协作，发挥研究与决策结合、研究与国情结合、多学科融合和定性定量方法结合的优势。

各方认为：最好的方式是多方合作、优势互补，形成协作团队，共同探索、研制政策、推进实施；协作团队应由政策制定者（卫生行政部门）、政策研究者（高校、科研机构）、实践机构（公共卫生机构）等几类人员组成。这样的组合方能够研制出既有科学性、合理性，同时兼具逻辑性和可操作性的高价值政策。

按照这一构想，2003 年 7 月，卫生部疾病控制司、人事司、规划财务司，会同复旦大学卫生发展战略研究中心、中华预防医学会卫生防疫管理分会基层卫生防疫管理学组以及河北、山西、上海、江苏、浙江、四川、青海和贵州等 8 个省（直辖市）的卫生厅或疾病预防控制中心（以下简称"疾控中心"），共同组成了疾病预防控制体系建设研究课题组。其中，卫生部疾病控制司、人事司、规划财务司是政策制定者，复旦大学卫生发展战略研究中心、中华预防医学会卫生防疫管理分会基层卫生防疫管理学组是政策研究者，8 省（直辖市）的卫生厅或疾控中心既代表地方政策的制定者，又代表具体政策的执行者。

围绕前述需要回答的一系列问题，政策制定者和研究者就整体的工作思路展开了论证，共同认为：要解决现阶段存在的问题、完善体系建设，首先必须明白体系究竟存在哪些问题、这些问题的根源是什么，其次才是"对症下药"、提出策略措施，这些策略措施应包括做事情需要的条件、要做哪些事情、如何进行考核，以及总体发展战略等，并且应该有计划、分步骤、稳步推进疾病预防控制体系建设。因此，确定需要依次明确以下几方面内容。

（1）疾病预防控制体系现存的主要问题和解决思路；

（2）疾病预防控制体系的公共职能；

（3）履行这些公共职能所需的人、财、物的配置；

（4）疾病预防控制工作的全流程技术和管理规范；

（5）疾病预防控制机构的管理制度；

（6）疾病预防控制工作持续改进的质量控制措施和标准；

（7）疾病预防控制工作的绩效评估方法和标准；

（8）疾病预防控制机构的系统评价和发展战略。

按照这一思路，协作团队把整个过程分为三个阶段（图10-1），分别是体系建设战略及关键技术、规范服务与管理、系统评价与绩效评估，并协作开展了研究与实践工作。期望通过团队成员间的优势互补，实现学科交叉融合、定性定量结合、研究决策结合、研究实践结合，使得决策得到科学支撑，能够产出一系列的政策建议，促进体系的完善与发展。

以下将分别介绍三阶段研究实践工作中，协作团队优势互补、开展工作的过程。

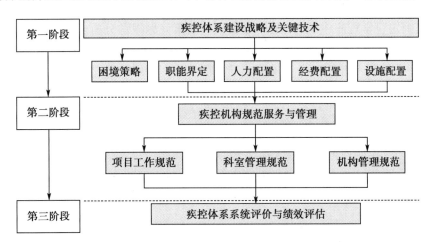

图10-1　SARS后完善疾病预防控制体系的研究与实践进程示意图

第二节　体系建设战略及关键技术阶段

第一阶段工作的主要任务是"诊断体系问题、探寻治本策略"，需要明确：①疾病预防控制体系发展中究竟存在多少问题？②这些问题的重要性、严重性如何？③影响体系发展的关键问题是哪个？④关键问题的根源及作用机制是什么？⑤针对作用机制如何形成治本策略思路？⑥实现治本策略的关键技术有哪些？其中，前3个问题可通过"政策问题确认"明确回答，第4个问题可通过"政策问题根源分析"得到解决，第5、6个问题属"政策方案研制"的工作内容。回答好上述一系列问题后，也就完成了本阶段的主要任务。

因此，政策制定者和研究者共同讨论确定了需要完成如下几项主要工作：①明确关键问题和解决策略；②界定体系公共职能；③形成人力、经费和设施设备的配置标准，即明确体系"应该做什么"及"需要哪些条件"。在研究与实践过程中，政策制定者与研究者根据各自特长，各司其职，形成了相应的任务分工，具体如表10-1所示。

表10-1　疾病预防控制体系建设战略及关键技术阶段两方的主要任务分工

任务	政策制定者	政策研究者
明确关键问题和解决策略	参与论证众多问题中的关键问题 参与完善、明确关键问题的根源、作用机制 完善提出的治本策略 组织样本机构对关键问题、根源、作用机制及提出的策略进行论证	归纳梳理明确体系存在的问题 明确体系存在的关键问题及其根源和作用机制 提出治本策略思路 定性定量多重论证上述结论

任务	政策制定者	政策研究者
界定体系公共职能	组织样本机构论证职能项目清单 参与修改完善职能项目清单	收集总结已有的工作职能项目 形成初步的职能项目清单
研制人财物配置标准	组织 8 省（直辖市）、80 市和 80 县的样本机构 论证测算结果	形成测算思路、步骤和公式 依据公式形成相应的测算结果

一、共同明确关键问题和解决策略

按照政策制定科学程序中的"政策问题确认—政策问题根源分析—政策方案研制"的程序，政策研究者明确领域内存在的问题及关键问题、关键问题的根源及作用机制、针对性形成标本兼治的策略思路；政策制定者的任务主要是基于实践经验，与政策研究者共同讨论、确定所收集的问题是否全面、关键问题是否找准、根源和作用机制的分析是否正确等，并且进一步组织样本机构论证上述结论的接受程度，实现政策制定者和研究者的互补合作。

例如：政策研究者通过收集 1990—2001 年期间八种主要卫生管理杂志中的相关文献 205篇，总结明确了当时疾病预防控制领域存在 12 类主要问题；在此基础上，政策研究者运用层次分析法等明确问题的严重性、重要性和优先顺序，并通过与政策制定者的头脑风暴、焦点组访谈和对全国 7 省、70 市、77 县共计 154 个疾控中心的意向论证，共同确认领域存在的关键问题是"投入不足导致疾病预防控制体系功能偏废"。

再如，政策研究者通过逻辑演绎、数学建模等方法定性定量明确了关键问题的根源及作用机制模型，并形成重塑疾病预防控制体系的关键策略和改革步骤。在这一理论推导的基础上，政策制定者组织样本机构开展意向论证，从实践角度检验理论结果的可接受程度。最终形成的改革策略步骤包括：①在政府对疾病预防控制工作重视的基础上适宜投入，必须清晰界定疾病预防控制体系的公共职能，明确国家、省、市、县各级疾控中心的功能定位；②以全面落实公共职能为前提，确立人员、经费、设施、设备配置标准，追加对疾控中心的政府投入；③建立稳定、适宜的投入机制，提高投入效率；④改革管理体制，提高疾控中心的运作效率；⑤改革劳动人事制度，吸引和稳定高素质人才；⑥规范疾控中心的有偿服务。依据上述关键策略和改革步骤，形成了《关于组建卫生部疾病预防控制局的建议》，被中央机构编制委员会办公室采纳。并成为卫生部第 40号令的基础。

二、共同界定体系公共职能

这一阶段由政策制定者和研究者共同协作完成：政策研究者通过文献（期刊、书籍、政府文件）、政府网站等，收集和总结国内外疾控中心承担的公共职能和具体项目，初步梳理形成项目清单；以此为基础，政策制定者组织全国有代表性的专家和卫生行政部门领导开展了 5 轮 54 人次的研讨和修改，并在全国 8 省（直辖市）、80 市和 80 县疾控中心进行意向论证，最后形成了《疾病预防控制中心的职能、类别、内容和项目界定》文稿，明确疾病预防控制体系（国家、省、市、县）应当承担的公共职能和具体工作项目共包括 7 职能、26 类别、78 内容和 266 项目。该界定于2004 年被卫生部采纳，并在 2008 年经再次修订后，由卫生部以《各级疾病预防控制中心基本职责》和《疾病预防控制工作绩效评估标准》（卫疾控发〔2008〕68 号）发布；其中，关于传染病防治工作的功能定位和各级疾病预防控制机构传染病防治职能被 2004 年修订的《中华人民共和国传染病防治法》采纳。

三、共同研制人财物配置标准

在研制人财物配置标准阶段中，主要以政策研究者为主导开展，政策制定者更多从实践角度组织论证工作，完善测算结果。

以人力配置标准的测算为例：①首先需要了解我国各级疾控中心的现有人员数量和质量，并明确存在的问题，该过程通过政策研究者设计调查问卷，原卫生部（政策制定者）组织对上海、浙江、江苏、四川、云南、贵州、青海、山西8个省（直辖市）、80个市和80个县级疾控中心开展调研共同实现；②其次是明确影响人力资源配置的影响因素，政策研究者初步总结影响人力标准配置的11类因素，政策制定者组织样本机构的实践业务专家论证上述影响因素的认可程度；③综合考虑我国疾控中心人力配置现状、职能落实程度和影响因素，政策研究者形成疾病预防控制工作人力配置的测算思路、步骤和公式，并测算出省、市、县级疾控中心的人力配置标准；为确保测算结果的准确性，政策制定者以会议形式组织全国代表性地区的疾控中心领导和专家进行反复论证，并将测算结果在全国8省（直辖市）、80市和80县疾控中心开展论证。依据测算结果，形成了《各级疾病预防控制中心组织编制规定》，该规定在2004年被卫生部采纳并征求意见；并在2013年再次修改后被中央编办采纳，以《关于印发疾病预防控制中心机构编制标准指导意见的通知》（中央编办发〔2014〕2号）发布。

通过第一阶段的工作，政策制定者和研究者共同明确了制约体系发展的关键问题、提出了相应的改革策略和措施、界定了体系的公共职能、测算了所需的人财物配置标准；上述这一系列成果转化形成了《关于疾病预防控制体系建设的若干规定》，并经财政部同意，2005年1月5日以卫生部第40号令发布，用于指导全国各级疾病预防控制机构的工作。

通过政策制定者和研究者围绕着"共同目标""有机分工、优势互补"，实现了"研究决策结合、研究实践结合"，形成的研究产出也被采纳成为政策文件。

第三节　规范服务与管理阶段

前一阶段的工作明确了我国疾病预防控制体系的公共职能和落实职能的配套条件。接下来，需要明确疾病预防控制工作该如何规范地开展与管理，为社会和公众提供公共卫生服务，回答"怎么做"的问题。从延续性上看，规范管理与职能界定、配置标准确定均是体系完善策略的重要组成部分，因此该部分仍是开展"政策方案研制"的工作。

一、共同确定目标任务和职责分工

围绕上述命题，首先需要明确疾病预防控制的工作规范究竟是什么；其次要明确落实这套规范，需要有哪些相应的配套条件；最后还需检验形成的工作规范是否能够真正促进工作的开展。据此，政策制定者、研究者共同确定了本阶段工作需要实现的目标和任务：①研制疾病预防控制体系工作规范的框架，制定具体的工作规范；②定性定量多重论证规范的合理性和可接受程度；③明确开展工作规范所需要的人、财、物等配套条件；④论证明确工作规范的效果。

对于工作规范的研制，协作团队充分意识到，由于人员、精力和经费的局限，不可能同时涉及所有方面的工作。因此，采用由点到面的工作思路，根据"重要性、紧迫性和代表性"原则，协作团队选择疾病预防控制工作中一些公认的重点领域先行探索研制工作规范，包括5种疾病和5项工作：5种疾病是结核病、艾滋病、乙型肝炎、血吸虫病和高血压（简称"五病"）；5项工作是突发公共卫生事件应急处置、疫情信息管理、免疫规划、职业病危害防治和实验室检验（简称"五项目"）。通过上述 10 个典型工作规范的研制，能够为其他相关工作的规范管理提供借鉴。

在工作的开展过程中，政策制定者、研究者和实践机构围绕着共同目标和任务，有机分工，各有侧重，具体如表 10-2 所示。

表 10-2　疾病预防控制工作规范服务与管理阶段三方的主要任务分工

任务	政策制定者	政策研究者	实践机构
研制工作规范框架和要素	补充、完善并论证规范框架和构成要素	文献荟萃分析总结既有的规范框架、体例和构成要素	参与完善和论证规范的框架和要素
研制典型工作规范	组织相关实践业务专家撰写规范初稿	收集、总结和提炼相关领域工作规范，为规范初稿撰写提供素材	结合工作实际，围绕规范框架和要素，协助撰写规范初稿
		共同参与论证和完善工作规范	
多重论证工作规范	组织样本机构开展工作规范的意向论证 组织开展样本机构的模拟运作	设计规范论证问卷 回收论证数据，分析形成论证结果	11 省 222 家机构参与论证工作规范，并提出完善意见 6 市 7 县 13 家机构参与工作规范的模拟运作，记录详细工作日志，提出完善意见
明确落实工作规范所需的配套条件	修改与完善测算思路和结果	形成人、财、物等配套条件的测算思路 依据测算思路形成测算结果	从实践角度论证测算结果的合理性
论证工作规范管理效果，并将规范推广运用	组织样本机构开展论证推动机构落实全流程工作规范	设计规范效果调查问卷建立定量分析模型论证规范对工作促进的效果	参与规范效果调查，提供基础数据

二、共同研制工作规范框架和要素

疾病预防控制工作规范框架和要素研制是这一阶段的重点工作，虽然前期已有《全国疾病预防控制机构工作规范（2001 版）》，但已经不适应疾病预防控制工作新形势、新任务的需要，而其余领域中的规范框架也仅能提供参考，这就需要形成符合疾病预防控制工作特点的新的工作规范框架和要素。

政策研究者利用掌握的大量文献数据资源，通过系统收集、归纳和总结国内外相关法律、法规、规章等规范性文件，国外权威的疾病预防控制工作规范、指南等信息，相关的规范管理研究文献，艾滋病预防控制等 10 项工作的目的和主要任务等相关材料，遵循三级预防原则、业务流程管理理念、ISO 质量管理理念和项目分解方法，初步形成工作规范的总体框架和要素。在形成初步结果的基础上，由政策制定者和 10 个典型工作中具有丰富经验的实践专家共同参与修改、讨论与完善，并且重点依据业务流程管理理念，明确各个要素之间的逻辑关系。

通过政策制定者、研究者、实践者的共同参与和反复论证完善，最终确定疾病防治工作规范的框架包括总体目的、主要工作任务和任务之间的逻辑关系图；规范的基本构成"八要素"，包括目标、职责和基本任务、内容和方法、工作流程和步骤、技术文书、过程质量控制、工作频率与数量、工作考核和评价。

三、共同研制典型工作规范

在具体的规范研制阶段，针对每个典型工作，需要围绕既定的规范框架和要素展开，对每一项主要工作任务都要围绕"八要素"规划出全流程的工作规范。10 个典型工作规范的研制与撰写工作，需要有丰富的一线工作实践为基础，因此该阶段的工作主要由原卫生部（政策制定者）组织省、市、县不同级别的业务专家组成撰写团队进行撰写。

工作规范的撰写与研制过程是一个反复的、漫长的、不断修改与完善的过程：首先由撰写团队围绕着框架和要素，根据前期收集的文献素材以及丰富的实践工作经验，形成工作规范初稿；在此基础上，政策制定者、研究者和撰写团队（实践业务专家）共同参与，以业务流程管理理念、ISO 质量管理理念、项目分解为主要原则，针对规范初稿进行深入研讨，指出存在的不足之处，明确下一轮的修改原则、修改分工与责任人，逐步完善工作规范稿件；围绕着艾滋病预防控制等10 个典型工作的全流程规范，在一年半时间内，三方共进行了 18 轮次 896 人次的修正完善，直到实践业务专家、政策制定者、政策研究者均觉得可接受为止，形成工作规范的准定稿。

四、共同多重论证工作规范

在形成工作规范准定稿的基础上，进一步开展定性定量多重论证，收集各方的意见和建议来补充、完善工作规范，主要包括机构意向论证和机构模拟运作两种形式。

1. 机构意向论证　在这个阶段中，政策研究者的任务相对单纯，主要是根据形成的工作规范设计论证调查表，同时回收调查数据、分析形成论证报告，并且总结各地提出的意见与建议。论证工作主要由原卫生部（政策制定者）组织，共进行两轮论证，选取黑龙江、陕西、甘肃、江苏、山东、浙江、江西、湖南、湖北、广东、辽宁等 11 省共 222 所样本机构，要求样本机构根据论证调查表逐项判断对工作规范的认可程度。在明确论证结果的同时，规范撰写团队与政策制定者共同围绕机构提出的完善意见，针对性地进行讨论与吸收，补充到工作规范中。

2. 机构模拟运作　选取江苏省常州市、浙江省杭州市、山东省潍坊市、湖北省荆州市、陕西省宝鸡市、甘肃省定西市 6 个市（地），以及江苏省常州市金坛区和张家港市、浙江省杭州市萧山区、山东省潍坊市青州市、湖北省荆州市公安县、陕西省宝鸡市凤翔县、甘肃省定西市临洮县 7 个县（市），按照研制的 10 个典型工作规范，开展为期 9 个月的模拟运作。要求参与的机构在日常工作中必须严格按照工作规范的流程进行，及时做好工作日志记录，从实践角度检验规范的可接受程度、可操作性。

通过研究、论证、模拟运作等过程，遵循三级预防和业务流程管理理念，运用定性定量多重论证方法，政策制定者、研究者和实践业务专家共同研制并检验了一套疾病预防控制工作规范研制的思路和方法；同时，运用这一套方法，构建了艾滋病防治等 10 项重点疾病预防控制工作全流程规范的框架、要素，形成了相应的规范模板，将各项任务分解为可操作的工作流程和步骤，构建了全过程的质量控制指标体系和关键点，明确了各项任务的工作数量和频率标准，得到了全国疾控中心的认可。政策建议被原卫生部疾病预防控制局采纳，用于指导研制县、市、省和国家不同层次共 36 类疾病预防控制项目的全流程规范；研究结果还被江苏、浙江、湖北、山东、陕西和甘肃 6 省的省疾控中心应用于疾病预防控制工作项目管理和工作实践。

在此基础上，政策研究者遵循"结构 - 过程 - 结果"原理，选择有代表性的评价指标，通过主成分分析、Pearson 相关、线性回归、聚类分析等方法，定量明确了：投入水平越高，规范化程度越高；工作规范化程度越高，防治效果越好；规范化程度和社会职责落实程度均高，工作效果最好。该结果为原卫生部和江苏、浙江、湖北、山东、陕西和甘肃 6 省疾控中心推动落实全流程规范提供了直接的依据；也为原卫生部推动加强疾控中心内部规范管理以及争取社会支持和配合提供了直接的依据。

上述政策制定者、研究者和实践专家共同形成工作规范以及明确规范效果的过程，使工作规范的制定与推广（决策）得到了支撑、合理性得到了认可，实现了定性定量结合、政策制定者和研究者的互补合作。

第四节 系统评价与绩效评估阶段

第三阶段的工作主要是在前述工作的基础上，考核、评价疾病预防控制体系在资源配置条件改善后，落实规范服务、开展科学管理的效果和体系职能落实的情况，即需要开展"政策评价"方面的工作。该阶段的工作始于2005年底，期间恰逢SARS过后国家加强疾病预防控制体系建设三周年，因此首先围绕着体系三年建设的成果进行了系统评价，在此基础上开展针对体系工作的绩效评估。

一、三年体系建设成效系统评价阶段

2003年SARS后，党中央、国务院明确提出了加强公共卫生体系建设的目标任务，力争用三年时间基本建成覆盖城乡、功能完善的疾病预防控制体系。从此，公共卫生体系建设得到各级政府和社会各界的支持，一系列法规、政策措施相继发布，大量资金投向公共卫生服务建设，政府投入力度逐年增加。

（一）共同确定评价目标和任务分工

三年过后的建设成效如何，预期目标是否达成，政府投入的效果如何，这一系列问题均需明确回答。要准确、系统地评价三年体系建设的成效，同样需要政策制定者和研究者共同参与：由政策研究者进行评价属于外部评价，有利于确保评价结果的客观公正性，确保运用方法的专业性；政策制定者参与其中，有利于协助政策研究者全面获取评价所需资料，同时评价结论也能更直接地反馈给政策制定者。

在这个阶段中，政策制定者和研究者共同确认需要完成以下几方面工作内容：①形成系统评价的框架和内容；②设计调查方案及调查表；③开展实施调查工作；④回收调查数据，分析数据；⑤整理、总结形成系统评价报告。围绕着上述工作内容，双方根据各自的优势进行了有机分工，如表10-3所示。

表10-3 三年体系建设成效系统评价阶段两方的主要任务分工

任务	政策制定者	政策研究者
形成系统评价框架	从工作实践的角度对评价框架进行补充完善	归纳和总结既有研究的评价框架，提出适用于疾病预防控制体系的系统评价框架
设计调查方案	参与完善调研方案，组织小样本预调查	草拟并形成调研方案、抽样设计方法、调研问卷等
实施调查	组织协调样本机构完成调查工作，提供组织保障	进行调查技术培训和质量控制
回收与分析调查数据	提供组织保障确保数据的回收率	回收调查表、录入并整理形成数据库，围绕既定评价框架进行数据分析
形成系统评价报告	从实践角度丰富、完善评价报告	撰写评价报告草稿，并结合意见进行修改完善

（二）共同开展实施评价工作

本阶段工作中，调查方案尤其是抽样设计合理与否、样本是否具有代表性以及调查工作开展是否顺利、样本回收是否齐全等直接影响了评价报告的准确性。

在调查方案设计阶段，政策研究者根据样本容量计算公式，提供了第一类和第二类错误控制在1%、2%、5%、10%等不同水平组合下的样本量，错误概率越低所需的样本量越大；而政策制定者最关注究竟该选择多少样本机构才能使评价的结果具有代表性和准确性，是否样本量越大越好。为此，政策研究者进一步作了不同抽样方案的比较分析、政策制定者权衡了不同样本量下的调查组织实施难度，最终共同确定了将第一类和第二类错误均控制在5%的样本抽样容量。政策研究者采用系统抽样的方式选取了样本机构或地区，确保了样本分布基本均匀。

在调查实施阶段，更需要政策制定者和研究者双方的共同合作。为降低现场调研的成本，由原卫生部疾病预防控制局以及各省原卫生厅，各市、县原卫生局（政策制定者）负责总体的组织、协调，确定各省、市、县样本地区的联系人，确保调查工作的及时开展与数据的回收；政策研究者发挥技术优势，针对如何填报调查表、调查表中的指标说明、如何上传和回收数据等进行技术培训，同时在调查中及时解答各地的疑问，做好质量控制工作。政策制定者和研究者"有机分工、优势互补"，圆满地完成了调查实施工作。

在数据回收、录入和分析阶段，主要以政策研究者为主，快速组织人员进行批量的数据录入，同时本着"共同目标和诚信服务"的原则，研究者和制定者双方共同备份数据库；其次，研究者利用自身在方法学和数据分析方面的特长，运用统计软件完成数据分析工作，形成初步的评价报告草稿，为后续制定者和研究者共同完善提供"靶子"。遵循既定的评价框架，从资源配置、业务工作能力、职能履行程度、体系发展环境、投入机制变化、有偿服务规范程度等方面初步评价了体系建设的进展，通过政策制定者和研究者多轮次的互动完善，形成了疾病预防控制体系三年建设系统评价报告。报告的主要研究结果被原卫生部采纳，并以此为主体形成了体系建设成效进展报告向国务院进行汇报。

二、疾病预防控制工作绩效评估阶段

前两阶段的工作系统明确了疾病预防控制体系应该"做什么""需要什么""如何做"等命题，促进了体系的发展。接下来，人们自然而然地会问，体系究竟"做得怎么样"，即提供公共卫生服务的效果如何。这一命题随着提高政府工作绩效呼声的增强而日益受到重视。

（一）共同确定目标任务和职责分工

围绕着这一命题，团队成员一致认为：如何建立科学评价疾病预防控制工作绩效的指标体系，以及在指标体系的基础上如何综合评价绩效得分是重点。在完成上述探索研究后，政策制定者与研究者同时意识到，要把上述指标体系在全国范围内推广，需注意：绩效评估在实施中如何确保科学性，避免出现"走过场"的现象；同时评估指标个数众多，涉及大量的运算，如何确保在基层机构可操作。上述这两个问题不解决好，通过绩效评估促进工作开展的效果将大打折扣。政策制定者和研究者共同讨论后认为：在建立指标体系和评价模型后，研制一套规范的绩效评估实施的方法和流程步骤很有必要；还需将绩效评估实现软件化管理，为评估提供一个简单、便捷的操作平台，同时也为今后制定政策、开展政策研究提供和积累数据基础。只有在这两方面工作准备完善后，才能在疾病预防控制体系中逐步推广绩效评估。随着工作开展的不断深入，双方逐步完成"共同目标"；围绕着共同目标，政策制定者、研究者和实践机构根据自身的特点，明确了各自的分工和必须承担的职责，具体如表10-4所示。

表10-4　疾病预防控制工作绩效评估阶段三方的主要任务分工

任务	政策制定者	政策研究者	实践机构
建立评估指标体系	参与筛选、界定评估指标	文献评阅收集相关评估指标 形成评估指标筛选、界定原则	从实践工作角度收集相关评估指标 参与筛选、界定评估指标 机构预实验完善评估指标
建立综合评价模型	组织全国各省级疾控处长和疾控中心主任论证指标权重 参与讨论、完善指标评分标准	设计权重调查表,运用层次分析法并计算指标权重 分析各指标分布情况,提出评分量级原则 运用模糊综合评价法,建立评判矩阵,形成综合评价模型	参与讨论、完善指标评分标准 数据预填报检验评分标准和绩效综合评价模型的合理性
形成评估实施的方法与步骤流程	根据机构预实验的结果参与完善评估实施的步骤流程	探索形成数据收集、数据质量控制和绩效诊断等方法与流程	机构预实验检验步骤流程的可操作性,并完善操作流程
开发绩效评估管理软件	参与讨论、完善软件功能模块框架	提出软件需求分析与功能模块框架 与计算机研发者共同开发、测试软件	测试软件功能模块、软件的稳定性和可操作性
推进实施绩效评估工作	发布文件,在全国正式启动绩效评估工作 组织评估组开展省级疾病预防控制工作绩效评估 修改、完善绩效评估报告 推动绩效评估工作纳入常态管理	编写《绩效考核操作手册》 开展指标体系、评估流程、软件使用等的技术培训 汇总现场评估数据,分析并形成评估报告初稿	—

　　下面以评估指标体系和综合模型的建立、绩效评估管理软件的开发两个任务为例,阐述各方共同合作的过程。

（二）共同建立指标体系和评价模型

　　要建立一个能反映疾病预防控制工作特点的绩效评估指标体系和综合评价模型,需要政策制定者、研究者和实践机构业务专家三方的共同参与完成。

　　1. 在指标收集过程中,为确保重要的指标没有遗漏,由政策研究者通过系统收集、查阅和分析 2 100 篇相关文献,从理论研究角度进行收集;由江苏省疾控中心（实践机构）13 个科室的 40 位管理与专业人员结合工作经验,经过 4 轮次的查找搜寻,从实践角度进行指标收集,最后将两部分指标进行汇总,共收集了 1 000 多个评估指标,为疾病预防控制绩效评估提供了系统的指标范畴。

　　2. 评估指标的筛选,需要确保指标具有代表性、全面性,又能够反映疾病预防控制工作的实际情况。围绕着这一目标,政策制定者、研究者和实践机构的业务专家先后经过 16 轮次的"提出筛选原则 - 筛选 - 完善筛选原则 - 明确存在问题 - 完善筛选"的过程,在每一轮次的筛选过程中,均由几方共同确认本轮次筛选的主要原则和目的,并根据不同的专业特长明确任务分工,逐步精简完善,共同确认筛选出的指标。

　　3. 在筛选完成的基础上,还需进一步征求政策制定者（疾控局的各业务处室）的意见进行完善;同时在浙江省疾控中心（第一轮）、北京等 13 省市（第二轮）、江苏盐城和射阳疾控中心（第三轮）开展了三轮预实验,并在网上广泛征求各级机构意见（共回收了相关意见近 500 条）,从实践角度再次对评估指标体系进行了完善。经过上述"系统收集指标 - 筛选指标 - 界定指标"的过程，最终建立了区域和机构两套绩效评估指标体系：区域指标包括 6 个类别 17 个指标，省级机构 8 个类别 34 个项目 77 个指标，市级机构 8 个类别 35 个项目 104 个指标，县级机构 8 个类别 35 个项目 101 个指标。上述指标体系被原卫生部采纳，以卫疾控发〔2008〕68 号文发布，并在全国推广运用。

4. 绩效综合评价模型的建立主要以政策研究者为主，运用模糊综合评价原理，通过评判矩阵的运算获得绩效得分。但其中各评估指标评分标准的确定仍然需要政策制定者和实践机构的共同参与，因为如果评分标准确定不合理，将直接影响绩效综合得分的准确性。因此，政策制定者、研究者和实践机构专家三方在明确各指标值分布的基础上，共同通过头脑风暴和焦点小组讨论的反复过程，确定了指标的评分标准。绩效综合评价模型的建立，实现了对工作内容繁杂、信息多样的疾病预防控制体系的绩效综合评价，被原卫生部采纳，运用于医改 12 项重点工作之一——疾病预防控制体系绩效评估的实践中。

上述指标体系和评价模型的科学建立，体现了定性定量结合、研究决策结合、研究实践结合，打破了决策研究缺方法、政策制定者和研究者缺少互补合作的瓶颈，为原卫生部（政策制定者）在全国推广和实施绩效评估工作奠定了理论基础。

（三）共同研制绩效评估管理软件

绩效评估管理软件的开发除了需要上述三方的参与之外，还需要有精通计算机语言的信息技术研发者共同参与。

1. 在前期的框架设计和需求分析中，政策研究者主要从数据收集、指标分析计算、操作流程等方面提出需求；实践机构基于软件使用者的角度，从操作简便性、人性化等角度提出需求；政策制定者更侧重从系统管理和数据管理方面提出需求。通过综合考虑政策制定者、研究者和实践机构三方需求，可以使设计出来的软件能很好地服务于绩效评估工作，避免信息技术开发者由于不理解绩效评估工作的需求、生搬硬套已有模板而导致软件实用性大打折扣。

2. 在软件开发中，政策研究者需要同信息技术研发者密切沟通，有效互动：研究者需要将前期建立的指标体系、综合评价模型等理论内容演化为信息技术研发者可以理解的数据表格形式（Excel 表格），信息技术研发者根据数据表格进行计算机语言表达，开展数据结构分析、具体功能模块的设计与开发等工作，在开发过程中两方需要随时核对软件的填报界面是否符合要求、软件的计算结果是否正确（与手动计算的结果进行比对），如果出现错误需要双方共同核对进行错误捕捉，直至符合要求为止。

3. 在软件功能测试阶段，由测试单位（实践机构）登录软件平台录入数据、计算绩效得分、查看绩效报告等，一方面测试平台功能的稳定性、计算结果的准确性、流程的可操作性，另一方面从人性化、简洁化等角度对软件平台提出完善意见。在经过 2 轮小范围测试后，才将软件平台上线发布。

基于上述过程研发的疾病预防控制绩效评估管理软件平台覆盖了全国省、市、县共约 7 000 个用户，收集了涉及疾病预防控制管理工作层面的 3 000 多个基础指标数据，实现了将理论研究中绩效指标值运算、绩效综合评价计算等过程的"软件化"；解决了绩效评估实施中数据收集量大、数据分析量大、计算复杂、出具评估结果欠公正等操作性难题，为全国疾病预防控制绩效评估的实施提供了统一的操作平台。被原卫生部采纳，并在全国 32 省 347 市 3 015 县（含新疆生产建设兵团）中推广运用。

绩效评估管理软件的研发过程体现了不同学科之间的交叉融合（卫生管理、信息技术等），打破了学科间的分离。政策制定者、研究者、信息技术研发者几方之间"诚信服务、有机分工、优势互补"，软件平台的搭建能够便捷地收集全国不同级别疾控中心的基础数据，使政策制定者掌握了大量的一手数据资料，有利于动态了解全国工作开展的状况；使政策研究者掌据了海量数据库,有利于科研工作的开展;使信息技术研发者积累了开发全国性系统平台的经验。

第五节 案 例 启 示

2003—2013 年间,围绕着完善疾病预防控制体系的研究与实践这一命题,政策制定者、研究者围绕着共同设定的目标,有机分工、优势互补,有效弥补了各方之间潜在的隔阂,在"共同目标"下,实现了"双赢策略、共同发展",成效十分明显。

(1)产出了一系列成果,并有多项成果被原卫生部、国家发展改革委、中央编办等采纳形成了政策建议(表 10-5)。

(2)上述政策建议有效地促进了体系的发展:2002 年到 2010 年期间,全国疾病预防控制机构的资源配置得到明显改善:①解决了 23.5 万疾病预防控制人员悬而未决的编制问题;人力素质全面提高,本科以上学历人员所占比例从 14.6% 增加到 28.7%,增幅为 96.6%;人员综合素质评分从 5.12 提高到 5.54,增幅为 8.2%;②政府经费投入大幅增加:全国疾病预防控制机构投入增加了 171.1 亿,增长了 385.1%,年均增长率高达 21.0%;③设施设备逐步改善:新增建筑面积 440.3 万平方米,增长 59.7%,合 55.6 亿元;仪器设备新增 7.6 万台,价值 54.5 亿元。资源配置状况的改善带来了职能落实程度的大幅提升,实验室检验能力提升 91.4%,疾病预防控制能力整体提升 47.2%。政策制定者期待形成的高价值政策得到了体现。

(3)一系列成果转化为具体的科研产出,在高质量期刊上发表了近百篇学术论文,出版了 6本专著,相关研究成果共获得了 9 项省部级奖励(包括上海市决策咨询研究成果奖一等奖、中国高校科学技术进步奖一等奖等)。政策制定者和研究者双方成果共享。

(4)对政策研究者而言,一系列的研究实践过程和科研产出有助于学科发展和学科地位巩固;培养了 20 余名博士、80 余名硕士研究生,锻炼了一批青年教师学术骨干。

以上表明,经过近十年的长期合作与磨合,由国家和地方卫生行政部门(政策制定者)、高校(政策研究者)、公共卫生机构(实践机构)共同形成的协作团队日趋稳固,逐步形成了一个稳定的发展平台。团队中的成员均是同领域内活跃程度高、研究能力强、参与积极性高的高素质人才;以优势互补机制为原则,具有不同经历背景、知识结构、优势特长的几类人员,很好地围绕既定的共同目标,有机结合、合理分工,实现"学科间交叉融合、定性定量结合、研究决策结合、研究实践结合";共同目标的实现使政策制定者能够把握战略重点、科学决策、产出更多高价值政策,使政策研究者能够获得更多的科研产出,培养更多的青年骨干,提升了学科地位。

有理由相信,在这样一个合作模式下,协作团队一定能够有更多高质量的产出,并且转化形成更多高价值的政策建议。

表 10-5 2003—2013 年协作产出成果被采纳的政策建议列表

产出成果	被采纳的政策建议
1. 明确体系根源问题,形成治本策略模型,提出体系建设策略和步骤	形成了《关于组建卫生部疾病预防控制局的建议》,被中央编办采纳
2. 各级疾病预防控制机构的传染病防治职能	被 2004 年修订的《中华人民共和国传染病防治法》采纳
3. 疾病预防控制体系(国家、省、市、县)应当承担的公共职能和具体工作项目《疾病预防控制中心的职能、类别、内容和项目界定》	被原卫生部采纳,以卫疾控发〔2008〕68 号文发布

续表

产出成果	被采纳的政策建议
4. 疾控中心人力配置标准	经修改后被中央编办、财政部、原国家卫生计生委以《关于疾病预防控制中心机构编制标准的指导意见》（中央编办发〔2014〕2号）联合发布
5. 疾控中心经费投入标准	研究结果经原卫生部递交国家发展改革委
6. 疾控中心房屋建设标准	被原卫生部、住房和城乡建设部、国家发展改革委以《疾病预防控制中心建设标准》（建标127—2009）联合发布
7. 疾控中心仪器设备配置标准	被原卫生部、住房和城乡建设部、国家发展改革委以《疾病预防控制中心建设标准》（建标127—2009）联合发布
8. 实验室能力建设和条件要求的研究结果，形成了《省、地、县级疾病预防控制中心实验室建设指导意见》	由原卫生部办公厅和国家发展改革委办公厅以卫办疾控发〔2004〕108号文联合发布
9. 前8项研究结果的集成	卫生部第40号令《关于疾病预防控制体系建设的若干规定》的基础
10. 研制了一整套技术规范、管理规范研制的思路和方法	被原卫生部采纳
11. 构建了艾滋病防治等10项重点疾病预防控制工作全流程规范的框架、要素，形成了相应的规范模板	被原卫生部采纳，被江苏、浙江、湖北、山东、陕西和甘肃6省实施
12. 针对艾滋病防治等10项重点工作，将各项任务化解为可操作的工作流程和步骤	被原卫生部采纳，在江苏、浙江、湖北、山东、陕西和甘肃6省实施
13. 针对艾滋病防治等10项重点工作，构建了全过程的质控指标体系和质量控制关键点	被原卫生部采纳，在江苏、浙江、湖北、山东、陕西和甘肃6省实施
14. 针对艾滋病防治等10项重点工作，明确了各项任务的工作数量和频率标准	被原卫生部采纳，在江苏、浙江、湖北、山东、陕西和甘肃6省实施
15. 界定疾病预防控制工作规范化管理的人、财、物支持系统	被原卫生部、中央编办等采纳
16. 构建了资源投入水平与工作规范化程度回归模型、工作规范化程度与防治效果回归模型、工作规范化与社会职责（人力、工作经费和仪器设备投入）对疾病预防控制工作效果作用的定量模型	被原卫生部采纳，在江苏、浙江、湖北、山东、陕西和甘肃6省实施
17. 系统评价了疾病预防控制体系三年建设成效	报告的主要研究结果被原卫生部采纳，并以此为主体形成了体系建设成效进展报告向国务院进行汇报
18. 形成了一整套疾病预防控制绩效评估的思路、步骤和具体方法学	被原卫生部采纳
19. 形成了系统表达疾病预防控制体系的框架	被原卫生部采纳
20. 系统收集了1 000多个疾控工作绩效评估指标	—
21. 形成了区域和机构两套绩效评估指标体系	被原卫生部采纳，以卫疾控发〔2008〕68号文发布
22. 构建了疾病预防控制体系绩效的综合评价模型	被原卫生部采纳
23. 形成了疾病预防控制绩效评估实施的思路、步骤流程与方法	被原卫生部采纳，以《推进全国疾病预防控制绩效考核工作方案》（卫办疾控发〔2009〕5号）发布
24. 构建了疾病预防控制绩效评估管理信息平台	被原卫生部采纳
25. 明确了体系建设的关键点和控制重点，提出了资源配置、能力建设、职责落实等方面的优化策略与建议	被原卫生部采纳

本章小结

本章以 SARS 后完善疾病预防控制体系的研究与实践为例,重点介绍了政策制定者、研究者双方在工作过程中有机分工、优势互补的过程。

1. 思路形成阶段　双方共同讨论形成共同目标、研究思路和主题。

2. 调研设计阶段　政策研究者侧重形成调研方案与调查表格的草稿,制定者参与讨论完善。

3. 调研实施阶段　制定者侧重现场组织协调,研究者侧重提供技术培训和质量监控。

4. 资料整理与分析阶段　研究者为主,承担数据录入、校对、分析等工作。

5. 研究报告撰写、成果总结阶段　研究者侧重先行形成报告的草稿,随后双方协商完善。

6. 研究成果转化阶段　制定者为主,采纳研究产出形成政策建议,并在全国范围内推广实施。

上述优势互补的合作过程,成效明显:对政策制定者,形成了一系列政策建议,促进体系的完善与发展;对政策研究者,发表了一批论文,获得了一系列科研奖项,培养了人才梯队,促进了学科发展。

(李程跃　张建华　郝　模)

思考题

1. 结合本章第二节的案例,试阐述在"明确关键问题和解决策略""界定体系公共职能""形成人力、经费和设施设备的配置标准"中分别体现了优势互补机制中的哪些原则。

2. 结合本章案例,请指出哪些环节体现了政策制定者和研究者的"有机分工、优势互补"。

3. 结合本章案例,试阐述政策制定者和研究者在高价值政策制定过程中应承担的职责。

4. 假如你成为一名政策制定者(或政策研究者),请谈谈在今后工作中运用优势互补机制的设想。

第十一章 高价值政策制定程序应用案例

上海市出台了许多影响全国卫生事业发展的地方政策。其中，1994年6月25日发布的《关于本市医院医药费用实行"总量控制、结构调整"的通知》，引起了政策制定者和研究者的长期普遍关注。有政策制定者称"总量控制、结构调整"政策是"真刀实枪"的改革。

该政策的实施，虽有波折，但总体稳固延续。10年期间，上海市医疗费用的平均年增长率仅为13.7%，低于同期GDP（15.9%）的增长，为社会减轻了228.4亿元医疗费用负担，15年共节省471亿元，有效控制了医疗费用的过快增长，达成了政策的预期目的。

该政策为何会出台，为何能够达到预期效果？本章将以此为案例，结合高价值政策制定程序中的政策问题确认、政策问题根源分析、政策方案研制、可行性论证、政策执行、政策评价、政策去向等7个步骤，简述该政策的研制与实施过程。通过分析阐明：只要政策制定者和政策研究者双方围绕共同的目标、遵循高价值政策制定程序、各司其职、良性互动和优势互补，就能够制定高价值政策。

第一节 政策问题确认

政策问题确认（confirmation of policy issues）旨在找准问题，是一定时期内研制出高价值政策的起点。找准问题，需要回答好：医疗相关领域中，究竟存在哪些问题（界定），这些问题的优先顺序如何，什么是关键问题，关键问题是否能够成为政策问题等。上海市有关部门为此组织了由政策制定者和政策研究者共同参与的系列研究。

一、存在问题和问题界定

目前，医疗服务、医药用品和医保领域各自面临一系列问题。医疗服务界定出27类47个具体问题，医药用品领域则揭露26类49个问题，而医保领域同样检视出26类49个问题。这些问题的系统梳理和归类，为政策制定者和研究者提供了全面理解和深入剖析的依据，同时也为解决这些问题、探讨各方失衡机制及制定有效策略奠定了坚实基础。

二、优先顺序和关键问题

面对医疗卫生领域繁杂的问题，通过集成文献计量分析、聚类分析、层次分析及意向论证等一系列方法，按照严重性、重要性和可解决性等维度，判定了众多问题的优先顺序。基本结果见表11-1。

表11-1 1992—2008年医疗卫生领域问题优先解决序位

	问题（1992—2008年确认）	优先解决序位
社会指责	医疗费用负担——"看病贵"	1
	药品市场混乱——虚高价、乱开药	2

续表

	问题（1992—2008 年确认）	优先解决序位
社会指责	高尖项目滥用——拉大网检查	3
	资源浪费明显——不必要服务	4
	医德医风滑坡——红包、回扣	5
	医院追求收益——只管赚钱	6
	服务态度质量——态度差、不方便	7
医院抱怨	政府财政投入不足	1
	医院收费标准过低	2
医保埋怨	医疗保障收支失衡	1
政府担忧	危及社会和谐稳定	1
新增问题	流动人群参保率低	4
	基本药物制度不完善	3

从表 11-1 可见，民众担忧的首位问题是医疗费用负担，即俗称的"看病贵"；第二位是药品市场混乱，即虚高定价和乱开药等；第三位是高尖项目滥用，即拉大网检查；第四位是资源浪费明显，即不必要的服务；第五位是医德医风滑坡，包括收受"红包"、回扣等；第六位是医院追求经济收益，给人留下只顾赚钱的形象；第七位是医院的服务态度和质量，百姓普遍抱怨态度差、不方便。而医院和医务人员则主要抱怨政府财政投入不足、医院收费标准不合理。医保部门则担忧医疗保障的收支失衡问题。政府担心这些问题会危及社会的和谐稳定。

总结民众担忧的前 7 位问题，其中序位为 1、2、3、4、6 的问题属同类问题，均是"看病贵"问题的表现。2008 年再一次进行问题确认时，其基本排序与 1992 年相同，新增了"流动人口参保率低"和"基本药物制度不完善"的问题。这些问题愈演愈烈，说明了需要一个防患于未然的决策机制。

进一步分析问题的严重性，发现 1983—1993 年的 11 年中，上海的医疗费用年均增长率高达 32.8%，超过同期 GDP 的增长率（17.1%），超出职工人均工资（14.6%）和农村居民人均收入（21.3%）的增长率。

意向论证发现，85.8%~97.9% 的医疗卫生管理者、组织者、提供者认可，即这些问题若得不到解决，社会、政府、医院及医保四方都不会满意，政府部门必须把医改的目标统一到解决关键问题上来。如何有效地控制医疗费用的过快增长，成为 20 世纪 90 年代初上海市政府及卫生部门的当务之急。

由此可见，政策问题确认可以为政策制定者和政策研究者明确问题的轻重缓急和主次关系，为把握战略重点、前瞻研究解决问题的治本策略提供契机。

三、明确关键利益团体

研究以利益相关者分析理论为指导，利用米切尔评分法与专家头脑风暴法，从权力性、合法性和紧急性三方面确定利益相关者类型（潜在型、预期型和确定型），完成了关键利益团体的定性界定。结果发现，关键问题共涉及 24 个相关利益团体。其中，政府、财政与物价部门、医保部门、医疗机构、医药企业、百姓为关键利益团体。正是这些利益团体为追求自身利益最大化而出现的相互博弈，使得各方陷入严重的非合作状态。进而发现，我国长期以来没有机构和单位承担医疗卫生总体筹资的职能，因此，这一虚拟的总体筹资方，也应该是协调各方的关键利益团体之一。

四、关键利益团体的均衡目标

在明确了关键利益团体的基础上，研究团队依据广义纳什均衡理论，明确各方利益诉求、策略集及各方支付函数；通过博弈矩阵分析，分析各方策略选择的相互影响与制约，明确了理想状态下各方行为的必然选择；通过对各方行为指向的指标化，实现各方行为状态的量化表达；通过对各方博弈最合理行为选择的探索，实现合理走向的量化界定。

以财政与医疗机构博弈为例，博弈的最佳结果应该是"政府适宜投入、医院规范服务"。前者可以用卫生总费用中政府支出比例和政府卫生支出占财政总支出比例等指标来表达；后者可以用业务收入中不合理增长部分来表示。借用 Panel Data 数学模型构建等一系列方法得出：我国的医疗卫生总费用占 GDP 的比重以保持在 5.5% 适宜，其中政府、社会、个人支出的适宜比例为 4:3:3。在此基础上，医疗机构业务收入中的不合理增长部分应该是 0。同理类推，得出了表 11-2 所示的各关键利益团体的均衡目标。

表 11-2　各关键利益团体行为均衡的目标

博弈方	定性界定	表达指标	标准值
总体筹资	总量适宜	卫生总费用占 GDP 比例	5.50%
	增速适宜	卫生总费用齐同 GDP 增长（环比增长率）	[17.1%, 21.9%]
政府	筹资到位	卫生总费用中政府支出比例	40.00%
财政 / 物价	结构合理		
	物价标准	医疗机构收益率	≥7.5%
医院	费用适宜	业务收入不合理部分	0
百姓	看病不贵	卫生总费用中个人支付比例	30.00%
	公平性好	家庭灾难性卫生支出发生率	0.00%
医保	收支平衡	家庭灾难性卫生支出发生率	0.00%
	共担机制	费用适宜下自然达成或具有基础	
药品	市场有序	药占比	[20%, 30%]
	质优价廉	医院行为规范自然达成或具有基础	

五、预测关键问题

在得到了各关键利益团体的均衡目标之后，为进一步运用现实数据，选用雷达图分析、规范差距分析等直观方法，可以明确预测：①现状与均衡状态的差距；②如果政策不作重大调整，均衡状况的演变趋势。这样可以为现实状态走向理想状态提供量化、可操作的依据。图 11-1 显示的是 1991 年、2011 年和 2020 年三年的关键利益团体的均衡目标自然演变情况，也就是如果没有高价值政策支持，关键问题恶化的程度，即问题的危害。

从中可以看出，1991 年现实与理想状态的差距为 54.33%；至 2011 年，与理想状态的差距扩大到 71.67%。如果不采取措施任其发展，至 2020 年，代表体系区域面积进一步萎缩，仅占总体区域面积的 16.00%，与理想状态的差距进一步扩大为 84.00%。1991—2020 年的 30 年间，医疗机构必须争取的不合理业务收入，将累计达到 3.9 万亿元。

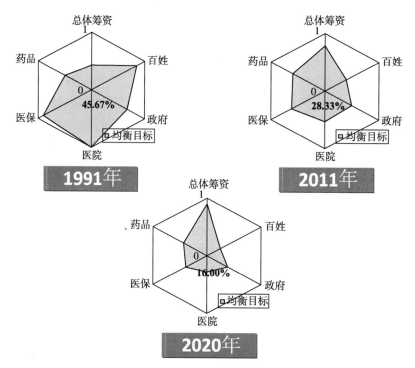

图 11-1　1991 年到 2020 年我国医疗卫生体系状态对比

第二节　政策问题根源分析

　　明确问题并不意味着问题的解决。如何针对特定的政策问题,明确其产生的根源、影响因素和作用机制,是政策制定者和研究者需要共同努力的第二步,即政策问题根源分析(root analysis of policy issue)。这一步是研制治本和标本兼治政策思路的基础,也是避免政策制定中"头痛医头,脚痛医脚"现象的根本。

一、理论推导政策问题产生根源及作用机制

　　在政策问题根源分析程式指导下,集成卫生系统宏观模型、博弈论等方法,明确了医疗费用负担产生的根源及影响因素,以及"问题根源 - 影响因素 - 危害"的作用机制,为针对性研制解决医疗费用负担问题的治本及标本兼治策略奠定了科学的基础。其间还辅助运用了卫生服务管理者、组织者、提供者等各方的意向论证,以确保研究结果的现实可行性。

　　研究发现:"医疗费用过快增长"及其引发的百姓"看病贵"等社会问题涉及多个部门,它的产生是一个多方博弈的互动过程(图 11-2)。

　　过去 30 年中,社会改革一直以经济为中心、GDP 为优先、市场为导向,客观上忽视了社会事业与经济协调发展的重要性(认同率为 80.0%)。在此导向下,医疗卫生的福利事业性质改成"一定福利",医疗机构被财政定义为"自收自支"单位,允许资金自筹,政府财政对医疗的原有筹资职能不断撤退(70.4%)。

　　因政府投入的不断萎缩,政府宏观主导缺乏,为了生存与发展,医疗机构只能亦步亦趋地积极模仿经济改革的成功经验,开始追求并注重服务收费(79.5%)。在按项目付费的方式下,寻求服务收费又受到物价部门畸形收费标准的制约(76.0%),导致医务人员的劳务不得收费,常规项

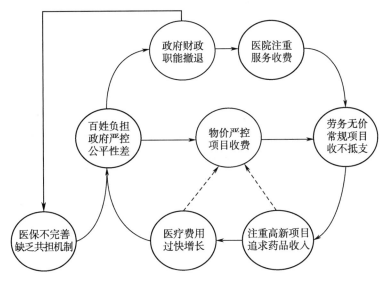

图 11-2　社会互动：医院补偿机制恶性循环模型图

目收不抵支，高精尖服务项目定价较高，药品允许收取差价（70.2%）。如此，过度设置和利用高精尖项目、增加药品差价收入成为医疗机构收入的主要来源（73.1%），多开检查多开药、多看病人尤其是高价病人，成为医疗机构的普遍行为（69.5%）。

如果具备完善的医保制度，民众就不会深切感受到"看病贵"。然而，直至 2003 年，我国仍有大量人口缺乏任何形式的医疗保障，导致医疗费用完全由个人承担，使得"看病贵"成为亟待解决的重大问题，高昂医疗费用令人担忧。

综上，医疗机构"扭曲的补偿机制"是问题的症结所在，也是解决问题的关键或瓶颈。在扭曲补偿机制中，政府筹资职能不到位，带来医疗机构净收入不足，引发依赖服务创收成为首要原因（认同率为 86.9%）；现有的按服务项目付费方式不合理、收费标准扭曲则是促发因素（87.5%）。

二、定量论证关键问题根源及作用机制

研究集成线性回归、归因分析和多元滞后变量的联立方程、系统动力学（system dynamics，SD）模型等，通过构建数学模型，实现对问题现状、演变趋势和危害的量化动态模拟。为政策制定者前瞻预测和科学把握医疗费用问题、针对性研制治理策略提供了理论支撑。

论证发现，30 年来，医疗机构财政投入逐渐萎缩且日益严重。1978—1991 年财政对医疗机构的投入，累计缺口达 769.3 亿～894.0 亿元。即使按 1991 年的财政补助水平（医疗机构人员工资的 55.8%），1991～2008 年间财政投入的缺口累计高达 1 544.8 亿元。

物价严控下，医疗服务收费标准的合理性受到质疑，出现了较大程度的偏离。整体呈现价格背离价值的低价趋势。系统动力学模拟显示，1991—2021 年期间收益率为 5.0%～7.4%，低于社会较低利润水平（7.5%）。劳务收益率更是低下，2008 年为 −13.3%，意味着业务收入的增长部分里，每提供 100 元的劳务服务，就损失 13.3 元。相比较而言，"高新"检查服务项目收大于支，药品允许在处方价上提成 15%。

财政与物价双重作用下，医疗机构"多开药，多做检查"成为普遍行为。1991—2008 年，医疗机构药品收入和检查化验收入对业务收入的增长贡献较大，弹性系数达 0.617 和 0.274，劳务收入所起作用甚微，弹性系数仅为 0.098。

医疗费用的不合理增长和医疗资源的严重浪费。医疗机构扭曲的补偿中，财政每少投入1 元，业务收入则需增加 4.03～5.29 元。如果财政投入呈现逐年萎缩的趋势，业务收入增长将

呈现更显著的放大趋势,补偿呈现严重的浪费。1991—2008年累计造成费用增长6 225.7亿～13 435.4亿元,资源浪费4 680.9亿～11 890.5亿元。如果没有任何的干预措施,预计2020年医疗机构为弥补财政不足而导致的不合理业务收入将达到6 909亿元。

归因分析发现,1991—2008年,医疗费用过快增长中财政和物价承担着主要的责任,归因责任分别达到了56.9%~100.8%和23.1%~64.1%。

"正确的诊断是有效治疗的前提"。关键问题产生的根源及作用机制的定性定量多重论证,尤其是医疗费用与财政之间定量关系提示,改革应从经济学角度入手科学把握医疗机构净收入(财政投入)和毛收入(业务收入)的关系,增加医疗机构净收入,如财政投入或收益率等,可以显著降低医疗费用[1:(4.0~5.3)],医疗费用过快增长这一关键问题可以有效解决。这就奠定了上海市医疗费用"总量控制、结构调整"政策研制的理论基础,对于实现我国医改突破及推进医改进程亦具有重大意义。

第三节　政策方案研制

政策方案研制(alternative formulation)的任务是在政策问题产生的根源、影响因素及其作用机制明确的基础上,定性定量研制"治本、治标、标本兼治"三类政策思路及其政策方案。

一、研制策略思路

依据政策方案研制程式,基于"政策问题 - 问题危害 - 影响因素 - 问题根源 - 作用机制"动态关系链,研究通过反向推导与逻辑演绎,分别针对问题根源、主要影响因素及作用机制,构建治本、治标和标本兼治策略思路。

研究形成的标本兼治策略思路如图11-3所示。首先,在"总额预算"控制医疗费用(或医疗机构业务收入)总量及容许增长幅度基础上,完善政府筹资;通过把握财政投入与业务收入之间1:4~1:5的关系,明确财政补助额,直接增加医疗机构的业务净收入,使之在总额预算下,降低医疗机构通过服务收费增加业务收入的热情,消除其对"多开药、多做检查"的依赖。在此基础上,改"按项目付费"为"按服务单元付费",使医疗机构由被动控制医疗费用,转为主动降低资源浪费。由于在特定收入规模下,医疗机构成本最小化意味着在合理诊治的基础上,用药量越少、药品价格越低、诊断治疗项目越少,医疗机构获得的合理补偿越多。这样,诱导消费、开大处方、拉大网检查、追求高新项目、以药养医等现象将不再存在,百姓医疗费用将大大降低,医疗负担大为减轻。

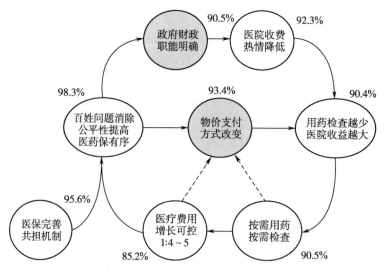

图11-3　解决"医疗费用过快增长"及其相关问题的理想策略思路图

二、演化政策方案思路

现实实施中存在诸多主观和客观条件限制，为提高理想策略思路的现实可操作性，在"总额预算"控制医疗费用（或医疗机构业务收入）总量及容许增长幅度基础上，根据问题的两大根源，研究演化出三条途径，即政策方案思路，以理顺医疗机构补偿机制、一揽子解决医疗费用负担等相关问题。以下三条途径可相互组合形成不同的政策方案。

第一条途径，"总额预算 + 完善政府筹资"（global budget and improved government financing），即在总额预算基础上，通过完善财政筹资职能来达成目的。通过把握财政投入与业务收入之间1:4的关系，明确财政补助额，直接增加医疗机构的业务净收入，使之在总额预算下，消除医疗机构对"多开药、多做检查"的依赖，显著降低医疗费用，也就是通过解决财政投入不足消除医疗费用中的浪费。

第二条途径，"总额预算 + 合理化收费标准"（global budget and rationalizing medical services charges），即在总额预算基础上，如果仍然保留现行的按项目付费，通过使现行扭曲的收费标准合理化来实现目标。在不增加财政筹资压力的情况下，通过提高医务人员劳务、常规检查项目等社会必需项目的收费标准，适当降低"高新"检查收费和取消药品加成，适度增加业务收益率，以合理化减少不必要的浪费。

第三条途径，"总额预算 + 按服务单元付费"（global budget and service unit），即在总额预算基础上，直接变按项目付费为按服务单元付费。通过对业务收入总额和就诊单元，如每次门急诊和住院床日收费实行定额，规定结余留用，迫使医疗机构主动降低成本而提高其业务收入收益率，达到理顺补偿机制、减少浪费、一揽子解决相关问题的目的。

上述三条途径均是针对问题产生的根源，以及对医疗机构净收入与业务收入之间关系的科学把握作为基础的，在理顺医疗机构扭曲补偿机制的同时，减少资源浪费，实现从根源上一揽子解决百姓、医疗、医药和医保等各方问题，促使各方均衡行为及目标的达成。这为上海市控制医疗费用过快增长提供了科学支撑，也为我国医改解决突出问题提供了坚实的理论依据。

第四节 政策可行性论证

政策方案的可行性论证（feasibility study）旨在解决备选方案是否可行，可行的备选方案中何者为优，最优方案预期效果如何等问题。本节将聚焦解决关键问题的三条途径或政策方案思路，逐一回答上述问题。

在方案研究中，以医保支付方式设计原理为指导，基于大规模家庭入户调查、卫生服务管理者、组织者、提供者的意向调查，利用全国时间序列截面数据和大规模的人群调查数据，理论剖析、数据论证及意向论证的同时，运用系统动力学建模方法，建立治本策略干预的SD模型，聚焦三条途径，进行了可行性论证。

一、备选政策方案是否可行与择优

1. 途径一 总额预算基础上，完善政府筹资现实可行。按照财政萎缩与医疗费用增长1:4~1:5的关系，考虑到现实效率，即使按照1:2也可实现医疗费用负担的大幅度降低。若从1990年起，国家财政中用于卫生支出占到其总支出的5.5%，2020年医疗机构不合理业务收入可下降近一半（43.9%）；若财政投入达到政府在"2000年人人享有卫生保健"规划目标中承诺的8.0%，不合理业务收入可消除，百姓均衡目标（卫生总费用中个人30%支出比例）可达成

（图 11-4，图 11-5）。

从筹资总量均衡目标来看，以卫生总费用的 40% 为准，2010 年财政仅需追加 1 679.4 亿元，按照政府承诺职能"财政支出的 8%"，2010 年也仅需追加 1 987.1 亿元，我国当前财政完全能够承受这样的投入水平。如果财政投入额的增加，形成一个按经济（GDP）增长速度，或者按财政支出增长的稳定增长机制，就可确保财政投入永远在可以承受范围内。

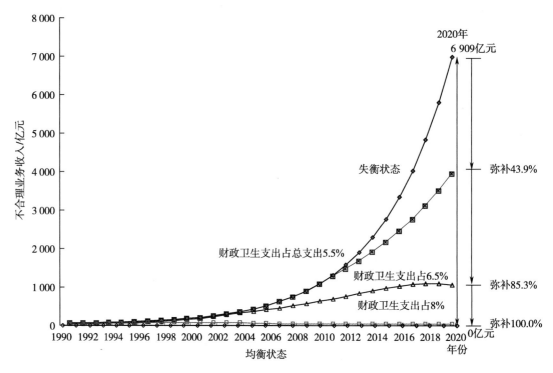

图 11-4　政府投入效果的 SD 模拟医疗机构指标达成图

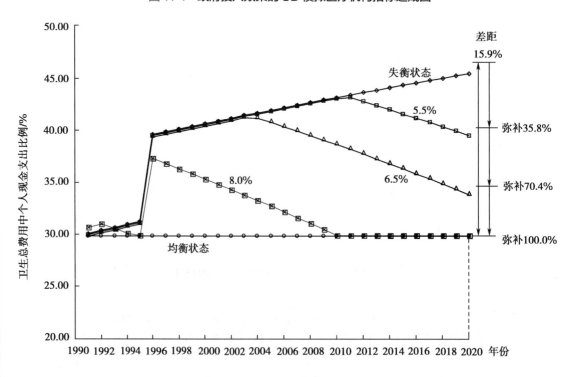

图 11-5　政府投入效果的 SD 模拟百姓个人医疗费用负担达成图

2. 途径二　总额预算下合理化收费标准,实践检验可行。这条途径思路被上海市采纳并形成了《医疗费用"总量控制、结构调整"政策》(以下简称总控政策),通过回顾该政策 15 年来的实践效果,就足以论证其可行性。政策实施前 10 年,上海医疗费用的年均增长率是 32.8%,而 1993—2003 年政策实施期间,上海医疗费用的年均增长率略低于同期 GDP 增长(13.9% 与 15.3%),10 年期间为社会减轻了 238 亿元的医疗费用负担。这充分证明了欲实现医疗费用的有效控制,"总额预算"必不可少,而且只要总额指标设置合理,医疗费用在社会可承受范围是可能的。

3. 途径三　总额预算下按服务单元付费,现实最优。随着医疗机构主动降低成本,收益率不断增加,若 1991 年收益率可达全行业较低利润率(7.5%),2020 年医疗机构不合理业务收入可下降 32.7%,百姓均衡目标(卫生总费用中个人 30.0% 的支出比例)于 2014 年可达成;若收益率提高至全行业平均利润率(13.8%),不合理业务收入可下降 63.3%,百姓均衡目标则于 1993 年即可实现(图 11-6,图 11-7)。同理,其他的药品、医保、筹资总体等各方的均衡目标也可一一实现。

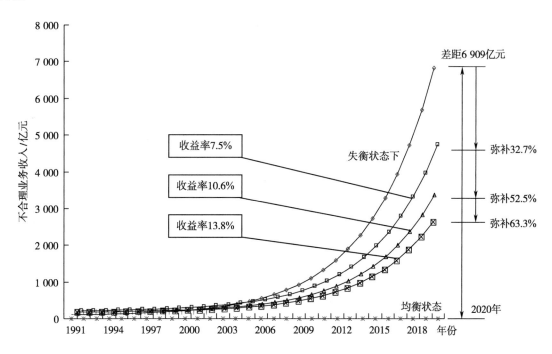

图 11-6　"总额预算＋按服务单元支付"下医疗机构指标效果模拟

相比较而言,三条途径中,途径一和途径二均没有改变现行按项目付费方式,医疗机构仍然缺乏"主动控费、减小成本"的意识,外界控费措施(如总额预算)一旦出现松懈,医疗机构的诱导服务等现象又会出现。同时,病有轻重缓急,服务项目有多少之分,危重疾病的高额医疗费用风险依旧存在,百姓依然会感觉"看病贵"。

此外,途径一在总额预算基础上,若仅限于改善财政筹资职能,可能会影响医疗机构的效率,处理不善可能引发类似"计划经济"时期的资源分散现象。途径二要取得效果,离不开物价部门的积极配合,使现有按服务项目收费标准的结构能够合理化,如果物价调整不能及时跟上,严格的总额控制之下,必然意味着医疗机构的亏损,补偿机制也就难以理顺,问题在一定程度上还会继续存在。

综上,三条可行的途径中,"总额预算＋按服务单元付费"能够调动医疗机构主动降低医疗费用的积极性,效果最优,成为研究推荐的最优方案。

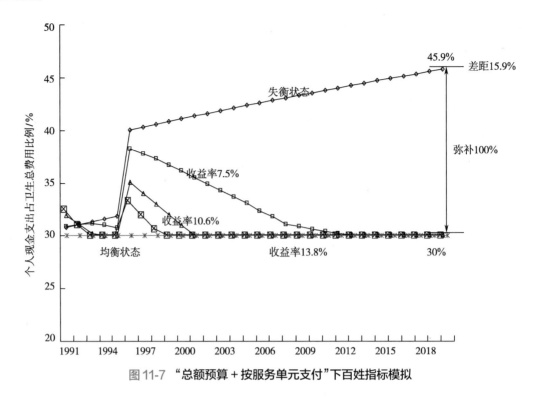

图 11-7 "总额预算 + 按服务单元支付"下百姓指标模拟

二、最优备选方案预期效果的现实论证

（一）政策方案可有效解决各方问题

1. 消除"看病贵"感觉，百姓得到实惠 组合支付方式下，设立按服务单元收费标准，明确每次门诊和每床日的住院费用，形成了"一口价"服务，80% 的人群分担了 20% 人群的高额费用风险，消除了半数（50.4%）原有感觉"看病贵"百姓的担忧。结合城镇职工医疗保险平均 60%~70% 的报销比例，百姓去市级医院就诊一次自费仅花 53.5 元，医疗费用负担大幅减轻，看病应该不贵。高达 96.1% 医疗服务管理者、93.1% 组织者和 92.3% 的提供者对此表示赞同。

2. 完善医疗机构补偿机制 组合支付方式下，总收入空间固定，医疗机构必然通过追求价廉质优药，"少开药、少开贵药""少做检查、少做高精尖检查"等方式增加净收益，医疗机构逐渐步入"成本最小化、收益最大化"内涵式发展的良性循环（3~6 个月见效），认同率高达 96.5%。以 2008 年为例，医疗机构至少净收益（未计人力成本）4 235.0 亿 ~4 547.4 亿元，约占业务总收入的 51.8%~55.6%（87.0% 的认同率）。由此医务人员人均可增加收入约 5.1 万 ~5.6 万元，收入"由灰转白"，经济地位提升，执业环境得到改善（97.4% 的认同率）。

3. 消除药品产、销、购、用四方问题，促进药品市场有序发展 在医疗机构"少开药、少开贵药"需求导向下，药品市场导向由高价药易销转变为价廉质优药易销（95.5%~96.2% 的认同率），从而消除药厂"低水平重复建设"、百业经营药品等畸形现象，国家发展和改革委员会多年追求的解决药品企业"低水平重复建设"问题水到渠成（96.1% 的认同率）、老百姓能够吃上质优价廉药（95.9%~98.3% 的认同率）、药品质量监管成为重点（96.7% 的认同率），为基本药物目录制度、医药分业等改革措施提供了充要条件。

4. 确保医疗费用与社会经济发展同步 通过明确设立医疗机构业务收入的总额及按 GDP 同步增长的增速指标，可实现医疗费用增长可预测、可调控，确保医疗费用的增长纳入社会经济承受能力范围，该效果在 1 年就能见效。高达 94.1%~94.3% 的管理者、组织者和提供者均表示认同。

5. 为医保收支平衡提供稳定的环境　医疗机构业务收入的总额按 GDP 同步增长能确保医保费用支出与筹资基本同步，为医保基金收支平衡提供稳定的环境。另外，每次服务的定额收费方式易于与医保给付接轨，收支平衡补偿方案容易制定，医疗保障部门担忧的收支失衡问题得以彻底解决。97.0% 的管理者、95.2% 的组织者和 96.0% 的提供者表示认同。

6. 政府便于监管，易于操作　组合支付方式下，政府所需设置指标明确、测算方法简单、所需数据易于获得，指标调整易于操作；一旦实施，预期效果明确，评价指标明确、易于考核；实践中可能出现的问题及其应对措施亦明确，只要政府回归监管本职，定能将社会震荡降到最低。95.7% 的管理者、96.7% 的组织者和 93.0% 的提供者表示认同。

（二）可能的潜在问题可有效应对

任何一项改革措施均有利弊。"总额预算＋按服务单元付费"组合支付方式也不例外，可能出现推诿严重病人、分解诱导服务、为节约成本减少必要服务、低水平重复建设的药品企业面临兼并、重组或破产而引起一定震荡等现象。研究证明，这些可通过规范临床路径、诊疗常规、转诊指征、监管复诊，以及合理引导企业兼并、重组，指导下岗工人再就业来解决。90.8%~97.3% 的卫生管理者、组织者及提供者对此表示认同。

因此，解决医疗费用负担相关问题，在技术上并不难，关键是政府是否有决心，在理解医疗卫生服务的运作规律基础上协调各方理性决策。

第五节　政策方案执行

高价值的政策方案不等于高价值的政策。政策执行（policy implementation）就是在政策可行性评价的基础上，将观念形态的政策方案转化为现实形态政策的过程，目的是实现政策目标。

要实现政策目标，政策执行过程中需重点关注四项任务：执行中存在哪些动力和阻力、如何增加动力和消除阻力、如何配备执行所需资源、如何发现偏差并纠正。其中，明确动力和阻力成为政策执行中最关键的一步。

途径二"总额预算＋合理化收费标准"被上海市采纳，并于 1994 年 6 月 25 日发出《关于本市医院医药费用实行"总量控制、结构调整"的通知》。政策明确"实行医药费用总量控制；提高技术劳务收费标准，增设了门诊、住院诊疗费和护理费，降低 CT 和磁共振等大型医疗仪器设备的收费标准；规定药品在总收入中增长的幅度；从新增设的门诊、住院诊疗费中提取 10%，建立上海医学领先学科建设基金"。

本节以总控政策为例，通过搜索政策利益相关者及其行为影响因素，模拟如何增加动力和消除阻力。政策制定和实施全程都是在执行地政府相关部门全力支持下进行的，执行中资源配置等方面不成问题。

一、明确政策执行的关键利益相关者

总控政策通过监控和奖惩措施以控制医疗费用增长和调整医疗服务收费标准，措施也主要围绕这两个方面展开。

首先，控制医疗费用增长。这是政策实施的主要目的，旨在把医疗费用增长的幅度控制在与社会生产力发展相适应、卫生事业能健康发展的适当范围内。因此，依据医疗费用的合理增长，结合前几年的实际增长情况，确定当年医疗费用在前一年基础上的允许增长率。通过医保对医疗机构进行费用上的总额预算。

其次，调整医疗服务收费标准，即结构调整。提高医务人员的劳务收费标准，包括增设门诊和住院的诊疗费,提高常规检查的收费,提高手术收费标准等,同时降低医疗机构高精尖仪器设备的收费标准,对药品费用过度增长进行限制。监控和奖惩措施包括制定考核和奖惩办法,特别是对突破上述控制目标和指标的医疗机构的处理办法。另外,1996年在总量控制指标管理基础上建立与费用效率进行挂钩分配的调控机制,如服务量、同类医院次均费用水平、缩短平均住院日和单病种费用考核等。并从增设的门诊及住院诊疗费中,提取10%设立医学发展基金作为奖励,促进医学人才培养和学科建设。

可见,这几条措施的直接作用方都是医疗机构,医疗机构也是政策实施的主要执行单位。因此,医疗机构应该是总控政策执行中的关键利益相关者,也是最大的阻力,了解医疗机构对政策实施的利益变化和倾向对实施具有关键的意义。

二、消除阻力的执行策略

损益是形成政策执行中动力和阻力的主要因素,分析利益相关者在政策执行后潜在的利益变化,可以作出基本的判断。对医疗机构管理者的最初调查结果显示,管理者中有60%不赞成该政策的实施,其主要顾虑就是政策实施会造成医疗机构收入下降。这成为政策实施的最大阻力,成为执行政策的最大障碍。

为此,组织78位三级和二级医院院长,基于总控政策思路,进行了多次的集中培训与意向调查,从理论层面解释问题,以消除顾虑,减少阻力。

控制医疗费用总量增长和收费标准调整的关系是互补和互为因果的,也是确保医院收入增加或至少不变的前提。由此,政策执行过程中调整医疗服务收费标准,必须遵循如下原则。

1. 合理调整收费标准,是政府能否达成既定目的的关键　控制总量增长是政策目的,达成这一目的的前提或者说合理的手段是调整医疗服务中的劳务、常规项目的收费标准,94.11%的医院院长认可。

2. 医疗服务收入和药品费收入的构成是互补的　医疗服务收入构成增加,将带来药品费构成的下降,反之亦然。医疗服务收入构成的合理增加幅度,必须建立在收费标准调整的力度基础上。75%的医院院长持这一观点。

3. 收费标准调整幅度与药品费构成比例下降幅度相适应　当药品费构成比例的下降被作为政策目标时,可依据药品费构成比例降低幅度制定适宜的收费标准调整幅度,再考虑药品费合理增长率,否则医疗费用构成成分比例及其变化将不合理。88.12%的院长认可。

4. 便于政策制定部门之间的协调　对医疗服务收费标准的调整,需要确定一个彼此接受的目标标准,即"到位"。否则,政府尤其是物价部门,会产生卫生部门一味要求调价的误解,卫生系统则难以有中长期发展计划的环境保障。79.14%的院长认为这么做对医院发展总体是有利的。

5. "到位"的标准可依据许多方法测定　从合理和现实可操作的原则考虑,可采用如下方法:确定一个业务收入中药品费构成的合理比例,并以此为基础,测算医疗服务收费标准需调整的幅度。79.14%的院长赞成这一直观的方法,并有81.12%的院长认为药品费构成应在40%以下,合理的药品费构成应在35%左右。

6. 收费标准调整"到位"　当收费标准调整"到位"后,每年收费标准调整需与物价变动同步增长。97.11%医院院长寄予希望。

通过政策关键指标测算原则及过程的培训与宣传,对现实数据进行数据实证,测得1995年上海市医疗费用合理增长率为24.27%,比当年实际增长率27.4%和1991—1992年年均增长率34.78%均低。1995年应保障的医院净收益缺口为40 825.82万元,为补足这一缺口,业务收入收益率在原有的8.0%~9.9%基础上应提高6.98%,即业务收入总收益率应达15%~17%,医疗服务的收益率应提高11.05%~11.53%。这就要求,业务收入中医疗服务收入应增加47%~53%,而相应药品费的增加速度应减缓至 4.08%，或比过去负增长 1.35%。

经过上述的测算过程，各医院院长认识到政策的实施只会带来机构收入的增加，对政策的赞成率已经变成了 90%，切实保障了政策方案的实施。

第六节　政　策　评　价

政策评价（policy evaluation）是程序中的第六步，旨在通过对政策效果评价，分析政策效果归因，完善并提高政策价值。

本案综合运用前后比较、数据模拟及各方意向论证等方法，围绕着"总量控制、结构调整"政策预期目标达成程度、目标达成对政策问题的解决程度、政策是否引发新问题来表达政策效果，通过归因分析明确政策效果好坏源于政策思路、方案完善程度，政策执行情况，为确定政策去向、完善政策提供科学依据。

总控政策目标是通过对医疗费用总量控制，使得医药费用与社会经济增长同步；通过降低药品和大型检查收入、提高劳务收入来改善医疗机构的补偿机制。清晰而具体的政策目标，为衡量目标达成程度提供了衡量依据。

一、政策效果评价

（一）政策目标达成，医疗费用过快增长得到有效控制

政策实施前，上海市医疗费用年均增长率高达 32.8%，远超出同时期 GDP 年均 15.7% 的增长速度。

政策实施后的 1994 年 7—11 月，上海市医疗费用较 1993 年同期增长 24.2%，十分接近政策目标（24%）；1994—1999 年，全市医疗费用年增长率分别为 14.4%（CPI 校正后为 8.06%），低于同期人均 GDP 增长率 0.72%；1993—2003 年，医疗费用年均增长率已经控制在了 13.9%，低于同期 GDP 年均 15.3% 的增长水平，甚至低于全国平均医疗费用增长率 16.9% 的水平。可见，政策实施期间，医疗费用过快增长趋势得到有效控制，基本达成控制医疗费用与经济发展水平持平的政策目标。

供需双方意向调查中，这一政策目标的达成得到 57.2% 医院领导和 52.4% 医师的肯定。从药品费用控制情况来看，有 75.0% 的医院领导、73.2% 的医师和 62.7% 的住院病人认为开贵重药品和大处方现象得到了明显的遏制。

（二）有效调整了医院业务收入结构，一定程度上理顺了补偿机制

1993 年上海市 47 家卫生部直属医院业务总收入中，药品收入比例为 63.3%，1994 年上半年也达到了 62.1%，政策实施的 1994 年 7—12 月下降为 55.6%。包括门诊挂号费、诊疗费、住院床位费、手术费、护理费 6 项内容在内的劳务收入比例从 1990 年的 6.0% 逐年递增，至 1999 年达到 18.8%，上升约 12%；1999 年药品收入比例下降至 44.91%，构成比较政策初期下降约 10%；1990—1999 年检查收入占业务收入比重基本维持在 10%±2% 范围内。

意向调查中，69.1%~80.7% 的医院领导和 73.2%~81.5% 的医师认为，医院对药品依赖性减少、药品浪费下降；25.5% 的医院领导认为，CT、MRI 等大型贵重仪器普遍得到控制；79.4% 的医院领导和 67.5% 的医师认为，通过增设门诊、住院诊疗和护理等劳务收费，技术劳务价值得到了体现，医院补偿机制在一定程度上得到理顺。

（三）政策实施中出现的新问题

首先，医院总体受益，但收益不均。政策实施伊始，为降低操作难度，指标设置基本上是统

一的,各类医院之间无明显差异。由于总量增长指标建立在"承认"医院原有收入规模基础之上,而各级各类医院原有收入中不合理部分存在较大差异,一刀切的要求之下存在潜在不公平的状况。其次,"鞭打快牛"和鼓励次均费用。统一的指标要求,对医疗服务量迅速增加的医院一定程度上起到了政策惩罚的负面作用,即"鞭打快牛",对服务量下降明显的医院,又起到了鼓励其追求次均费用的作用。第三,结构调整中,物价部门协调难度大。物价部门在实施初期调整较为及时,但随着政策的实施,收费标准的调整并未及时到位,业务收入总量控制后,必然会带来医疗机构的损失无法弥补,以及医疗卫生事业的逐步萎缩。

二、政策效果归因分析

从政策方案研制来看,总控政策是基于标本兼治策略思路的可行方案之一,执行过程中政策目标基本达成,医疗费用过快增长问题得到解决,有效调整了医院业务收入结构,一定程度上理顺了补偿机制,可谓效果显著。

但是,总控政策方案中政策指标的设计过于单一,各类机构统一要求,带来了医院总体受益,但受益不均,"鞭打快牛"和鼓励次均费用等新问题。这也是方案没有改变现行按项目支付方式、医院仍缺乏"主动控费、减小成本"意识的表现。当然,政策执行中,消除阻力、增加动力上还存在一定的问题,财政部门收费标准调整未及时到位,不利于政策的持续开展。可见,总控政策的思路,针对了根源及作用机制,是标本兼治的策略,目标达成及对问题的解决程度就是有力的证明。潜在问题的出现源于方案细节的设计及执行中的问题。

第七节　政　策　去　向

政策去向(policy direction),即政策的可能归宿。确定政策去向就是明确政策归宿,也就是根据政策价值高低,明确特定政策是延续、调整,还是法律化,抑或是终结。

政策是否具备高价值,取决于政策思路的性质、政策方案与政策思路的匹配程度、执行过程是否得力。因此,确定政策去向就是对政策思路、方案、执行三方面的判断。理论上,标本兼治、治本的政策思路,如果方案和执行过程良好,去向为延续;如果方案和执行过程有问题,其基本去向是调整,除非引起的社会混乱过于激烈而选择终结;如果是治标思路,方案和执行过程良好,基本去向仍为调整,即想法设计出标本兼治或治本的思路,如方案和执行有问题,其基本去向为终结;如政策思路本身就存在问题,则基本去向是终结。

根据第六节的效果归因,该政策基于的策略思路是针对问题根源及作用机制的,是标本兼治的,实践突出的效果也证实了这一点。政策方案本身设计上存在的一些瑕疵和执行中消除阻力及增加动力略显乏力,成为潜在新问题出现的主要原因。如此,总控政策的去向应该是"完善"基础上的"延续"。

这一去向在现实中也得到验证。总控政策得到了国务院及有关部委领导,原卫生部及有关司(局),上海市和其他省(市)政府及有关部门,卫生管理学术界的高度评价,在全国产生了巨大影响。政策已先后在天津、北京、浙江、辽宁、山东、江苏和57个医疗保险推广试点地区被参照实施。在1996年12月中央召开的全国卫生工作会议上,政策得到充分肯定,并作为卫生改革的成功经验向全国推广。

当然,本案总控政策并没有改变现有的按项目支付方式,医疗机构仍然缺乏"主动控费、减小成本"的意识,同时危重疾病的高额医疗费用风险依旧存在,百姓依然会感觉"看病贵";长期实施该政策对物价部门调整收费标准的工作提出很高的要求,不利于政策的持续开展。因此,在条件成熟时，也可以考虑采用"总额预算＋按服务单元付费"的组合支付方式，通过对医疗机构的业务收入总额和单元收费标准实行"大小包干"，并规定结余归己，调动医疗机构主动控费的积极性。"按服务单元付费"下的"一口价"服务，会让老百姓对就诊费用有明确的预期，高低不均的费用风险平均化后，将有效消除高额费用风险。

本章小结

本章以控制医疗费用过快增长为例，对高价值政策制定程序的 7 个环节进行了现实操作的模拟，展示了该案例不同环节所使用的方法及其阶段性产出，使读者在熟悉高价值政策制定程序操作思路与步骤的基础上，通过对关键问题及其根源及作用机制，以及如何解决策略思路的案例分析，对如何解决我国医改突出问题，如何有序推进我国医改有了更深入的认识。

（王　颖　王象斌　郝　模）

思考题

1. 运用问题系统界定及关键问题确认思路，如何实现我国医改问题系统的界定，以及关键问题的确认？

2. 如何利用博弈论及利益相关者分析等方法实现医疗费用过快增长问题关键利益团体的界定及其均衡行为的明确？

3. 基于政策问题根源分析程式，如何进行医疗费用过快增长问题根源、影响因素及作用机制的探索？

4. 基于策略思路及政策方案研制，以及可行性论证程式，如何研制消除医疗费用过快增长问题的治本策略思路？治本策略思路下，可行的方案有哪些？何者为优？

5. 按照政策方案执行程式，如何明确"总额预算＋合理化收费标准"政策执行的动力阻力，如何消除潜在阻力？

6. 熟悉 1994 年出台的上海市医疗费用"总量控制、结构调整"政策，按照政策评价程式，如何明确评价该政策效果的维度和指标？如何进行效果的归因？

7. 按照政策去向思路，根据上海市医疗费用"总量控制、结构调整"政策评价结果及其归因，请明确该政策的去向，并尝试解释原因。

推荐阅读

[1] 陈振明.政策科学——公共政策分析导论.2版.北京:中国人民大学出版社,2003.

[2] 艾尔·巴比.社会研究方法.邱泽奇,译.8版.北京:华夏出版社,2000.

[3] 彼得·罗西,霍德华·弗里曼,马克·李普希.项目评估:方法与技术.邱泽奇,译.6版.北京:华夏出版社,2002.

[4] ROBERTS J M, HSIAO W, BERMAN P, et al.Getting Health Reform Right: A Guide to Improving Performance and Equity.New York: Oxford University Press,2008.

[5] 涂序彦,王枞,郭燕慧.大系统控制论.北京:北京邮电大学出版社,2005.

[6] 左宏愿,张文静.基层公务员的政策执行:结构脉络中的策略性选择.党政研究,2019(1):112-120.

[7] 水延凯.社会调查教程.4版.北京:中国人民大学出版社,2007.

[8] 雷叙川.公共管理方法与技术.成都:西南交通大学出版社,2007.

[9] 詹绍康.现场调查技术.2版.上海:复旦大学出版社,2010.

[10] 许国章.实用卫生统计.上海:复旦大学出版社,2010.

[11] 诺曼·布拉德伯恩,希摩·萨德曼,布莱恩·万辛克.问卷设计手册.赵锋,译.重庆:重庆大学出版社,2011.

[12] 郭强.调查实战指南:问卷设计手册.北京:中国时代经济出版社,2004.

[13] 亨利.实用抽样方法.沈崇麟,译.重庆:重庆大学出版社,2008.

[14] 赵耐青.医学统计学.北京:高等教育出版社,2004.

[15] 贲长恩.医学科研基本思路方法与科研程序.北京:科学出版社,2003.

[16] 疾病预防控制体系建设研究课题组.疾病预防控制体系建设研究报告——问题与对策.北京:人民卫生出版社,2006.

[17] 疾病预防控制体系建设研究课题组.疾病预防控制体系建设研究报告——规范化管理.北京:人民卫生出版社,2007.

[18] 疾病预防控制体系建设研究课题组.疾病预防控制体系建设进展报告(2006年).北京:人民卫生出版社,2007.

[19] 疾病预防控制体系建设研究课题组.疾病预防控制体系建设研究报告——绩效评估.北京:人民卫生出版社,2008.

[20] 疾病预防控制体系建设研究课题组.省级疾病预防控制工作绩效考核评价报告(2009年度).北京:人民卫生出版社,2011.

中英文名词对照索引